针 刀

心 悟

——针刀松解术诊治经筋病传承创新实录

郭长青 著

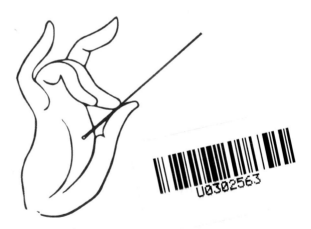

全国百佳图书出版单位

中国中医药出版社

·北 京·

U0302563

图书在版编目（CIP）数据

针刀心悟：针刀松解术诊治经筋病传承创新实录 /
郭长青著 . — 北京：中国中医药出版社，2023.10
（北京针灸英才丛书）
ISBN 978-7-5132-8136-2

Ⅰ . ①针⋯　Ⅱ . ①郭⋯　Ⅲ . ①经筋—针刀疗法　Ⅳ . ① R245.31

中国国家版本馆 CIP 数据核字（2023）第 073455 号

免费使用本书数字资源步骤说明

本书为融合出版物，相关数字化资源（如图片、视频等）在全国中医药行业教育云
平台"医开讲"发布。

资源访问说明

扫描二维码下载"医开讲"APP 或到"医开讲网站"（www.e-lesson.cn）注册登录，
在搜索框内输入书名，点击"立即购买"，选择"全部"，点击"选择支付"（0.00
元），显示支付成功。

点击 APP 首页下方"书架"–"我的订单"，找到本书，即可阅读并使用数字资源。

中国中医药出版社出版

北京经济技术开发区科创十三街 31 号院二区 8 号楼
邮政编码　100176
传真　010-64405721
河北联合印务有限公司印刷
各地新华书店经销

开本 710×1000　1/16　印张 15　彩插 0.5　字数 240 千字
2023 年 10 月第 1 版　2023 年 10 月第 1 次印刷
书号　ISBN 978 – 7 – 5132 – 8136 – 2

定价　68.00 元
网址　www.cptcm.com

服务热线　010-64405510　微信服务号　zgzyycbs
购书热线　010-89535836　微商城网址　https://kdt.im/LIdUGr
维权打假　010-64405753　官方微博　http://e.weibo.com/cptcm
天猫旗舰店网址　https://zgzyycbs.tmall.com

如有印装质量问题请与本社出版部联系（010-64405510）

鍼刀心悟

屈郢教授为郭长青教授题词

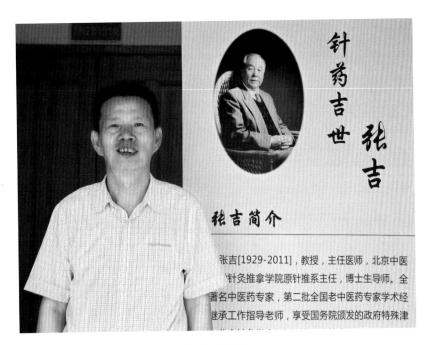

針藥吉世 張吉

張吉简介

張吉[1929-2011]，教授，主任医师，北京中医
针灸推拿学院原针推系主任，博士生导师。全
著名中医药专家，第二批全国老中医药专家学术经
继承工作指导老师，享受国务院颁发的政府特殊津

郭长青教授

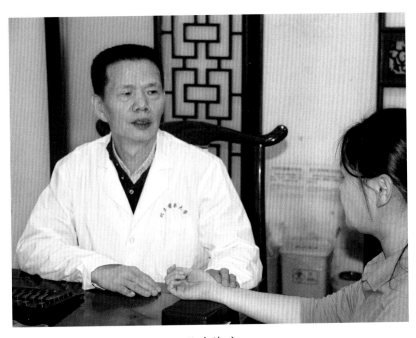

临床诊病

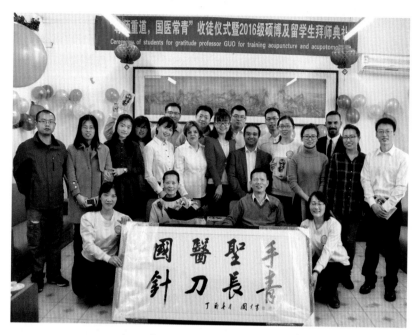

2016 年硕博研究生及留学生拜师典礼留念

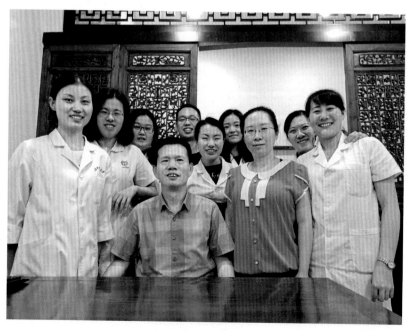

与学生合影

内容简介

　　本书为作者根据数十年教学、临床经验及科学研究经历编写的一本关于应用针灸、针刀学术思想及临证心悟的专著。全书分五章：①成长经历，介绍了作者的学医成才之经历。②研经探穴，介绍研究经络腧穴的心得与体会及运用"阿是穴"新概念治疗疾病的经验。③谈针论刀，介绍对"经筋""骨病治筋"理论的认识与发展及针刀刀法手法学的运用。④临证心悟，介绍了颈项背、肩与上肢、腰臀、下肢疾病及其他杂病等 50 个代表病种的临证心悟。⑤医案精选，选取颈、肩、背、上下肢、腰臀等部位的 40 多个病案，从症状体征、临床诊断、治疗手法及病证讨论四个方面进行论述分析，体现了作者的诊疗经验与思路。

《北京针灸英才丛书》编委会

顾　问　周德安　王麟鹏

主　编　王　凡

编　委　郭长青　刘清国　赵吉平

　　　　吴中朝　陈　枫　杨　光

丛书序言

有着 800 年建都历史的北京，以其特殊的历史地位和厚重的文化积淀造就了众多针灸名家。王乐亭、胡荫培、高凤桐、叶清心、杨甲三、程莘农、贺普仁、田从豁……这些德高望重的前辈，成为北京近现代针灸学术的代表人物，他们的学术思想和精湛医术推动了北京地区针灸事业的发展，在北京地区针灸史上留下了浓墨重彩的一笔。随着老一辈针灸人的逝去，北京针灸界能否延续昔日的辉煌，针灸疗法能否在现代科技日新月异、医疗方法不断推陈出新的形势下继续保持自己的优势，占据新的制高点，成为摆在北京针灸界面前的一道必答题。

可喜的是，在北京针灸学会的大旗下，聚集着一批意志坚定、目标明确、胸怀大志、勇于创新的中坚力量，他们学历高、有传承、懂科研、善临床，怀承上启下之使命，持一丝不苟之态度，秉敢打硬仗之作风，肩负着医疗、科研、教学及管理的多重任务，在继承创新、开拓进取的考试中交出了一份份较为满意的答卷。他们是首都针灸界新的中流砥柱，是北京针灸学术发展的推动力量。近年来，北京针灸学会在继承创新上做了大量的工作，继组织编写了总结老一辈针灸人的学术思想和临床经验的《北京针灸名家丛书》之后，又组织编写介绍北京针灸中坚力量的《北京针灸英才丛书》，通过这些杰出英才的成才历程、学术思想、临证心得及诊疗经验，可以窥见他们的德、道、法、术、技之一斑，对于针灸人才的培养、针灸队伍的建设起到了引领示范作用，同时也可向全国针灸同人展示北京针灸界的学术水平和人才现状，令人欣慰。

本套丛书的每一册都独具特色，说明各位作者不仅有扎实的理论基础，还有着独特的学术风格，这也反映出北京针灸学术的海纳百川、包容并蓄和推陈出新。希望在本套丛书的引领启发下，北京针灸界涌现出更多的"英才""优才"，这对于北京针灸界乃至整个中医界都是一件大好事，对于中医药更好地为广大人民群众的健康服务，为社会主义建设服务，对于早日建成小康社会大有裨益。

北京市中医管理局局长

北京中医药学会会长

2023 年 6 月 13 日

丛书前言

2010 年，北京针灸学会的针灸名家学术经验继承工作委员会成立了《北京针灸名家丛书》编委会，旨在通过发掘整理老一代针灸名家的学术思想和临床技艺，展示他们的学术价值和影响力，从而推动北京地区乃至全国针灸学术的发展。经过多年的努力，这套丛书已经出版了近 20 册，取得了良好的社会效益。

鉴于该套丛书的成功，2019 年 9 月，北京针灸学会和中国中医药出版社准备合作再推出一套《北京针灸英才丛书》。策划这套丛书立足于展示北京针灸界中坚力量的临证精华，以反映当今北京针灸的发展现状，推动北京针灸学术水平的提高和针灸事业的发展，并与《北京针灸名家丛书》形成前后呼应，以反映北京针灸临床的传承创新。本套丛书既是个人学术水平和临床诊疗能力的体现，也具有一定的示范引领作用。

与《北京针灸名家丛书》相比，本套丛书有如下特点：第一，本套丛书各分册均由医家本人亲自撰写，这些医家都是其所在单位的学术带头人或医疗骨干，且均为研究生导师，具有较高的理论水平和写作能力，能全面准确地阐述自己的学术观点和临床思路。第二，本套丛书的医家不仅具备较为扎实的传统医学功底，还具有一定的西医学理论知识，掌握一定的现代科技手段，因此本丛书的内容包含大量体现西医学知识和技术的创新观点及技术，更能体现时代特点。第三，由于本丛书医家大都学有师承，许多人是针灸名家的弟子，因此具有承上启下的优势。这使得本丛书不仅能够反映老一辈针灸名家的学术思想，而且有作者自己的心得体会，这对于北京针灸学术的传承和发展大有裨益。

北京的针灸事业不断发展，人才队伍不断壮大，俊才翘楚不断涌现，这也注定了本套丛书的编写非一日之力。我们在北京针灸学会的领导下，本着认真负责的态度，为入选的每位医家做好服务，保证将他们的学术思想和临床经验全面详细地展示出来，为北京针灸的发展贡献一份力量。

丛书编委会

2023 年 2 月 16 日

孙 序

　　北京中医药大学郭长青教授，德才兼备，潜移默化于先贤，得益于明师引路，遂入中医之门，乃勤求古训，博采众家之长，妙悟岐黄，醉心学术，而登中医芝兰之室、大雅之堂。郭长青教授将古典针灸与现代科学技术熔为一炉，用中医视野认识针刀，立足于中医经典与西医解剖，将穴位、经络与解剖结构结合，衷中参西，真正做到了中西医并重，开创了针刀医学新局面，引领了针灸科研与学术的发展。

　　中医学历来是开放的，能够容纳当时最新的思维和成果，古今皆如此。中医学子郭长青教授以海纳百川的胸怀，广泛涉猎现代科学技术，多学科融合，不断突破自己的技术瓶颈，立足中医，融百家之长，始有所成。同道朋友如能循是书所论，留心研究，定能屡起沉疴，普救含灵之苦。

中华中医药学会副秘书长　孙永章

2023 年 3 月 3 日

刘 序

中医针灸学根植于华夏文明，以其独特的理论、实用的技术、卓越的疗效，历久弥新！中医针灸学自岐黄奠基，《甲乙》续典，《铜人》匡正，《大成》光扬，虽经历坎坷，清流依旧。中医针灸学犹如高原之水，奔流至今，源虽高久久不竭，流虽长绵绵不绝！中医针灸学术的发展，开放包容，代有新人，或拾遗补缺，或开创新篇，开枝散叶，根深叶茂。

郭长青教授20世纪80年代初毕业于北京中医学院（现北京中医药大学）后，即留校工作，参与了针灸系的创立，初期随杨甲三教授、张吉教授等专注于针灸经典文献的教学和研究，精研理论，结合临床，医教研并重，积累了丰富的经验；从医从教近四十载，殚精竭虑，从无怠惰，参悟中西，纳百家之长，融会贯通，在针灸经典理论研究、针灸技术发展、针灸临床治疗，以及针灸国际化、标准化等诸多方面取得了显著成绩。针刀创始人朱汉章教授2001年4月调入北京中医药大学，在针灸推拿学院成立针刀医学中心。自此之后，郭长青一方面积极参与协助针刀中心工作，一方面虚心求教、认真学习，并积极开展针刀教学、临床和科研工作，很快成为行家里手。2006年10月朱汉章教授因病逝世后，郭长青教授即放弃原来的研究方向，担任针刀医学中心主任，全身心投入针刀中心工作，保障了针刀医学教育、教材编写、科学研究等工作的顺利衔接，在此期间，不但负责完成了973科研项目中有关针刀的课题，还获批全国第一项国家自然科学基金针刀类课题，为针刀医学发展作出了重要贡献。其后，郭长青教授不断拓展思路，在中医针灸理论的基础上，不懈探索，对针刀理论与实践不断充实完善。

本书是郭长青教授近四十年从医从教的心血结晶！这是郭长青教授所积累经验的梳理和总结，也是郭教授对中医针灸的深情厚谊和不断思索感悟，以及对学生的教诲和期望，其殷殷之情令人感动。本书简明扼要地介绍了个人的成长经历，总结了自己的成才之路；介绍了个人多年来对经络腧穴的研究心得，忠实记录了个人运用"阿是穴"新概念治疗疾病的经验；介绍了个人对"经筋""骨病治筋"理论的认识与发展及针刀刀法手法学的运用；介绍了 50 个代表病种的临证心悟；精选医案 40 多例，从症状体征、临床诊断、治疗手法、病证等方面进行了详尽的论述分析，体现了个人的近四十年的诊疗经验与思路。该书思路清晰，文笔简约，条理清楚，实用性、启发性很强，不但是个人学术思想和临床经验的阶段性总结，更是启迪后学的重要著作。

我与郭教授相识 20 余年，在工作中得到了郭教授诸多无私的帮助，与其在教学、科研、临床、学科建设、针灸标准化建设等方面有着密切的合作，对郭教授知之甚深，深深感受到了他热爱中医针灸，孜孜以求，勤于思考，勇于实践，虚怀若谷，吐故纳新，逐步形成了个人独特的理论认识和临床实践体系。借此书付梓之际，书文以示祝贺，更期待郭长青教授百尺竿头更进一步，是以为序。

世界中医药学会联合会常务理事、针刀专业委员会执行会长

中国针灸学会常务理事、副秘书长　　　　　刘清国

2023 年 2 月 9 日

自　序

如果说中医学是集中华民族智慧结晶的伟大宝库，那么针灸就是这伟大宝库中的灿烂明珠。针灸治病，历史悠久，源远流长。中国是针灸的发祥地，针灸是中国传统医学的瑰宝，是中医学十分重要的组成部分，在中华民族的生存过程中发挥着重要作用。现在，随着时间的累积和经验的总结，针灸疗效已经逐渐被国际公认，成为世界医学的一部分。针灸已经传遍世界，成为很多国家医学界和社会公认的医疗技术。

余从医数十年，刻苦研学，汇参中西，纳诸家之长，融会贯通，致力于提高针灸临床疗效。在医学生涯中，余有幸在求学若渴时结识了针刀医学创始人朱汉章教授，深入学习了针刀理论和操作技术，无疑是上天恩赐！针刀医学使余打开了思路，拓宽了眼界，使余在领悟传统针灸经络腧穴疗法的基础上，又发现了针刀"调筋治骨"的新世界，从此，针刀医学在余之医学前行道路中扮演了不可或缺的角色。余深谙中医针灸学理论，深入研究经络腧穴和医家经典。在临床诊疗实践中，余将中医针灸理论与西医解剖思想相结合，将针刀医学临床与基础研究相结合，不断总结和探索，经过多年的经验积累，给予了"阿是穴"新的概念，并且通过体表解剖为针灸开辟了新的临床路径。对于学生的教育，余通过自身的经历深深相信"严则爱，宽则害"的道理。学生千辛万苦考入大学，如果浑浑噩噩地度过，岂非耽误前途，故余对学生之要求较为严格，这样能够使他们学业扎实，收获良多。

余之学术观点及临床经验散见于一些论文和著述之中，其精粹尚疏于整理。恰逢此次出版社约稿，遂与学生谢汶姗、陈烯琳、付昕怡、赵莉、王彤、王军美、刘聪、尹孟庭、谢占国、王思明、周晓宁、韩峰等合作整理，历时一年，书稿既成，细心披阅，欣感深邃余心。

本书内容疏漏之处在所难免，敬请读者提出宝贵意见，以便再版时修订提高。在此，衷心感谢各位领导和同仁的指导和支持。

郭长青

2023 年 2 月 9 日

目　录

扫一扫，查阅
本书数字资源

第一章　成长经历

第二章　研究经脉，探寻穴理

第三章　谈针论刀

第四章　临证心悟

第五章　医案精选

第一章

成长经历

一、勤求知，启中医之门

1959 年春，笔者出生在北京的北小街。

1967 年，笔者在北小街小学（现景山小学）开始了学习生涯。当时笔者很明白，生活在和平年代，出生在普通老百姓家庭，只有努力学习，才是人才的成长之路。笔者父母对笔者的要求并不高，但笔者自小积极上进，什么事都力争做到最好，所以比同龄的小孩更爱学习，从小学到高中，学习成绩一直名列前茅。笔者的时间观念比较强，懂得要想有所收获，肯定是要付出的，一天也就 24 个小时，即使笔者不如别人聪明，每天只要比别人多前进一小步，日积月累就会远远地走在前头，因此养成了爱学习的习惯。同时笔者也知道死记硬背知识始终不能取得很好的效果，所以十分注重探索学习方法，除了和老师探讨，平时也自己摸索，并且懂得要做一个品学兼优的学生，品德与学习成绩并驾齐驱，才能在社会立业。这些东西距离现在已经十分久远，但是学习习惯和学习方法的形成、品德的修养，对笔者之后四五十年的工作、学习、生活意义重大。

1977 年国家恢复高考，1978 年秋笔者考入北京中医学院（现北京中医药大学）中医系，当时针灸学院还没成立。中医之路的开启，完全得益于众多恩师的引路。笔者不像很多中医大家，自小就立志悬壶济世，而是入学之后，受程莘农、任应秋、董建华、刘渡舟、王绵之、杨甲三、颜正华、赵绍琴、王永炎等中医大家的熏陶和教益，感受到中医药的奇妙，才开始立志于中医学的传承和发展。

当时笔者的授课老师都是国内首屈一指的名家：北京中医药大学建校元老、《内经》泰斗程士德老先生讲"中医学基础"；国家重点学科"临床中药学"学术带头人高学敏教授与国医大师颜正华教授讲"中药学"；国医大师王绵之教授与国家重点学科方剂小组成员李庆业教授讲"方剂学"；全国名老中医张吉教授，也就是笔者后来的研究生导师讲《内经》；国家教育委员会首批中医教授刘渡舟教授与北京中医药大学伤寒教研室名老中医郝万山教授讲《伤寒论》；全国名老中医刘景源教授与北京四大名医汪逢春之徒赵绍琴老先生讲"温病学"；当代著名中医教育家任应秋老先生讲"中医各家学说"。有这些前辈引路，对于夯实中医理论基础的笔者来说无疑是幸运的。

后来笔者到东直门医院学习临床课程，王永炎教授与吕仁和教授讲"中医内科学"，王沛教授讲"中医外科学"。杨甲三教授、程莘农教授、何树槐教授、耿恩广教授及李学武教授共同完成了"针灸学"的授课。老一辈的中医大家是真正地醉心学术，热爱中医，将中医的未来扛在肩上，对学问的追求几十年如一日，他们的学术热情深深地感染着笔者。张吉教授对外感六淫及脏腑病机研究深入，见解独到，从中医基础到针灸应用，详细阐述十四经脉的病候，让笔者深切感受到针灸理论的奥妙，从此与针灸经典结下不解之缘；刘渡舟老先生强调学中医必须背书，背书有利于明理识证，因此读书期间，《伤寒论》《金匮要略》《内经选读》笔者都背得滚瓜烂熟，养成了良好的学习习惯；杨甲三教授提出"三间""三边"取穴法，对笔者后来针刀取穴时的影响特别大，他坚持理论与实践结合，重视中医药学与现代科学结合的思想对笔者的影响较大，使笔者感到针灸学的发展应该融汇西医学知识，走在科研前沿。受这些前辈的影响，笔者的学术思想也有了结晶，在1998年撰写了《针灸学现代研究与应用》一书并得以出版发行。

虽是名家授课，但是课堂教学时间毕竟有限，要想在有限的时间里学到更多知识，首先上课必须认真听讲，多动脑，大胆提问，这样才能更好地理解吸收老师讲授的内容；其次是尊敬师长，古人有"一日为师，终身为父"之说，弟子拜师后与师父朝夕相处，便于求教。上学期间笔者一直担任班干部，跟老师接触较多，与授课老师关系都特别好（直到现在仍与郝万山教授、王永炎院士保持联系，亦师亦友），因此比别的同学有更多机会向老师请教，自然学到的东西也更多。

二、从名师，铸经典之魂

中医学习最重要的便是传承，笔者的中医之路离不开张吉老师的传道解惑。张吉老师是北京中医药大学著名教授，中医大家，针灸推拿学院元老，第二批全国老中医药专家学术经验继承工作指导老师，享受国务院政府特殊津贴，担任中国针灸学会理事。他深谙经典，熟知现代医学，主张"衷中参西"与"针药结合"。

张老师自1962年起一直从事《内经》教学、研究工作，1983年笔者本科毕业后留校在针灸医籍教研室工作，当时的针灸系主任就是张老师。第一天报到时，他便将笔者的办公桌安排在他对面，每天带着笔者学《内经》，主要工作就是读《内经》、抄《内经》、学外语、搞科研、讲课、上临床。两年下来，《内经》卡片抄了厚厚一叠，因此笔者对中医经典特别熟悉。1985年入读北京中医药大学针灸研究生，又师从张老师，在他的指导下，开始了三年的工作、学习生涯。

读研期间，张老师更是以"经典为先，参中西，辨病证，承先启后求发展"的原则严格要求笔者，他除了一如既往地强调《内经》诵读，还十分强调西医解剖知识的学习。笔者这一届研究生一共4人，张老师给我们提供了极为优越的学习条件，他让我们4人共同完成了一副大体标本的解剖，这样的机会即使在现在都是很难得的。在他的影响下，笔者的中医基础理论及西医解剖知识都打下了坚实的基础。尤其是《灵枢·九针十二原》中对于古九针的描述加深了笔者对于"针具的形态决定其功能"的理解，《灵枢·官针》中的不同针刺方法拓展了笔者对针刺应用的认识，并开始发现穴位定位与解剖的相关性，使得日后接触针刀时可以很好地将经典与先进技术融会贯通，用中医视野更好地认识针刀的针具、手法，以及能够立足在经典与解剖的基础上，通过经筋理论重新认识穴位与阿是穴。

现代中医诊断中，八纲辨证、脏腑辨证、气血辨证论述内容比较丰富，但经络辨证论述内容不多。当时张老师主持国家教育委员会《十四经经脉辨证》的博士点课题，我们共同研究探讨，从内属脏腑、外循形体肌表、相关脏腑组织器官、经筋与络脉四个方面阐述了十四经脉的病候辨证，研究成果获得校级科技三等奖。针灸学离不开古典医籍，离不开经络辨证，这使笔者对传统针灸的认识与应用迈上了一个新台阶。

三、广学习，采众家之长

笔者本科实习去房山农村待了一段时间，第一次到基层与老百姓接触，亲身感受到了他们的生活，对笔者来说触动特别大。当时经济条件较差，许多家庭入不敷出，看病更是困难，而针灸这种绿色的疗法能够快速帮他们解除病痛，给他们带去了太多的便利。但那时笔者还比较年轻，经验尚少，有的治疗不能达到预期的效果，或者对有的疑难病束手无策，便意识到自己的学识不足，意识到行医治病，在有仁德的基础上，更要追求过硬的医术。所以在北京中医药大学读硕士继续学业的深造，不但跟随张老师读经典、做临床，也虚心地在国医堂跟诊，向医生前辈们学习。

笔者研究生毕业后留校担任老师，1991 年有机会赴波兰讲学并出诊，那是笔者第一次将中医带到国外。在波兰一年，笔者更真真切切体会到针灸疗效的奇妙。这给了当时年轻的笔者莫大的鼓舞，更加坚定了钻研针灸的志向。但同时笔者也发现了单用毫针治疗疾病的局限，毫针虽然有优势，但不适合所有病，于是逐渐使用耳穴、放血、拔罐等方法，并将针药结合使用，同时开始深入探索针灸选穴的规律及刺法的改进。

随着科学技术的发展，国际间交流频繁，新方法、新知识层出不穷。哪里有新技术，笔者就挤出时间去哪里学习。如学习解剖知识，由大体解剖到局部解剖，到神经解剖、穴位解剖，越来越细致，让笔者对人体的结构和针刺的层次有了更深刻、更准确的认识，同时也开启了笔者致力于将穴位、经络与解剖结构结合的工作，还学习了如《解剖列车》提出的新颖的肌筋膜理论，让笔者对中医学经筋膜理论有了新的认知。如治疗选穴之类，董氏奇穴、焦氏头针、在肌筋膜理论支持下的激痛点等，笔者通过学习和实践运用后发现治疗相应疾病也有奇效。如治疗工具之类，师怀堂教授的新九针、朱汉章教授的针刀，又有刃针、浮针等，"九针之宜，各有所为，长短大小，各有所施"，针具的改革及创新很大程度上扩展了针灸的治病范围，一定程度上解决了毫针的局限性。如治疗方法之类，气功、推拿、美式整脊、中医康复，以及以针刀疗法为代表的中医微创软组织松解术等，笔者也均有涉猎，且经过笔者的临床实践发现，对于某些疾病，多疗法结合应用治疗效果更佳。集各家优势，笔者的临床疗效逐渐有了突破。在这个过程中，实际上融入了不少西医学的知识、理念，但是到最后各家之长都是对人体结构的调整，殊途同归。正是因为笔者学习过各种治病方法，心里有数，遇到患者的时候笔者才能做到给予他们迅速准确的诊治，也给予了他们治愈疾病的信心。

学习中医，首先，不可忘了根本，对于中医基础理论、经络理论等要熟背熟记，温故知新，同时也正是因为有了扎实的中医基础，日后才能不在层出不穷的新事物里迷失方向；其次，学习中医不要排斥新晋的事物，也不能排斥现代的检查技术，一定要多学习、广学习，才能取长补短，多疗法综合应用，多学科融合，不断突破自己的技术瓶颈；最后，学习中医一定要懂得实践和反思，即使你读的医书再多、听别人讲的东西多么详细，不经过自己反复练习和琢磨，也是绝对不可能取得进步的。

医不可以不弘毅，任重而道远。不能故步自封，也不能随波逐流，守正博采，与时俱进，才能学好专业，做好本职，传承薪火，改革创新。

四、学针刀，开学术新路

笔者很荣幸在学校学习工作的时候结识了针刀医学创始人朱汉章教授，这可谓是笔者学术生涯中的一个重要的转折点。

朱汉章教授发明了集毫针和手术刀功能于一体的针刀，创立了具有中西医结合特色的小针刀疗法，凭借突出的临床疗效和简单实用的操作方法，针刀疗法迅速传遍大江南北，从者如云。笔者那时一直渴望在临床上能有所突破，针刀的出现可谓是恰如其时。更巧的是，2001年朱教授调至北京中医药大学担任针刀中心主任，这机遇对笔者深入学习针刀理论和操作技艺无疑是上天的恩赐，于是笔者经常和朱教授一起去针刀总医院学习针刀。针刀主要适用于中医的"经筋病"。这给传统针灸带来了新的思路，原来都是从经络腧穴的角度治病，学习针刀后开始加上经筋的理念，并逐渐将针刀这一思路引入到临床治疗。

朱教授来到北京中医药大学后，笔者就开始和他一起从事针刀的一系列工作，主要有以下几个方面：首先是针刀临床研究，在清河针刀总医院跟他学习针刀治疗各类疾病，如膝关节骨性关节炎、肩周炎、腰椎间盘突出症等，开展针刀临床工作，学习针刀的临床技术和积累临床经验。除了临床工作，学校还分派笔者与朱教授从事科研申报工作，主要是申报 973 课题。在此期间，我们一同写了很多项标书，一起参加国家中医药管理局组织的答辩，最终成功立项《针刀松解法的基础研究》这一课题。朱教授去世后，笔者带领学术团队经过五年的努力成功完成了这项 973 课题，发表了多篇期刊核心和 SCI 论文。同时培养了一部分针刀的博士和硕士研究生，在全国学术界科研方面起到了学术带头人的作用。再者是教学工作，朱教授在世时，就开始在北京中医药大学东方学院招收三本针推专业针刀方向的学生，在笔者的进一步努力下，2011 年开始在北京中医药大学一本针灸推拿学专业中分流针刀方向，进行本科生针刀方面的培养工作，至今已经延续了八届。2005 年开始招收针刀方向的研究生，2006 年开始招收针刀方向的博士生，至今为止顺利完成学业的硕士、博士研究生已有几十余人。另外，我们一同编写了针刀的高等教育规划教材。朱教授编写的是新世纪全国高等中医药院校创新教材《针刀医学》，笔者编写的是全国中医药行业高等教育"十三五""十四五"规划教材《针刀医学》，并且全国中医药行业高等教育"十二五"规划教材《针刀刀法手法学》与国家卫生和计划生育委员会"十三五"规划教材《针刀刀法手法学》也都已经成功出版。与此同时，笔者还从事了许多全国学术性研究工作，担任了中华中医药学会针刀医学分会主任委员。

五、做导师，传中医薪火

1995 年笔者提升为副教授，具备了带研究生的资格。2002 年，因工作需要笔者带了第一批硕士研究生，那两个学生笔者现在印象还很深刻，一个是胡波，另一个是段冬梅。此后从 2006 年开始带博士研究生，至今已经有六七十个硕士研究生、二十余个博士研究生相继毕业。

最初，主要带着学生们做文献研究，研究中医针灸理论，在他们本科学习的基础上，培养一定的科研能力。同时在学习过程中带领他们做《针灸穴位图解》，这本书中主要有横断面、体表的解剖图，还有刺法灸法的操作图等，这也使得他们在规定课程学习之余，学到了更多知识。

在这之后，笔者基本上每年招收两到三个研究生，因为我们是学术型学位，所以除进行文献研究外我们开始进行基础研究，笔者的主要方向是"针灸理论现代研究"和"针刀临床与基础研究"。其中，一方面主要是古代针灸文献、《内经》理论等内容研究；另一方面是临床研究，比如针刀治疗膝关节骨性关节炎、肩周炎、腰椎间盘突出症等，按照循证医学的多中心、对照的方法进行临床观察研究，同时进行实验研究。

2005年，笔者和朱汉章老师共同申报并中标了国家973的课题——《针刀松解法的基础研究》，这对笔者和团队来讲都是很好的机遇。此后我们开展针刀的基础研究，主要是围绕着973课题，对针刀治疗第3腰椎横突综合征和膝关节骨性关节炎等展开研究。后期主要做国家自然科学基金项目，从分子生物学、力学、形态学等几个方面进行关于针刀干预膝关节骨性关节炎的基础研究。

笔者的学生中，除了来自中国大陆之外，还有来自世界各国的留学生。在2003年之后的几年里，笔者在新加坡给当地的研究生上《针灸医籍选》的课，同时招收指导了几个研究生进行针灸治疗减肥的临床观察和针灸腧穴相关的软件开发；还指导了伊朗的两个博士研究生和三个硕士研究生，做经络研究和针刀的临床、基础研究；笔者还招收过七八个韩国的学生，从事针刀的基础研究；除此之外，还包括土库曼斯坦、哈萨克斯坦、俄罗斯、蒙古等国家的学生。同时，笔者也指导了传承中医项目中拜师的几个徒弟，主要向他们传授笔者的经验和学术思想，使他们能够在自己原有技术和知识的基础上，通过跟师，学习临床经验，提高他们的治疗效果。

从2002年到现在将近二十年的教学工作中，笔者主要是从以下几个方面培养学生：在科研方面，首先是引导他们的科研方向，使他们能够规划自己将来的工作方向，从不同角度进行科研探索；同时指导学生学习科研，让学生们在做自己的科研过程中学习科研方法，增强科研能力，比如做基础研究的学生就要学习分子生物学技术，做临床研究的就要学习循证医学的思想，做文献研究的学习文献的研究方法等。同时，在增强科研能力基础上，还要培养他们将来作为医生的临床能力，在跟随出诊的过程中，学习中医针灸、针刀的技术，打下扎实的临床基础。另外，笔者在培养学生过程中，要求他们除了完成学业以外，还要增强其他方面的能力，比如发表文章、撰写著作，锻炼他们的写作能力，使他们能够熟练运用自己所学的中医理论。笔者还培养了学生的创新能力，给他们提供创新的思路，培养他们与时俱进和多学科发展的能力。

在其他方面，笔者认为首先要教会学生做人，这是非常重要的。本身来讲，我们作为医生要爱自己的专业，有进取心，同时对患者要有负责任的态度，全心全意为患者服务；在学习上要有精益求精和吃苦耐劳的精神，将来在工作中也要扎扎实实地打好专业基础。

在笔者这些年带学生的经验中，还有一条，就是要对学生严格要求。笔者认为只有严格要求才能让学生真正学到知识。笔者在上本科的时候，对一位老师印象深刻，他对学生要求十分严格，让学生写门诊病历并进行认真修改，使笔者受益匪浅。所以笔者对学生的要求也很严格，这样能够使他们收获良多，锻炼扎实的基本功。

我们的团队，从 2002 年到现在已经发展到了 100 余人，可以说是一个大家庭了。笔者所带的硕士研究生、博士研究生，都能够完成规定的课程及自己的毕业论文，同时在平时多接触临床，掌握了很多常见病的治疗。毕业以后，多数学生都找到了满意的工作，在本职岗位上具有了一定的影响力，发表了很多专著，也申请到很多国家级课题，已能在科研和临床方面独当一面。

作为一个导师，看着学生们进步和成长，笔者感到十分欣慰，由衷希望这中医薪火能够代代相传。

六、编书籍，立理论学说

从医几十年，每每从学术交流、临床和教学实践中发现有价值的新理念、新诊疗思路、新技术、学习方法，笔者都会深入研究和剖析，并将它总结出来，以便为中医学者提供一些有帮助的学习材料。

笔者利用十余年编著图文并茂的《针灸穴位图解》，阐明经穴解剖。

一直以来，笔者都在思考如何利用书籍这个平面载体科学准确地向读者展现腧穴的立体定位，让不同层次读者能够准确地定位腧穴，应用于他们的针灸临床实践，使针灸为广大人民群众的健康事业服务。《针灸穴位图解》的出版，将我们的这一想法变成现实，它将腧穴体表定位图、腧穴解剖图和腧穴横断面解剖刺灸法图集于一册。腧穴体表定位图选择了具有典型的体表定位标志的模特照片，把与穴位定位相关的肌肉、肌腱和骨骼等重要的体表标志都一一标注出来，为临床选穴提供了方便；腧穴解剖图提供了穴位处的大体解剖结构；腧穴横断面解剖刺灸法图则不仅提供给读者进针后的针刺方向、角度及针刺深度的准确信息，还能让读者清楚了解针具经过的解剖结构。三张图结合在一起，将针灸操作从定位到进针后的整个过程直观、形象地展现给读者，使具备一定针灸技能的针灸医师可以根据本书安全、准确地运用腧穴进行临床治疗。

《针灸穴位图解》在 2006 年正式出版发行。该书共十六章。第一章腧穴的定位，以图解的形式介绍了骨度分寸法、体表标志法、手指比量法和简易取穴法。第二章至第十六章为十四经及奇穴，规范准确地介绍了每一个腧穴的特异性、标准定位、取法、穴位解剖、刺法灸法和主治病症，其中标准定位、取法、穴位解剖、刺法均有精美彩图，以图解文，以文说图，直观、立体、形象，第一次将腧穴体表图、腧穴局部解剖图、腧穴横断面解剖刺法图集于一书（图 1-1、图 1-2、图 1-3）。该书一经出版便广受欢迎，获得了中华中医药学会学术著作奖一等奖。该书英文版于 2008 年 3 月由人民卫生出版社出版发行，现有英、法、西班牙等多种语言版本，在多个国家畅销。

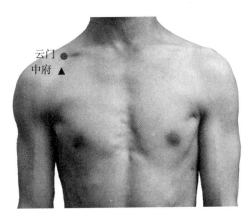

图 1-1　腧穴体表图

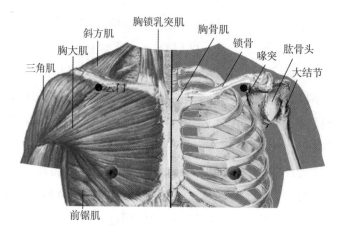

图 1-2　腧穴局部解剖图

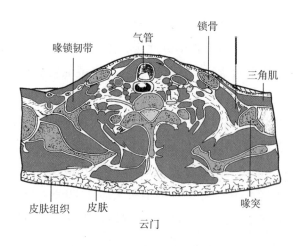

图 1-3　腧穴横断面解剖刺法图

笔者系统整理的《微针疗法》专著的出版，开创微针疗法新流派。

笔者在读研究生时，对针灸教材中的耳针、头针等针法非常感兴趣。类似针法在《内经》中就有记载，历代医家又做了大量补充工作，尤其近代医务人员从理论到临床进行了大量研究，使之有了较大发展。国外曾有人提出"微针"一词，国内学者方云鹏教授提出微针系统，20 世纪 80 年代，山东大学张颖清教授提出了全息生物学概念，受此提示，笔者提出"微针疗法"，即通过人体的某一器官或特定部位诊断和治疗人体多种疾病的针灸疗法。国内多数类似微针相关的记载散在各种材料当中，没有被系统地整理在相关著作当中。为了完成此项工作，笔者收集了大量有关类似微针疗法的古今文献，并对上述材料进行了学习、研究、收集和整理，1989 年 7 月，国内外第一本《微针疗法》专著得以出版发行，内容包括耳针、头针、眼针、面针、鼻针、人中针、口针、舌针、颈针、背俞针、夹脊针、胸针、腹针、手针、足针、腕踝针、尺肤针、第二掌骨侧针等。该书以生物全息律作为微针疗法的现代生物学理论基础，通过介绍微针疗法各个针法的源流发展、理论依据、解剖、穴位定位与主治、配穴方法、适应证、操作方法与注意事项、临床研究（临床报道、临床验案）等几方面内容，系统地论述了微针疗法的基本内容和临床应用。该书既为微针疗法的传播、深入研究、临床应用打下了基础，又为针灸学的临床应用拓宽了思路。此项工作同时也极大地促进了笔者对特种针具和操作方法的研究兴趣，为日后进行针刀的研究奠定了多方面的基础。微针已自成体系，它的方法简单，疗效可靠，作用迅速，适应病症广泛，且便于学习和掌握。

笔者编写《针刀医学》，规范针刀发展。

笔者主持编写全国中医药行业高等教育"十三五"规划教材《针刀医学》，规范针刀医学的发展。针刀医学是以针刀医学理论为指导，以针刀器械为工具，以针刀疗法为手段来防治疾病的新兴学科，是研究针刀疗法的作用效应、作用机理及作用规律的学科。针刀现已开展了大量的临床应用、普及、高等教育、科研、学术交流。另外，笔者还主编了"十二五""十三五""十四五"针刀规划教材 4 部。

此外，笔者还主编专业著作 160 余部。笔者总结杨甲三教授取穴经验，2009 年《杨甲三针灸取穴图解》得以出版，销量达到七八万册；为方便学生更快提高解剖基础，学习针刀入门，2013 年《体表解剖图谱》得以出版；单穴一针灵疗法简便、实用，临床应用具有独到之处，为此笔者编写的《图解一针灵》一书，在全面整理针灸单穴一针疗法临床应用的基础上，绘制了单穴的体表定位和深部层次解剖图，便于读者掌握进针手法、进针层次和深度，提高临床治疗效果和安全性。

几十年来笔者从没有停止在中医路上的前进，即使现已年过六旬，笔者也在努力做着许多工作，临床、科研、著书、育人，真切希望能为中医的教育、传播和发展尽到自己的绵薄之力。

七、搞科研，揭科学之谜

学校老师主要从事教学、科研、临床工作，科研是教师的重要任务之一，笔者毕业后进行了一些文献、临床研究，投入针刀医学学科后，基础研究是笔者开展研究的主要方向，主持了多项国家级课题，取得了一些成果，发表了 100 多篇核心期刊论文和 SCI 文章，做到既能从事临床、教学，又能搞科学研究。主持的课题主要有：2005 年 973 课题《针刀松解法的基础研究》、2011 年国家自然科学基金面上项目《针刀干预对膝骨关节炎韧带力学改变及软骨细胞力学信号转导的影响》、2013 年博士点课题《基于"宗筋束骨利关节"研究针刀调筋治骨法对膝骨关节炎的干预机制》、2015 年国家自然科学基金面上项目《针刀"调筋治骨"法治疗膝骨关节炎的效应机制及其与 FAK-PI3K-AKT 力学信号转导通路的相关性研究》、2018 年国家自然科学基金面上项目《基于 FAK-PI3K-AKT 通路磷酸化修饰探讨针刀力学效应调控膝骨关节炎软骨细胞自噬的机制》、2018 年北京市自然科学基金面上项目《基于 OPG/RANK/RANKL 通路探讨针刀对早中期膝骨关节炎软骨下骨重塑的影响》。

八、出国门，传中医之术

1991 年，笔者受学校派遣到波兰首都华沙从事中医临床工作，主要采用针灸、推拿疗法及中成药给当地人治病，开始向世界传播中医学，受到当地人欢迎，更感中医的伟大。1995 年至 1998 年期间再次受学校派遣到西班牙马德里等地开展中医临床、教学工作，一边治病，一边传授中医，教授学员 600 多人。1999 年至 2000 年这一年在韩国高等中医大学担任客座教授，从事临床指导工作。

2003 年、2005 年两次到新加坡短期开展研究生教学工作，指导培养研究生，传授针灸、针刀技术。2018 年、2019 年到荷兰、芬兰传授针刀技术。

笔者多次参加国际中医学术交流大会，如欧洲中医药大会（1996年西班牙·巴塞罗那）、第四届世界中医药大会（2007年新加坡）、第六届世界中医药大会（2009年澳大利亚·墨尔本）、第八届世界中医药大会（2011年英国·伦敦）、第50届世界传统医学大会（2012年斯里兰卡·科伦坡）、国际中医药学术交流大会（2012年美国·旧金山）、第十一届世界中医药大会（2014年俄罗斯·圣彼得堡）、第十六届世界中医药大会（2019年匈牙利·布达佩斯）、波中中医药交流大会（2019年波兰·华沙）、第十届全球医疗保健与医疗观光会议（2019年韩国·首尔）。

2017年随校领导到土耳其、吉尔吉斯斯坦谈判中医合作工作。

九、建学科，做学术带头

除了完成学校的工作外，笔者在全国学术界也做了一些学科建设、科研引导、专业建设等工作，从事一些学术兼职，如中华中医药学会针刀医学分会原主任委员，中华中医药学会针刀医学分会第六届名誉主任委员，中国中医药信息学会疼痛分会会长，中华中医药学会中医微创联盟常务副主任委员，世界中医药学会联合会针刀专业委员会第二、第三届副主任委员，世界中医药学会联合会疼痛康复专业委员会第一、第二届副主任委员，中国针灸学会微创针刀专业委员会第一、第二、第三届副主任委员，在针刀医学领域发挥学术带头人的作用。

第二章

研究经脉，探寻穴理

一、经络敏化疗法

（一）经络敏化疗法的由来

经络腧穴是针灸学理论的核心，《灵枢·刺节真邪》曰："用针者，必先察其经络之实虚，切而循之，按而弹之，视其应动者，乃后取而下之。"经络内联脏腑，外络肢节，因此，疾患可在与之相对应的经络上出现异常表现。笔者也可以通过人体的体表来认识经络，探查疾病。

科学家们试着从神经、体液、免疫、肌肉等角度去探索经络实质，朱兵总结穴位的一个重要功能是具有明显的神经节段性。有研究用普鲁卡因一类药物做穴位区域的神经阻滞，发现针灸作用消失，足以证明穴位功能与神经之间的密切联系。有学者根据 12000 张切片观察，发现穴位下部的神经末梢比周围组织丰富得多。上肢与神经干或者神经分支有关的穴位占97.9%，下肢占 95.4%。笔者进一步发现经络循行与神经走行大致吻合，比如：心包经与正中神经；心经与尺神经；大肠经与桡神经浅支；肺经与肌皮神经；前臂外侧与皮神经；膀胱经背部内侧线与交感神经干、交通支和脊神经联系点。

外周组织损伤通过外周敏化和中枢敏化调节神经系统对刺激的反应。经络通过外周敏化和中枢敏化导致超敏状态的产生，其表现是多样的，包括感受位点大小和位置的改变（空间改变）；对不同刺激敏感性的改变（痛觉阈改变）；对机械、热、化学刺激受体选择性的改变（特征性选择性的改变）；对刺激反应活性的改变（时间改变）。在高月老师神经敏化的启发下，结合神经与经络的密切联系并基于长期的临床观察实践，笔者总结了一套经络敏化疗法。该疗法是根据临床症状（运动神经、感觉神经、交感神经的反常行为），判定是哪条神经受累，进而推断哪条经络出现敏化。通过刺激经络实现神经体液综合调节机制，解除神经功能受阻，进而让敏化的神经脱敏，恢复正常状态和功能，是从根本上去治疗疾病的一种全新的医学理念和方法。

（二）经络敏化疗法治疗范围

1. 体表肢体疾病

经脉所过，主治所及。经络与神经走行相伴，而神经直接支配局部肌肉的感觉运动功能，因此，经络敏化疗法主治颈椎病、腰椎间盘突出症、肩周炎、股骨头坏死、膝关节骨性关节炎、滑膜炎和网球肘等颈肩腰腿痛疾病；同时对于神经系统疾病如偏瘫、中风后遗症、周围神经损伤等效果显著。

2. 五脏六腑疾病

美国科学家研究猴大脑皮层区感觉传入功能发现，合谷穴区的传入信息与口面部传入信息在中枢感觉皮层的定位是相互重叠的，超越了人们对神经节段的认知。黄龙祥考究认为经络线在古人眼里不是实体结构的写实，而是人体各部分（体表与体表、体表与内脏）之间的联系。因此，经络敏化基于神经敏化但是高于神经敏化，理论涵盖的不仅有体表与神经节段或神经走行的联系，还有体表与内脏功能的直接联系，治疗范围也随之扩大。经络敏化疗法还可治疗泌尿、生殖、消化、五官科等疾病。

（三）经络敏化疗法的操作方法

1. 点刺

用针刀在某些经络循行路线、经筋、皮部、经穴、特定穴位点刺。根据病变深浅、所在部位选择治疗点。以经络、经筋、皮部循行路线选择治疗点为主。操作以点刺为主要治疗手段。

2. 敲击

先用针刀在某些经络循行路线、经筋、皮部、经穴、特定穴位垂直刺入，然后用小木槌敲击针刀柄。通过敲打或敲击，经皮透肉达骨，达到松筋活血，消除疼痛和解除筋硬、筋缩的目的。

二、解剖视角下的穴位

（一）针刀治疗点的选穴思路

通过临床观察认为：对于急性起病，病因病机单一，疼痛点恰为病损处的经筋病，可考虑用"阿是穴"进行治疗；对于病因病机单纯，但疼痛处仅为反应点，而非病灶处的经筋病，可考虑运用解剖学知识，通过分析肢体功能障碍来确定病灶，给予针对性强的针刀治疗。对于病损日久、病因病机复杂、病损范围较大且病变程度重的经筋病，则需以针刀操作传统经穴的方法进行治疗，因此在针刀治疗经筋病的过程中，经穴的定位、操作及其意义便成了的一个值得思考和探讨的问题。

在"穴位"的形成发展过程中，历经了发现、重复、定位、命名、总结主治功能、明确操作方法的漫长阶段，体现了古人对人体结构和功能的观察和认识，对疾病的思考，以及对诊疗的实践和总结。如果不懂解剖，古人如何确定、命名穴位？如何明确穴位的主治功效？因此，穴位中有很大一部分是古人基于不成熟的人体解剖认识的积累。

（二）针刀定点取穴的特点

定位精准是针刀医学的取穴特点，针刀疗法不会模糊地以皮肤纹理作为取穴标志，也不能以"距离某处一寸、二寸"等方式描述穴位的定位方法。另外，"穴区""穴带"等非精准定穴观念同样不适用于针刀医学中的经筋病疗法。针刀取穴时通常使用体表定位法，以体表可见或可触及的骨骼突起处、肌肉、肌腱等作为定位标志，以按压出现"酸、麻、胀"等感觉作为按压定位原则，用"望""触"结合的方法定位腧穴。治疗粘连性肩周炎时，患肩主动、被动活动均明显障碍，且肩周常可出现十余个压痛点。若对所有粘连的软组织进行针刀松解，不但造成面积过大的创伤，而且不能有效改善肢体功能障碍。若选用肩髃、肩髎、肩贞等经穴，行相应的针刀操作，常会获得相对理想的疗效。原因在于，在针刀医学中，经穴的定位及操作方法既体现了对穴位处的肢体结构和功能的综合分析，也涵盖了古人对疾病和诊疗的经验总结。

（三）临床常用穴位针刀临证新认识

1. 天牖穴

该穴位于胸锁乳突肌后缘，平下颌角处，有舒筋活络之功，主治肩背酸痛，颈项强急，上肢冷痛。《针灸大成》中描述可治疗"项强不得回顾"。穴位深面有头夹肌和颈夹肌，这两块肌肉是完成转头动作的重要肌肉，针刺天牖穴能够很好地缓解这两块肌肉的损伤及功能受限。

2. 颈百劳穴

该穴为经外奇穴，定位在大椎穴直上 2 寸，后正中线旁开 1 寸处。该穴组织结构由浅入深依次为斜方肌、头夹肌、头半棘肌、多裂肌。功效为化痰消块，止嗽平喘，约位于 C4 关节突与椎板处，该处位于颈椎中点，为颈椎应力集中点，因此为针刀治疗颈椎病的又一常用穴位，通过针刀操作可有效改善颈椎力学平衡失调，缓解诸症。但因该处离后正中线较近，颈椎椎板之间有间隙，不可深刺，不求突破感。

3. 大椎穴

该穴为督脉穴，在第 7 颈椎棘突下凹陷中。组织结构由浅入深依次为斜方肌、小菱形肌、棘间韧带。功能为清热解表，截疟止痫。该穴位于颈椎与胸椎交界处，为脊柱的一处应力集中点，附着多种软组织，为软组织的应力集中点，深层的棘上、棘间韧带与项韧带相延续，为损伤好发处，故该穴为治疗颈椎、胸椎及附近软组织损伤常用穴。斜方肌痉挛是风寒致肩背痛的主要原因之一，该穴约位于两侧斜方肌起点间的中点，针刀或针灸操作该穴可有效解除上述病因所致的肩背疼痛。

4. 定喘穴

该穴为经外奇穴，在第 7 颈椎棘突下旁开 1.5 寸处。组织结构由浅入深依次为斜方肌、小菱形肌与上后锯肌交界处、半棘肌。本穴在大椎穴附近，主要功能是定喘，可做如下分析：根据全息生物学理论，该处为气管与双肺在项背部体表投影的缩影；按脊神经分布及支配规律，T1 神经病变与气喘、咳嗽、呼吸困难等症状密切相关；上后锯肌位于菱形肌深面，起自项韧带下部、第 6、7 颈椎和第 1、2 胸椎棘突，止于第 2～5 肋骨肋角的外侧面，作用是上提肋骨助吸气，因此从解剖结构上分析，针刀刺激上后锯肌可助吸气，从而缓解喘息之症。

5. 巨骨穴

该穴为手阳明大肠经经穴，位于锁骨肩峰端与肩胛冈之间的凹陷处。组织结构由浅入深依次为斜方肌、肩锁韧带、冈上肌，可疗肩背手臂疼痛。本穴位于冈上肌肌肉和肌腱交界处，该处为冈上肌应力集中点，易发生损伤，针刀操作到上述层次可有效缓解冈上肌损伤发生的临床症状。此外，对于颈椎病导致的肩背手臂疼痛、不适等症状，针刀于本穴向内透刺可突破冈上肌，刺入更深层次，行肩胛上神经的神经触激术常获良效；对于冻结肩，于本穴往外透刺可松解肩关节囊，是松解肩关节囊的常用入路之一。

6. 大杼穴

该穴为足太阳膀胱经经穴，位于第 1 胸椎棘突下旁开 1.5 寸处。组织结构由浅入深依次为斜方肌、小菱形肌、上后锯肌、最长肌。功能为解表清热，宣肺止咳。《针灸甲乙经》记载其可治疗"颈项痛，不可以俯仰，头痛……腰背痛"，对于该穴的主治功能，依据上述针对软组织的分析，可做清晰解释。至于"骨会大杼"之说，可能因该处受伤会导致截瘫，出现下肢功能丧失，同时可出现肩臂痿废不用，故认为骨会于此。或此说有其他解释，如大杼指整个脊柱骨而非一个穴位。

7. 肩井穴

该穴位于大椎穴与肩峰连线的中点，为斜方肌上部中。斜方肌由副神经支配，副神经由胸锁乳突肌后缘中、下 1/3 交点处穿出，行至肩井穴的深层，斜方肌与冈上肌之间。如果斜方肌出现广泛压痛，当于此处按压以确定有无敏感压痛点。针刀治疗时顺斜方肌向肩峰方向刺入，建议深度不超过该处斜方肌与肩胛骨内上角连线的 1/3。

8. 天柱穴

该穴位于后发际正中直上 0.5 寸，旁开 1.3 寸处，斜方肌外缘凹陷中。浅层为斜方肌，深层为头半棘肌内丛和寰椎侧块，该处有枕大神经和第三枕神经。枕大神经位于枕外隆凸外侧 2.5cm 处，枕大神经及与之伴行的枕动脉（枕动脉在枕大神经外侧，此神经、动脉约斜向耳侧 45°走行），枕大神经穿出筋膜处通常平耳尖。第三枕神经位于项部正中线旁约 2cm 处，约平耳垂下缘，其下分别有第四、第五颈神经后支的皮支及伴行的血管。因此，受风后项部发紧，针刀松解该部位后支的皮支即可，无须刺入肌肉，邪在表，无须里解，点刺即可。

9. 完骨穴

该穴位于耳后乳突后下方凹陷处。由浅入深的组织结构为胸锁乳突肌、头夹肌、头上斜肌，面神经的耳后支从此处经过支配局部的肌肉。松解该处可有效改善头夹肌损伤所致的转头不利；还可与该穴行颞骨减压术以缓解耳鸣症状。

10. 风池穴

该穴位于胸锁乳突肌与斜方肌上端之间的凹陷中，平风府穴。由浅入深的组织结构为头夹肌、头半棘肌外丛、头后大直肌。受风致头痛，无颈项部活动不利，针刀点刺松解天柱、风池、大椎及 C3～C5 棘突旁开 1 寸敏感压痛处（于浅筋膜处松解，勿入肌层）。椎动脉型颈椎病常需松解枕下三角处的结缔组织，松解该处时针刀勿刺入深层，以免伤及侧块旁的椎动脉。一般点刺即可，若患者疾病日久，病灶根深蒂固，可将针刀放平，沿皮下松解筋膜层。在该处操作时如遇结节应对其进行充分松解，方可有效改善头晕症状。此处结缔组织严重增生卡压椎动脉造成的头晕不是单纯服用药物能有效缓解的，针刀是治疗此类眩晕的首选治疗方法。

11. 哑门穴

该穴在后发际正中直上 0.5 寸，于寰椎后结节与枢椎棘突之间。由浅入深的组织结构为斜方肌、项韧带和椎管，而寰椎后结节是枕下肌群汇集的部位之一。松解枕下肌群对头痛头晕等疾病效果显著，但应谨慎操作，因深部韧带下方为脊髓。针刀松解此穴时应刺至骨面，当针下落空时不可深刺。

12. 肩外俞

该穴位于第 1 胸椎棘突下旁开 3 寸处，主治肩背酸痛，颈项强急。我们在不同患者身上进行定位比较，发现肩胛提肌止点上方为此穴。当肩外俞穴处为肩胛提肌止点时，针刀或针刺该穴相当于松解肩胛提肌的肌腱，可缓解肩背酸痛，颈项强急。《针灸甲乙经》记载："肩胛中痛而寒至肘，肩外俞主之。"此穴有舒筋活络之功，主治肩背酸痛，颈项强急，上肢冷痛。

13. 秉风穴

该穴在天宗穴直上，肩胛冈中点上缘上 1 寸，举臂凹陷处。该处为冈上肌位置，肩胛上神经于肩胛横韧带进入冈上窝，肩胛上动脉与肩胛上神经进入冈上肌深面，肩胛上动脉走行在肩胛上神经外侧。此穴主治肩胛疼痛不举，冈上肌损伤及肩胛上神经卡压综合征。若想快速取得疗效，可选择针刀疗法，操作时针尖需斜向外下方 45° 刺入，这样既可直达病所，又可避免刺入胸腔。针刀对肩胛上神经的触激可同时促进冈上肌功能的恢复，可谓一石二鸟。

14. 天宗穴

该穴位于肩胛骨冈下窝中央。《针灸甲乙经》记载："肩重肘臂痛不可举，天宗主之。"《针灸大成》记载该穴："主肩臂酸痛，肘外后廉痛……"肩胛上神经和肩胛上动脉相伴经过冈盂切迹进入冈下窝，较为粗大的肩胛上神经主干沿肩胛冈下走行，因此，此处神经卡压或发生无菌性炎症导致粘连时，冈下可触及广泛、多个压痛点。为保证操作安全，针刀应进行合谷刺，而非直刺；为提高疗效，针刀刺入天宗穴后向肩胛冈方向扇形刺，以松解较为广泛的粘连，局部有放电感时治疗目的已经达到，已退针刀不可反复刺激。该穴位于冈下肌处，冈下肌、小圆肌、肱三头肌长头肌腱与肱骨内侧缘围成四边孔，腋神经从该孔传出。针刀松解该穴可有效缓解冈下肌痉挛，从而解除四边孔处对腋神经的卡压，缓解相应临床症状。一些肱骨外上髁疼痛的患者肱骨外上髁处并无明确压痛点，或对疼痛处针刀松解后症状未得到明显改善，常于天宗穴处触及敏感压痛点，对该处针刀松解后肱骨外上髁疼痛可得到有效缓解或消除，此类患者的病灶在冈下窝处而非肱骨外上髁，痛处为反应点而非病灶处。

15. 肩贞穴

该穴位于腋后纹头之上，臑俞穴之下。常规取穴方法：上臂内收，腋后纹头上 1 寸处。刺入层次依次为三角肌、肱三头肌长头、大圆肌和背阔肌。《会元针灸学》中记载："肩贞者，从外观之，肩偏外正中也，按之盘坚骨隐中空，举手与垂手皆不移其陷中，清净而贞，故名肩贞。"此记载强调其位置特点为"盘坚骨隐中空"，且任手臂随意移动，该穴"不移其陷中"，可理解为该穴位于某凹陷中，且周围有骨，如此看来，该穴似乎位于四边孔中。四边孔上界为小圆肌，下界为大圆肌，内侧界为肱三头肌长头肌腱，外侧界为肱骨内侧。因该处肱骨上覆盖三角肌，故被描述为"骨隐"，该描述同时排除了位于三边孔的可能。三边孔内无重要神经通过，按压该处产生的酸胀感远不及四边孔强烈，因此似乎距离穴位的确定标准更远一些。"盘坚"说明该穴周围突起的组织结构清晰，且位置非常恒定。该句中"中空"的描述似乎不符合大圆肌或小圆肌的形态，如为上述二肌之一，此处应为肌肉近肌腱之隆起处。还有一种考虑是《会元针灸学》成书较晚，后人对该穴进行定位时恐针具伤及腋神经及旋肱后动脉，描述取穴方法时，连"上臂内收"都未强调，只记载了"腋纵纹头上 1 寸取穴"。似乎肩贞穴本就有不止一种定位及刺入方法，无论如何，取穴、针刺的目的都是治愈疾病或缓解症状。古人的皮下脂肪比今人薄很多，腋纵纹头上 1 寸处取穴，至少能刺中大圆肌，如果对当今的肥胖患者按如此方法取穴，刺中的是脂肪，尚未入肌层。因此以腋纵纹头为标志来取穴在当今恐有不妥。因目前所用的毫针过细过软，当其刺入强有力的肌肉或腱性组织后难免不发生弯曲，几乎不能按照预定入路逐层刺入组织，毫针尖端为针状，没有切割、松解作用，上述诸多原因使得毫针刺肩贞穴常难取得预期疗效。

针刀治疗应根据患者功能受限处及压痛点在上述区域确定肩贞穴具体位置，可在大圆肌、小圆肌或四边孔，结合不同部位的组织形态学特点行相应手法。针刺大圆肌、小圆肌以刺入、切割、松解为主；而针刺四边孔时更多地以点刺松解局部筋膜或透刺松解周围肌肉，较少用针刀直刺触激腋神经，毕竟针刀锋利且直径粗。

16. 臑俞穴

上臂内收，肩贞直上，肩胛冈下缘取此穴。主治肩臂痛无力。该穴区肌肉主要是冈下肌，同时也是肩关节囊的后入路，冻结肩患者用得较多。针刀向冈下肌走行方向松解冈下肌，刺至关节盂时转刀口线 90°，可从后方刺入关节囊，松解囊内粘连，以改善关节在额状面上的运动障碍，松解该处时，患侧手需搭于健侧肩上，以便针刀能够顺利进入关节囊。

17. 肩髎穴

《针灸甲乙经》记载该穴主治"肩重不举，臂痛"。取穴方法：上臂外展平举，肩峰与肱骨大结节之间出现前后两个凹陷，后面的凹陷，即肩髎穴后约 1 寸处为本穴。该穴虽可改善抬肩障碍，但如果肩关节主动、被动运动皆出现严重障碍，上臂不能外展平举，则肩峰与肱骨大结节之间便没有凹陷出现，此时当如何定位？可用以下方法：上臂垂直，于锁骨肩峰端后缘直下约 2 寸处，当肩峰与肱骨大结节之间定位该穴。因针刀刺入本穴的角度不同，可分别作用于肩峰下囊、冈上肌腱、冈下肌腱、小圆肌、大圆肌及关节囊。以粘连性肩周炎为例，刀口线与上肢纵轴平行，于该穴刺入，针刀穿过三角肌，直达肱骨大结节骨面，提起刀锋，于该穴前后行《灵枢·官针》中的合谷刺，进行该刺法的同时行针刀医学中的撬拨刺法，这样可充分松解冈上肌腱和冈下肌腱处的粘连，从而有效改善肩关节外展障碍。在对上述肩袖肌腱处的粘连松解完毕后，可依据关节缝隙的大小、针刀刀刃的宽窄，以及关节囊的粘连程度，继续推进针刀刺入关节腔，或转刀口线90°后刺入关节腔，从而松解盂肱关节囊的粘连。临床观察证实，只有在肩关节外展近90°时，针刀才能于肩髎或肩髃穴顺利刺入肩关节囊松解囊内粘连。针刀虽然在体表刺入的只是一个点，但其在软组织内部的操作范围较大且灵活，因此针对的目标至少是肩峰下囊、冈上肌腱、冈下肌腱及盂肱关节囊，目的是改善肩关节外展功能，这正与古人认为该穴的主要作用是治疗"肩重不举"的说法相吻合。

18. 肩髃穴

《会元针灸学》记载："肩髃者，肩是肩部，髃是髃骨部，肩端髃骨与髆骨，举肩如鱼嘴张开之状也，肩端有名鱼骨，故名肩髃。"解剖学提示，不同人肩锁关节的成角差异很大，有的夹角不甚明显，有人该处夹角鲜明。上臂外展位下，此穴凹陷中触及的结构是冈上肌腱和肱二头肌长头肌腱，长头肌腱起自肩胛骨盂上结节，是唯一一个位于肩关节囊内的肌腱，所以此肌腱在关节囊内的粘连会严重影响关节的功能。由于该肌腱在囊内的位置不易被刺到，致使松解该处的粘连较为困难。但是，当肩关节外展时，无论是针刀还是针灸针，恰好可以顺利刺入关节囊并进行松解。如上文所述，肩髎穴操作得当后，肩关节可被动外展约90°，如此便为肩髃穴精准定位并刺入提供了有利条件。

另外，从结构决定功能的角度来看，肩胛下肌止于肱骨小结节，冈上肌止于肱骨大结节上份，肱骨大、小结节之间为结节间沟，其内有肱二头肌长头肌腱穿过。肩胛下肌腱上缘与冈上肌腱前缘之间形成了一个解剖间隙，称为肩袖间隙，肩髃穴恰好位于肩袖间隙处。肩袖的主要功能是维持肩关节的各向运动，肩袖在此处失去连贯性，以肱二头肌长头肌腱穿过，如此便加大了肩关节前屈和外展的角度，使得肩关节正常前屈可近180°，与之形成对比的是肩关节后伸仅有45°。

从出土文物可知，古代针具的粗细程度更接近于针刀，而与目前常用的一次性针灸针相差甚远。针具的形态决定其操作方法和功能，针刀在肩髎穴、肩髃穴内的操作几乎重现了古人治疗方法的疗效，而针刀操作时的入路层次更加清晰地诠释了该穴主治功能的由来。如此可知，并非针灸先人们不懂解剖，只是当时尚不可能有"肩峰下囊、肩峰角、冈上肌、肱二头肌长头肌腱、关节囊、肱骨大结节"等解剖专业词汇，因此才仅以"近肩部肩骨之边髎孔中"的简单词汇来描述该穴的位置。针刀的切割和剥离方法又有着古代针具所不具备的功能，这也是现代毫针无法与之相比的。

需注意，对穴位的重新认识，是为了给我们采用针刀疗法时提供更多的启发，而不是主张将针刀当成毫针直接刺入穴位。研究发现，经络的走向与神经的走向重合度很高，有些穴位附近甚至有重要的神经干，因此针灸可以反复刺激穴位，针刀则只能点刺穴位，切不可反复捣刺。

三、"阿是穴"新探

"阿是穴"又名不定穴、天应穴、压痛点，其名称首见于《备急千金要方》。这类穴位一般都随病而定，多位于病变的附近，也可在与其距离较远的部位，其既无具体的穴名，又无固定的位置，临床上多用于疼痛性病证。

"阿是穴"是治疗经筋病的主要用穴，与"以痛为输"的含义不尽相同。"以痛为输"出自《灵枢·经筋》，说的是经筋病的选穴及刺灸方法，它针对的病变部位是经筋，定位根据是疼痛。而阿是穴除了"痛"感外，还有"快"感等多种综合感觉。《内经》中多次提到穴位处的不同感觉，如《灵枢·五邪》说："邪在肺……取之膺中外腧，背三节五脏之旁，以手疾按之，快然，乃刺之。"《素问·刺腰痛》说："循之累累然，乃刺之。"《素问·骨空论》说："切之坚痛，如筋者灸之。"这些都是阿是现象，归属于阿是穴的范围。阿是穴的内涵远比"以痛为输"要丰富，所以不应将"以痛为输"与"阿是穴"画等号。随着医学的不断进步，确定"阿是穴"已不再局限于通过按压寻找痛点这种最初级的方法了，目前是以解剖、病理生理、软组织外科等学科为理论基础，通过对患者的功能障碍做精确分析来确定病灶，从而明确"阿是穴"的具体位置。

（一）"阿是穴"的分布特点

阿是穴通常位于经筋容易损伤的部位，其分布有如下特点：肌肉、韧带等软组织的应力集中点，人体功能活动的应力集中点，相关起协同或拮抗作用肌肉、韧带的起止点、肌腹、腱鞘、脂肪垫、滑囊、滑车、籽骨等处，神经出口处和肌筋膜附着处。

（二）"阿是穴"的新构成

1. 肌筋膜点

在外伤或慢性损伤过程中，肌筋膜可出现附着处的炎症、粘连，甚至挛缩、增生，又可出现筋膜间室的压力增高、筋膜表面张力增高和筋膜代偿性增生肥厚，继而引起疼痛、麻木、拘挛等临床症状。发生病变的肌筋膜便是阿是穴部位，如第 3 腰椎横突综合征中该腰椎的横突尖部既是胸腰筋膜的应力集中点、损伤点，又是针刀的治疗点，即阿是穴处。肌筋膜触发点的表现复杂，疼痛可以在局部区域，更多的是在触发点的远处，每条肌肉的触发点都有其特定的引传痛形式。

2. 肌肉、肌腱和韧带附着点

人体完成某一功能活动过程中的应力集中点易发生损伤，该部位通常是多块肌肉、肌腱、韧带汇聚之处，阿是穴便出现在此损伤处。例如：鹅足囊（鹅足滑囊）损伤临床常见，该囊位于胫骨内侧髁，有缝匠肌、股薄肌、半腱肌的肌腱附着；肱骨外上髁炎亦常见，前臂多条伸肌附着于肱骨外上髁，共同完成伸腕动作。

3. 肌肉周围保护性组织

一些运动系统的辅助和保护性结构，多位于关节、肌肉功能活动较频繁的部位，如腱鞘、滑囊、脂肪垫、滑车、籽骨等，这些部位易发生损伤，从而出现疼痛和功能障碍，如屈指肌狭窄性腱鞘炎、肱二头肌长头肌腱炎和肩峰下滑囊炎等就是以这些部位的卡压点作为阿是穴施术的。

4. 神经卡压点

神经在走行途中经过各种管道，其穿出筋膜、肌肉的部位易受卡压。如各种骨纤维管、皮神经穿出筋膜处等，上述部位受到摩擦、碰撞、卡压等机会较多，易发生损伤并引起相应临床症状。以枕大神经卡压综合征为例，该神经在项部穿出半棘肌的部位易受卡压，会出现头痛，受卡压的部位会出现压痛，神经被卡压的部位即为阿是穴处。

（三）针刀临床的"精确诊断"与"阿是穴"定位

目前在经筋病的诊疗过程中，阿是穴的定位方法早已不同以往，在掌握体表解剖学、运动解剖学等相关知识的基础上，主要根据患者就诊时的主诉和功能障碍等临床症状来进行"精确诊断"。目前的精确诊断与古代相比更加精确，类似"肩痹"的诊断被冈上肌腱炎、肩峰下滑囊炎、冻结肩等相对清晰、精准的诊断所取代。在精确诊断的基础上，病位也更加清晰、明了，常常不用触诊体表即可定位阿是穴；而在相应部位进行按压来寻找痛点的方式多用来证实判断的准确性，其提示的信息仅供临床参考。如患者因肩部疼痛伴主动外展障碍就诊，无其他不适，由于冈上肌起自肩胛冈上窝，止于肱骨大结节上份，该肌主要功能为外展肩关节，依据上述病情资料可初步判断为冈上肌腱损伤，阿是穴应位于肱骨大结节上份冈上肌腱止点处。按压该处存在疼痛点，证实了诊断及阿是穴定位的准确性。

（四）"阿是穴"存在的病理变化

一些现代的辅助检查设备和科学仪器为笔者定位阿是穴、展示阿是穴的病理变化和检验治疗效果提供了有力支持。MRI能提示阿是穴处确实存在损伤，并能清晰地显示损伤的程度。光镜也能清晰地展示阿是穴的病理变化及治疗后的改变（笔者针刀治疗膝关节骨性关节炎的国家自然科学基金课题研究做到了这一点）。以上述冈上肌腱损伤为例进行说明，患者进行肩部MRI检查，结果显示：冈上肌腱肱骨附着端可见长T2信号，局部连续性欠佳；肩峰下囊可见长T1、长T2信号，边界模糊；肩胛下肌、冈下肌、小圆肌腱走行未见明显异常。MRI检查诊断为冈上肌腱损伤，部分撕裂可能性大；肩峰下滑囊炎。MRI 检查提示的结果与我们综合主诉、患者肢体功能障碍，以及体格检查结果得出的精确诊断高度吻合。因此，在软组织的急性损伤或慢性损伤急性发作时，MRI 提示的损伤部位和程度对于阿是穴的确定和临床诊疗非常有意义。另外，MRI 对于我们选择保守或手术等不同治疗方式有着不可忽视的作用。若 MRI 提示肌腱完全断裂而非损伤，则需要进行手术治疗，此时虽然患者身体某处存在疼痛和功能障碍，但不再属于针刀或针灸的适应证了。现代仪器的使用，给我们寻找、确定阿是穴提供了直观、有力的保障。

（五）阿是穴针刀治疗新理念

运动功能解剖的引入和现代仪器的辅助，极大丰富了我们对阿是穴的认识。其内涵包括肌筋膜触发点、附着点病变点、腱围结构病变点、关节囊病变点、高张力点、周围神经卡压点、神经触激点等。阿是穴既是疾病的反应点，也是治病的最佳刺激点。对阿是穴的治疗可在明确诊断的基础上有的放矢，绝不是所谓的"哪痛扎哪"。阿是穴的病变部位多样，针刀既包括毫针的刺激功能，又包括手术刀的切开松解，能够很好地满足治疗需要。

1. 肌筋膜触发点

首先需根据引传痛范围确定肌筋膜触发点，然后针刀刀口线与肌纤维平行，针刀体与该部皮肤约呈 90°，注意避开神经和血管，将针刀迅速刺入皮下，针刀到达紧张肌带时可出现阻力感，在紧张带表面纵行切开，针刀下有松动感后出针刀。

2. 附着点病变点

定位既要熟悉人体主要肌肉（肌腱）、韧带、腱膜的起止位置及功能特点，还要根据疼痛、压痛及功能障碍的情况来确定。在进行阿是穴-附着点病变的治疗时，首先找到与肌肉（肌腱）、韧带、腱膜相连接的骨性标志，确定其附着区域，针刀刀口线与肌纤维平行，垂直刺至骨面，再纵行切开，若有功能受限可在功能受限的位置下操作。治疗结束后应嘱患者休息，减少活动，避免附着点部位的牵拉、刺激。

3. 腱围结构病变点

①对于桡骨茎突狭窄性腱鞘炎，只需用针刀将狭窄部腱鞘支持带切开松解即可，应避免刺入伤及肌腱。因为狭窄的主要部位是腱鞘支持带，松解支持带即可。②对于脂肪垫病变，一方面分离脂肪垫与周围组织的粘连，另一方面切开脂肪垫进行减压。③对于滑囊炎渗出增多，可用针刀将滑囊壁切开，使囊液溢出，进入组织间隙吸收，此种治疗方法只针对无菌性滑囊炎，有感染病灶不能用此方法。④对于关节囊病变，先按照关节在体表的定位点确定进针刀点，快速将针刀刺入皮肤，然后缓慢推进，寻找骨性组织，到达骨性组织后探寻关节间隙，切开病变关节囊。

4. 周围神经卡压点

根据神经的体表投影准确定位神经卡压点，针刀刀口线与神经走行平行，垂直皮肤刺入，直接松解卡压神经的骨纤维管或肌肉筋膜。若触激到神经，会产生放电感，此时治疗目的已达到，宜出针。

第三章

谈针论刀

一、"经筋病"与"骨病治筋"

（一）"经筋"与"经筋病"

"经筋"与"经筋病"均为中医学的概念，如果用西医学的概念来解释，"经筋"是以正常神经支配为基础的肌肉、肌腱、韧带等软组织结构和功能的概括；"经筋病"则包括各种致病因素导致的上述软组织结构和功能的改变和由此引起的周围神经病变。经筋病在内多为阳虚、肾虚所致，在外多为感受寒邪引起，《灵枢》中记录关于经筋病的针刺方法为"以痛为输""在筋守筋""治在燔针劫刺，以知为数"、关刺、恢刺和纳热。

（二）"筋伤而骨损"

按照对疾病本质的理解，包括"骨痹"在内的"痹证"，多与"经筋病"密切相关，骨与经筋的病理变化为"筋伤而骨损"。以临床常见的膝关节骨性关节炎为例来说明，中医学中没有与其相对应的病名，根据临床表现可将其纳入"骨痹"或"痹证"的范畴。由于膝关节 X 线片提示的结果与关节功能障碍、疼痛等症状常不相关，这使得膝关节周围软组织的状态受到关注。"膝为筋之府"，膝关节周围软组织结构包括肌肉、肌腱、韧带、支持带、滑膜、神经等软组织都属于经筋的范畴，因此无论其是否同于"骨痹"，都可被视为"经筋病"的一种。

通过大量临床观察及相应科研课题的总结，结合中医传统经筋理论、针刀医学理论和现代生物力学知识，我们认识到膝关节骨性关节炎是由于膝关节软组织损伤后导致的粘连、挛缩、瘢痕等病理改变打破了关节机械力学的动态平衡，并造成关节流体力学的动态平衡失调。上述病理变化使得关节应力分布发生改变，关节软骨营养缺失，使其出现变性、坏死。损伤处软组织的粘连、挛缩、瘢痕等病理改变使得关节局部出现高应力点。由于人体自身存在代偿保护机制，极易发生骨质增生，骨质增生又可刺激滑膜发生炎症反应，从而加重软组织损伤。上述过程造成膝关节周围经筋发生损伤，损伤点粘连可导致关节肥厚、软骨退变、骨赘形成等病理性变化，这就是"筋伤而骨损"，而"筋伤"与"骨损"二者间可形成恶性循环。

（三）"骨病治筋"

《素问·调经论》云："病在筋，调之筋，病在骨，调之骨。"中医骨伤科有"筋骨并重"的理论，经筋病以筋骨兼治为基本治则。骨关节病的病因是"筋伤而骨损"，所以针刀治疗骨关节病的思路就是"骨病治筋"。针刀治疗采用四诊合参的方法确定诊断，明确病位，以"候痛所在"和"按其处应在中"为方法，通过触诊的方法找到"筋结"所在之处，用针刀刺入，并行松解、分离等操作手法，起到松解软组织粘连、挛缩，并改善关节应力失衡的作用，以恢复关节正常的力学平衡，这就是"骨病治筋"的方法。临床上学术思想和治疗方法应该结合具体情况灵活运用，"骨病治筋"思想有时也可理解为"筋急则治筋"；同理，有时也需进行"骨急则治骨"，即在骨质增生处行切开松解和铲磨削平等操作，以消除骨刺周围的异常应力刺激，达到"骨正筋柔"的效果。

（四）经筋病的针刀新刺法

《灵枢·经筋》中记载的经筋病疗法："治在燔针劫刺，以知为数，以痛为输……"我们现在对于经筋病的刺法已经超越了上述观点。如上文所述，我们目前对经穴及阿是穴的定位方法以体表解剖学、运动解剖学等相关学科为背景知识，以患者的主诉和肢体功能障碍为客观依据，将二者结合起来确定针刺治疗点，此种定位的方法适用于传统经穴和阿是穴。

结合临床实践，笔者对于阿是穴和经穴的使用原则进行了归纳：对于急性起病，或病因病机较单纯的经筋病，考虑运用解剖学知识，通过分析肢体功能障碍来确定病灶及阿是穴；对于病损日久、病因病机复杂、病损范围较大且病变程度重的经筋病，则需传统经穴进行治疗。

松解、减压和神经触激的方法在经筋病的治疗过程中发挥着重要作用。由于针具的形态决定其功能，并且毫针的直径与其松解和减压的效果成正比，因此上述治疗作用需要通过直径较粗的毫针来实现，通常需要使用直径大于 0.35mm 的针具。使用粗毫针治疗经筋病时，对于不同的疾病和穴位，松解、减压和神经触激方法的使用各有侧重点。如：针刺治疗面瘫时常取翳风穴，该穴深处是茎乳孔，针刺治疗的作用依次为松解、减压、神经触激；治疗初期的粘连性肩周炎时，患侧上臂被动外展，以粗针针刺肩髃穴，可有效改善肱二头肌长头肌腱在关节囊的粘连，进一步刺入关节囊，并行提插手法以松解该处关节囊的粘连，治疗过程以松解法为主；治疗第 3 腰椎横突综合征时，以粗针围刺第 3 腰椎横突，轻微提插后行捻转泻法，从而对横突尖部附着的筋膜起到松解和减压的作用；治疗腰椎间盘突出症伴坐骨神经痛时，针刺环跳穴的主要目的是进行神经触激，因此操作过程中臀部及下肢有麻窜感即认为神经触激成功、治疗到位。

在针刀医学中刺法也叫刀法或手法，是治疗经筋病中十分核心的一个环节，包括分层针刺及松解手法。临床上根据实际情况相应的变化治疗层次，一般可以分为浅刺、刺血脉、刺肌腱、刺肌腹和刺骨面五个层次。这一部分笔者将在本章"针刀刺法举隅"中详细说明。

（五）"骨病治筋"的实验研究

为研究"骨病治筋"的机理及针刀治疗经筋病的有效性，我们用针刀松解家兔内、外侧副韧带及髌韧带来治疗膝关节骨性关节炎（KOA），发现针刀对 KOA 的治疗作用主要为以下几方面：调整韧带拉伸力学特性和材料黏弹性；改善膝关节的力学平衡；通过调控力学对软骨细胞的刺激来影响软骨基质。研究结果还提示：针刀可有效改善膝关节周围肌肉单收缩和强直收缩能力及生物力学特性中的弹性模量；针刀独特的松解、减压、减张特性缓解了关节腔的高压状态，并同时减轻了无菌性炎症造成的膝周软组织粘连、挛缩的程度，有效扩大了关节活动范围，有助于恢复关节的正常运动功能，从而加大了被制动的肌肉的运动量，促进了萎缩肌肉功能的恢复。实验研究证明了"骨病治筋"机理的可行性和针刀在此理论指导下治疗经筋病的有效性。

二、松解法的前世今生

（一）古代九针之松解法

毫针通过刺激人体穴位或经络起作用，偏于调气，针刀由于有刀刃而与之不同，主要是刺激局部病灶点达到松解、减张、减压的作用。有很多人认为是因为现代针具的发明，中医针刺治疗才有了松解作用，但其实不然。回顾经典，我们可以发现，早在《内经》中论述的古代针具中就有松解法。

《灵枢·九针十二原》中记载："毫针者，尖如蚊虻喙，静以徐往，微以久留之而养，以取痛痹。"本句描述了毫针的形态、主要功能及操作方法，提示了如下信息：首先是治疗痛痹选用毫针；其次是治疗过程需要留针。痛痹疼痛的原因很多，其中常见的是各种因素导致的局部张力增高。临床观察证实，针刺造成的针孔虽然在理论上可以缓解局部张力，但张力的解除需要一定时间，只针刺不留针则达不到应有的时间，因而不能取得好的疗效，而留针可以有效延缓针孔闭合时间，使张力降低。以相对粗的毫针行提插捻转等手法有时可加重局部出血，不能有效延缓针孔闭合时间，因此不利于张力的解除。所以，古人提倡用毫针留针的方式治疗痛痹。

九针中的锋针、镵针和铍针均可用于放血排脓。《灵枢·九针十二原》记载"锋针者，刃三隅，以发痼疾"，描述了锋针的形态和适应证。"痼疾"可以是病程长的疾病，也可以是不易祛除的疾患。此类疾患为什么要用锋针呢？因为不易祛除的疾病多有其特殊的病位及病性。如腰臀部的皮脂腺囊肿急性发炎，该处病位不深，但局部皮肤较厚，需针刺形成通路后拔火罐吸出引起炎症的瘀血及皮脂。因皮脂不同于血液，较为稠厚，毫针刺后通路细小，皮脂不易被吸出，而锋针较粗，针孔的形状也特别，且短时间内针孔不易闭合，因此以锋针针刺后拔火罐效果良好且不留瘢痕。若以手术治疗本病会遗留瘢痕。因此，这一类针排血放脓是减压、促进血液循环的方法，属于针刀中刺血脉的层次。

"大针者，尖如挺，其锋微员，以泻机关之水也。"本句提示了用来泻关节积液的针具的形态特点为长且针头微圆而非芒刺状。关节液是有一定黏稠度的液体，芒刺状的针尖造成的针孔不利于关节液的流出，因此改变了针头的形态，这与我们现在使用的针刀有相似之处。《灵枢·九针十二原》记载大针长度为四寸，在古九针中算是较长的针具，与锋针类似，均能对病灶处进行松解以促进内部液体的吸收和循环。

又有《灵枢·经筋》中"治在燔针劫刺，以知为数，以痛为输"的"燔针"，现代又名火针，大家普遍认为其是通过温热效果起作用的，但笔者认为其也有松解作用。因为火针针身一般较粗，经过高温加热，具有扩大伤口和止血的作用，其原理类似外科手术中的电刀，刀具通过电流加热，实现对组织的分离和凝固，因此火针也有松解作用。

由此可见，古代有既能治痹又可放血排脓的针具，相当于古代外科学的浓缩，其实均是松解法的一种体现。只是到了近代，多种因素影响下，逐渐抛弃了针具切开排脓的功能，更注重调气的功能，所以基本上只留下毫针。汉墓出土的针具直径最细为 1.2mm，清末民初则为 0.6～0.7mm，再后来承淡安先生规定了全国的毫针规格，直径变得更细。这一举措很大程度上增加了针灸的安全性，减轻刺入时的疼痛，但软组织松解效果也降低了许多。

针刀是 1976 年朱汉章教授受注射器针头松解掌筋膜挛缩启发后发明的针具，比一般的毫针更粗，直径为 0.4～1.2mm，并且针尖为一平刃，与手术刀相仿，具有松解、减张、减压等作用。针刀虽然不是源于针灸，但是确实有针刺的功能，又在一定程度上弥补了针灸的短板，可以说是松解法得以重生并发挥作用的一个代表性工具。

（二）针刀的应用与组织粘连

随着科技的进步、传统针灸治疗学及中西医结合微创疗法的不断发展，如今刺入人体的保守疗法的治疗工具大体有两类：一类基于经络腧穴理论，以调气治神为主要目的，毫针为主要代表；另一类是基于人体解剖理论，以调整肌肉、筋膜结构为主要目的，针刀、浮针为主要代表。后一类工具都偏粗，创伤也相应较大。

上面我们介绍到针刀的主要作用是松解粘连，于是就产生了一个问题：这种治疗是否会产生新的创伤、新的粘连。

其实在疾病进展过程中，机体组织和器官总是处于损伤－修复的过程，有修复就会有粘连的产生，这是一种正常的生理现象，是一种代偿机制。慢性疾病的修复时间长，成纤维细胞增生，局部会产生新的粘连，当这种粘连超过人体代偿的范围，就会刺激周围的神经血管而产生疼痛。机体因疼痛而减少活动，粘连则进一步加重，由此形成恶性循环。针刀的适时干预则将粘连松开，切断了恶性循环，使机体向良性方向发展。在这治疗过程中，创伤对机体病痛的恢复是有益的，如《内经》中所言"有故无殒，亦无殒也"。手术刀会产生手术瘢痕，但针刀的直径（常用刀口线 0.6 ～ 1.0mm）与之相比小得多，即使会产生小的损伤，但与原有病灶相比也微不足道，所以其产生的粘连会局限在生理范围内。

（三）针刀减压松解法治疗经筋病

在使用经穴治疗经筋病的过程中，笔者非常重视减压术和松解术的使用，这两个方法在经筋病的治疗上有着举足轻重的作用。

1. 针刀减压松解法的"祛邪扶正"

针刀减压松解法治疗经筋病是通过"祛邪"和"扶正"来达到治疗目的的，直接以松解法作用于局部软组织，使积液等病理产物排出是为"祛邪"，可起到直接降低局部张力的作用；通过切割、松解等手法使得局部软组织气血运行恢复畅通，是为"扶正"，有助于局部病理产物的吸收，起到间接降低局部张力的作用。

拔罐与针刀合用可使减压术的疗效大增，为"祛邪扶正"的重要手段。如在治疗肩峰下滑囊炎时，针刀于肩髎穴处快速刺入直至肩峰下囊腔，向肩峰下方向行《灵枢·官针》中的合谷刺，再予横行剥离后出刀，然后立即在出刀处拔罐，将滑囊内的积液和血液吸出，肩痛及功能障碍可即刻缓解。

与毫针法不同，针刀松解法可有效改善脊柱生理曲度，原因是通过针刀治疗有效松解了脊柱异常的应力点，纠正了异常的力线，使脊柱生理曲度得以调整。例如：针刀松解了颈部软组织的异常应力点，纠正了该处的异常力线，使颈椎的生理曲度得以恢复正常。这也是针刀通过减压松解"祛邪扶正"的一个重要体现。

2.针刀操作要精准定位

松解法的主要作用是解除软组织的痉挛、挛缩、瘢痕、粘连，要求精准掌握穴位周围的解剖结构。例如：肱二头肌长头肌腱的炎症和粘连是导致肩关节前屈障碍的常见病因，常取肩髃穴治疗该病。《会元针灸学》中记载该穴取穴方法："在髆骨肩端，髃骨之下，两筋骨罅间，陷者之宛宛中，举肩取之。"肩袖的主要功能是维持肩关节的各向运动，肩胛下肌腱上缘与冈上肌腱前缘之间形成了一个解剖间隙，称为肩袖间隙，肩髃穴恰好位于肩袖间隙处。内肩袖在此处失去连贯性，以肱二头肌长头肌腱穿过。上臂外展位下，此穴凹陷中可触及肱二头肌长头肌腱。该肌腱是唯一一个位于肩关节囊内的肌腱，此肌腱在关节囊内发生粘连会严重影响关节的功能。当肩关节外展约90°时，针具可较为顺利地刺入关节囊，并松解该处软组织的粘连，从而有效改善肩关节前屈障碍。

所以针刀与目前广泛应用的毫针相比，不单单只是刺激量的不同，我们更应该重视针刀的减压和松解效果。

三、针刀适应证的辨证论治要点

针刀疗法的主要适应证是经筋病，对疾病进行准确的诊断是确保针刀治疗安全性和有效性的重要前提。诊断需要主诉、病史、体格检查、影像学检查等多方面信息相互参照，千万不能单凭某个症状就确定治疗点或直接松解痛点。

（一）重视影像学检查

针刀疗法虽然对于软组织损伤、骨关节疾病、周围神经卡压综合征及部分内科杂病有相对理想的疗效，甚至是某些疾病的首选疗法，但此疗法并不适用于所有病症，临床上一定要"辨症"。要选择针刀的适应证，就必须明确诊断，如一个简单的肩痛症状，可能是肩周炎、肩袖损伤、颈椎病、强直性脊柱炎引起的，也可能是肺癌、结核、肝病等因素引起的，如何区分这些疾病，笔者认为影像学检查必不可少。影像学的出现让我们更直观地认识了人体，帮助确诊了许多疾病，不仅如此，还能筛选出不适合针刀治疗的患者。

X线偏重于骨骼方面的变化；CT相当于更高分辨率的X线，并且可以进行断面成像，避免了解剖结构的重叠，必要时还可行三维重建，能观察到二维影像上容易忽略的地方；MRI分辨率更高，可以清晰分辨肌肉、肌腱、脂肪、筋膜等软组织，在椎间盘突出症中能够直观反应局部病变的严重程度及神经根的压迫情况。下面以常见的颈椎、腰椎疾病举例，分享一下笔者的观片思路。

如颈椎病患者就诊时，最基本的要看颈椎X线片，至少要看正、侧、双斜位片，还应看过伸、过屈位。①先看颈椎的生理弧度，当颈椎曲度变直甚至反弓时，颈部的力学会严重异常，直接影响颈部关节的稳定性，容易产生不适症状。②观察骨质情况，有无先天发育畸形，有无骨质破坏等。尤应重视椎板有无缺如，如果椎板出现缺如，则在松解棘间韧带、关节突等部位时应严格控制进针刀深度，防止刺入椎管伤及脊髓。③X线和CT都可观察寰椎两侧侧块与枢椎齿突之间的间隙是否对称，若不对称可能存在寰枢关节半脱位，可出现头痛、头晕等症状。此时针刀治疗要调整枕下肌群，并配合整脊手法以取得良效。④如出现椎间隙狭窄或查体霍夫曼征阳性，或患者主诉肩背部有束带感，均为脊髓受压迫之表现，应行颈椎MRI检查以进一步明确脊髓受压情况及椎间盘变性程度。如果颈椎MRI提示，硬膜囊受压导致脊髓变性，且患者病理征阳性，则建议患者手术治疗，此时针刀非首选治疗方法。⑤当患者有手麻或手臂放射痛时，应观察CT或MRI有无椎间盘突出，有无神经卡压症状。影像学检查虽重要，但影像与临床症状不符的情况时有发生，故需结合体格检查及临床症状综合分析。

腰椎间盘突出症患者就诊时：①首先要通过X线正位片观察棘突连线、椎板后缘连线、横突连线等，判断是否存在脊柱侧弯，侧弯会导致脊柱两侧竖脊肌的张力不同，引起腰背痛。腰椎还会影响上方的颈椎和下方的骨盆，引起一系列症状，严重者还能影响内脏功能；X线的侧位片中还要观察椎间隙有无变窄，若出现变窄则考虑椎间盘突出及周围软组织病变挛缩，需要进一步做 CT 或 MRI 检查核实；X 线的动力位片可观察腰椎的稳定性，是否有滑脱；若有滑脱可从 X 线的斜位片中观察椎弓根是否连续，若出现"狗脖子戴项链征"则为椎弓峡部断裂。②腰椎 CT、MRI 主要关注椎间盘突出情况，有无脊髓或神经根受压及受压的程度。若多节椎间盘突出导致硬膜囊受压，且患者临床症状较重，或腰椎间盘突出巨大或一侧椎间孔受压严重，均要考虑手术治疗。③腰椎的 MRI 能更加清晰地显示突出的椎间盘与硬膜囊、神经根的关系，同时也可显示椎管内有无占位性病变。

（二）不同诊断采用不同方案

扁鹊见齐桓公曰："疾在腠理，汤熨之所及也；在肌肤，针石之所及也；在肠胃，火齐之所及也……"可见，每种治疗方法都有自己的适应证，是热敷、拔罐、针灸、针刀、汤药还是整骨，精确诊断之后才能选择最合适的疗法，即所谓的"辨症论治"。

病灶不同，选点与治疗方法亦有别。软组织损伤后虽然疼痛广泛，但应多从肌肉的起止点（有时也从肌腹）去寻找痛点。影像学检查能提示哪些是需要特别关注的肌肉，如冈上肌的损伤在 MRI 上会显示高信号；若是关节囊粘连，则多从对肌肉损伤较少的点进入关节囊，影像显示某处滑囊有积液时应通过影像确定治疗点，针刀治疗完毕出针后再配合拔罐排出瘀血，促进循环；若患者出现神经卡压症状，应先确定是哪条神经，然后找到该神经从脊柱出口到支配对应区域的走行路径，如卡压在神经根处，针刀可扎至关节突骨面，如是神经走行路上，则可点刺压痛点；若肌肉挛缩严重，除了用针刀锐性松解肌肉起止点，还要用针刀做钝性松解；若是皮肤病，则在支配该处的神经节段上轻轻点刺即可；若伴有轻度感染，则需配合抗生素或清热解毒药物治疗；若肌肉损伤处于急性期，炎症明显，应禁止热敷和局部推拿，以免增加炎性渗出，加重疼痛肿胀。

四、针刀选点的定位

针刀治疗时，除了选用传统腧穴（实际上是选用腧穴下特定的解剖组织），一般需按照解剖确定治疗点。医师需要具备两方面的能力：一方面是熟悉解剖结构的体表定位；另一方面是触诊的水平。当局部发生病变时，通常对应的组织会有明显压痛，但也有部分病变组织无压痛（如腱围等）。因此，临床上笔者是在患者的主诉及诊断的引导下，在对应的区域结合解剖寻找痛点。只有根据体表解剖精确选点，才能准确地在病灶上实现针刀的松解粘连或者减张减压，在最少的损伤下达到最佳的治疗效果。体表解剖根据疾病类型不同，一般从以下六种结构进行找点。

（一）骨性标志

骨性标志是诸多肌肉、韧带附着之处，也是针刀操作的重要参考物，针刀刀刃抵于骨面可有效避开重要的神经、血管，保证操作安全。骨性标志是人体体表最明显的标志，其硬度高，手指轻压即可感受到，容易与周围软组织区分开来。

在颈部，较为常用的骨性标志为棘突、关节突和横突。棘突位于后正中线，由枕外隆凸往下滑动触碰的第一个骨性标志为 C2 棘突，再稍往下可触及紧紧贴在一起的 C3 ~ C4 棘突，往下为较为突出的 C5 ~ C7 棘突。被检者卧位时较好触诊，坐位时 C2、C6、C7 棘突较易触及。关节突位于棘突旁开约 2.5cm 处，斜方肌外侧缘凹陷中可触及。横突位于乳突与同侧锁骨中点的连线上，C1 横突位于乳突与下颌角中点、胸锁乳突肌前缘，C2 横突位于下颌角下缘、胸锁乳突肌前缘，C3 ~ C7 横突则位于 C2 横突以下、胸锁乳突肌与斜方肌之间。

在肩部，较为常用的骨性标志为肩峰、喙突和结节间沟。肩峰是顺着肩胛冈外上方的扁平凸起结构。喙突位于三角肌前缘、锁骨中外 1/3 交界处下方约 2.5cm 处的锁骨下窝中。喙突往外为肱骨小结节，再往外为大结节，两结节之间为结节间沟，可随上臂内、外旋滑动。

在腰部，较为常用的骨性标志为第 3 腰椎横突。由肋弓往下找到髂嵴最高点，两侧连线与后正中线交点为 L4 棘突或 L4、L5 棘突之间，往上找到 L2、L3 棘突间隙，往外旁开 2 ~ 2.5cm 为 L3 横突。

（二）肌腱

肌腱是肌肉与骨骼连接的结缔组织，肌肉–肌腱是肌肉能量传递的重要结构，长期、反复的牵拉必然使附着点部位产生损伤及无菌性炎症，进而出现粘连。

常用的肌腱附着点如下：

肩胛提肌起于 C1 ～ C4 横突，止于肩胛骨脊柱缘内侧角，嘱患者做头向对侧侧屈并上提肩胛骨动作可更明显（图 3-1）。

跟腱附着于跟骨（图 3-2）。

斜角肌分前、中、后三束，前中斜角肌止于第一肋，后斜角肌止于第二肋（图 3-3）。

肩袖中冈上肌附着于肱骨大结节上部（图 3-4），冈下肌止于肱骨大结节中部，小圆肌止于肱骨大结节下部（图 3-5）。

扫码看视频
骨性标志

扫码看视频
膝关节韧带

扫码看视频
四边孔

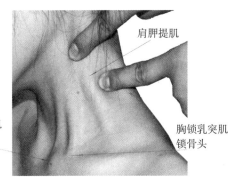

图 3-1　肩胛提肌起点

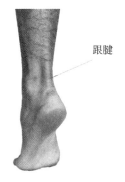

图 3-2　跟腱止点

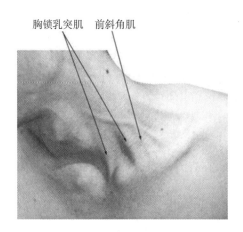

图 3-3　前斜角肌止点

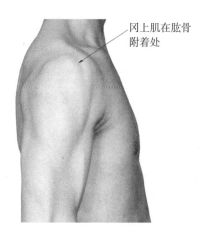

图 3-4　冈上肌止点

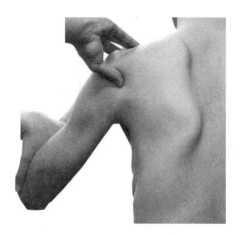

图 3-5　冈下肌与小圆肌止点

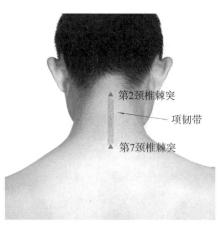

图 3-6　项韧带

（三）韧带

韧带附着于骨面上，触诊时通过明显的骨性标志可找到韧带的位置。

项韧带附着于枕外隆凸下缘及 C2 ～ C7 棘突末端（图 3-6）。

膝关节外侧副韧带起于股骨外上髁，止于腓骨头尖部稍前方；内侧副韧带起于股骨内上髁，止于胫骨内侧髁内侧面。

（四）周围神经卡压点

正中神经腕管卡压点有四个点，于远侧腕横纹上桡侧腕屈肌腱与尺侧腕屈肌腱内侧各定一个点，沿肌腱向远心端移动 2.5cm 再各定一个点（图3-7）。

梨状肌卡压点在梨状肌下孔，位于髂后上棘与尾骨尖连线中点与股骨大转子连线中内 1/3 交点处（图 3-8）。

臀上皮神经有三个卡压点，主要卡压点位于髂嵴中点下 2～3cm（图3-9）。

腋神经卡压点在四边孔，由大圆肌、小圆肌、肱三头肌长头与肱骨围成，可用肌肉起止点定位。

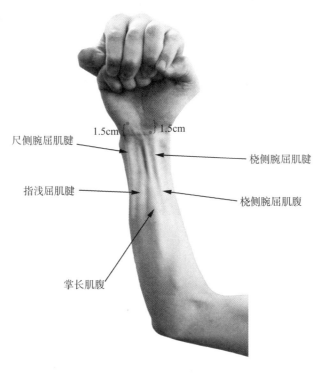

图 3-7　正中神经卡压点

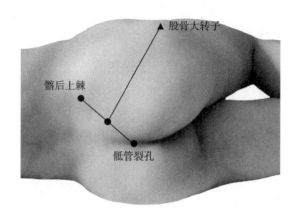

图 3-8　梨状肌下缘体表投影

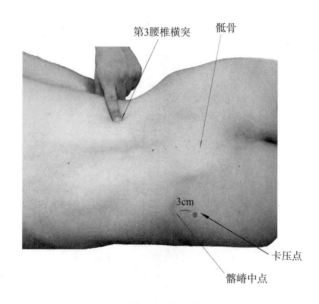

图 3-9　臀上皮神经卡压点

（五）腱围结构

腱围结构主要包括腱鞘、滑囊、脂肪垫等，可分泌滑液促进肌腱活动，也可减少肌腱与骨骼的摩擦。当腱围组织增厚、粘连时，产生的围内高压会影响血管、神经等的功能，造成麻木、疼痛、活动不利等症状。此时针刀治疗的目的就是直接松开腱围，从根本上切除病根。常用的腱围结构如下：

　　桡骨茎突肌腱的腱鞘位于桡骨茎突掌、背侧骨嵴之间的凹陷中（图3-10）。

　　踝管操作点位于内踝与跟骨边缘骨面上（图3-11）。

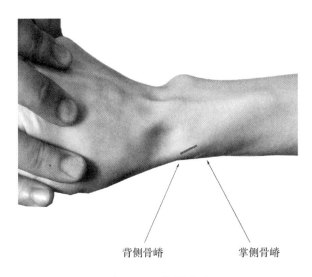

背侧骨嵴　　　　　掌侧骨嵴

图 3-10　桡骨茎突

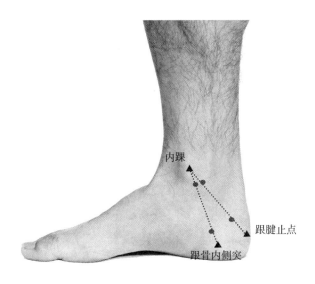

内踝

跟腱止点

跟骨内侧突

图 3-11　踝管综合征治疗点

（六）关节囊

肩周炎后期肩部粘连严重，活动受限明显，此时主要的病灶在肩关节囊。肩关节囊有两个入路：前入路位于肩峰下与肱骨大结节之间，后入路位于肩峰与腋后皱襞上端连线中点。

扫码看视频
肩关节囊入路

上述结构都是临床上常用的治疗点，所以熟悉人体解剖的体表投影是针刀治疗的第一步，必须知道治疗位置下有哪些组织，做有目的的触诊。由于锻炼程度、代谢水平的不同，脂肪、肌肉丰厚程度在不同个体中差异也特别大，当遇到史泰龙类型的肌肉男或者体脂较高的患者时，触诊能力就显得尤为重要。

要提高触诊水平，一定要多练习，首先，在体脂低的人身上练习，培养手感，然后逐步过渡到体脂高的人。使用指目（位置在指尖稍下方）进行触诊，此处的触觉在手指所有适合进行触诊的结构中最敏感，相对于指尖更加远离指甲，在触诊时此处与皮肤接触面积小，指下触诊清晰的同时施加的力度较小。其次，通过解剖结构的特点辨别，骨性标志由于硬度大，与周围组织较易区分，即使覆盖很厚的脂肪与肌肉，只要不断练习，也可以清晰地感受到骨性标志，如嘱患者活动对应关节，骨性标志会随动作活动，即可清晰触诊。尽管局部有很多不同的组织，只要专注于你要触摸的物体的特点，就能感受到它，如同交响乐指挥家在众多乐器中能清晰辨别不同乐器的声音一样。

五、针刀刺法举隅

刺法，即不但要知道扎哪里，更要知道怎么扎，在针刀医学中也叫刀法或手法，是治疗中十分核心的一个环节，包括分层针刺及松解手法。其中分层针刺是笔者临床诊疗过程中的主要思想，而多向刺、撬拨针法则很好地展现出针刀常用的松解手法。

（一）针刀五层刺法

针刀的主要作用是减张减压、松解粘连，由于人是一个三维立体的结构，病变的深浅不同，患者的体质、病程不同，所以针刀操作也应有相应变化，可分为浅刺、刺血脉、刺肌腱、刺肌腹和刺骨面等五个层次。

1. 浅刺

浅刺主要作用于皮层和筋膜层，这种刺法在针刀中运用很广，主要用于以下情况：①松解紧张的筋膜，包括筋膜炎、枕大神经卡压、椎动脉型颈椎病（枕下三角的筋膜卡压），临床表现为局部大面积的疼痛、紧张，压痛点广泛，当紧张的筋膜卡压神经血管时还可以出现放射性疼痛、区域麻木和头晕等疾病。治疗时在浅层筋膜触诊找到主要的紧张点，用针刀轻轻点刺即可。针刀的直径大，且刀刃锋利，对筋膜的松解效果比普通毫针佳。刀口线与病变组织的纤维垂直松解效果更好，由于位置表浅，没有伤及肌肉、肌腱的顾虑。②治疗神经卡压综合征中躯干、肢体的放射性疼痛麻木症状，治疗时沿着神经的走行轻轻点刺即可。③用于体质较弱或者对针刀有恐惧的患者，需要进行松解但是担心患者耐受不住，可于需要松解的位置点刺。需注意，当患者病变的面积较大时，松解点的数量应根据患者体质强弱调整，切忌治疗过度。

2. 刺血脉

刺血脉主要作用于血脉分布较广的肌肉间或皮下，针刀刺完出针后可加拔罐，能够解表祛热，调和气血，祛除瘀血。该刺法可以治疗以下病症：①热证、表证。在背俞穴操作后拔罐可治疗对应脏腑的热证；于风池、大椎穴操作后拔罐可治疗表证。②外伤所致的经筋病。外伤后局部血络瘀阻，可出现疼痛、肿胀，有时可见皮下瘀血。此时找到瘀血最严重或疼痛最明显的点，针刀刺后拔罐，吸出瘀血，可促进血液循环与再生。③创伤性滑膜炎伴关节囊积液。受损的关节囊内压力升高，回流不畅，出现疼痛及关节活动受限，可视为瘀血，用该法治疗可消炎止痛，选点时可结合影像寻找积液最明显的点。

3. 刺肌腱

本法与第四层"刺肌腹"实际上是同一层次的不同部位，肌腱位于肌肉的起止点，是肌肉与骨骼连接的结缔组织，起传导力量的作用，在机体反复运动时较易损伤。肌腱受伤后会自动修复，在反复损伤–修复的过程中，局部会形成粘连，改变其力学传导的性能，产生疼痛，造成活动受限。

刺肌腱是针刀最常用的方法，可以治疗多种经筋病，如肱二头肌长头肌腱炎、肩胛提肌损伤、冈上肌损伤、膝关节骨性关节炎等。需要注意的以下几点：①肌腱损伤的疾病较多，需要分清损伤的部位及治疗的靶点是肌腱还是腱鞘，不可简单地认为哪痛扎哪，例如肱二头肌长头肌腱损伤应松解长头肌腱上方的肱横韧带，切不可用针刀穿透肌腱造成不必要的损伤；又如腱鞘炎松解的是肌腱外围的腱鞘，不可伤及肌腱。②针刀的刀柄方向应平行于肌腱纤维的走向，肌腱虽然韧性大，但是一般横截面积都比较小，而针刀粗而锋利，若操作时刀口与肌腱垂直极有可能切断肌腱，造成严重后果。③部分骨病的治疗策略是从经筋（较多是肌腱）入手，最典型的是膝关节骨性关节炎，治疗时多寻找股二头肌腱、半腱肌腱、半膜肌腱、股四头肌腱和内、外侧副韧带的痉挛点进行松解，以起到调筋治骨的作用。

4. 刺肌腹

刺肌腹主要用在肌肉丰厚处。肌肉在长期劳损中会形成条索结节而影响收缩，产生疼痛及活动障碍。针刀能够取得显著的松解效果，可用于治疗四边孔综合征、斜方肌条索、膝关节骨性关节炎中的股四头肌条索、腰部竖脊肌条索等。此法尤要遵循"针刀四步进针规程"，需特别注意：①虽然刀口线相对肌腹来说很小，但也应尽量平行于肌纤维以减少损伤。②要根据肌肉的厚薄掌握刺入的深度及位置，尤其是肩颈部和背部，不可过深，避免伤及脏器，安全起见针刀仅在肌腹中多向松解。③进针规程中的加压分离可以有效减少针刀对局部神经、血管的伤害。

5. 刺骨面

骨面作为最深一层，操作时有三个方面的考虑：①骨性标志是体表最易触摸到的，刺到骨可直接到达治疗靶点，同时可避开周围重要的神经血管，如神经根型颈椎病中准确摸到关节突可以避免对旁边神经根的过度刺激；针腰椎椎板时也可避免对腰神经根的伤害，因此对触诊的要求特别高，尤其在肌肉丰厚的腰部。②用于骨内压升高的疾病时配合敲打的手法可有效减轻骨内压，广泛应用于膝痹、跟痛症等的治疗，对耳鸣、头痛等也效果显著。耳鸣施行乳突减压术时无须特制的骨减压针，使用一次性针刀可无阻力地刺入颞骨乳突，拔针刀后出血适量，无须注射器抽吸，症状随之改善。③该刺法不仅局限于骨关节病，还适用于众多末端病，骨面是肌肉、韧带附着的地方，慢性软组织损伤时骨面周围会产生很多粘连，可用针刀的铲骨面手法松解这些粘连，这也就是《灵枢·官针》说的"短刺者，刺骨痹，稍摇而深之，致针骨所，以上下摩骨也"。最典型的是第3腰椎横突综合征，第3腰椎横突在腰椎横突中最长，是应力最大的点，其周围附着的众多肌肉，容易受到损伤，针刀治疗时以刀口抵于骨面松解横突上下缘附着的肌肉粘连。

上述五层刺法是中医整体观念和辨证论治基本理论在针刀疗法中的具体体现，也是笔者多年临床实践所得。

(二) 其他刺法在针刀治疗中的应用

与毫针对经络、腧穴、神经的刺激作用不同，针刀的作用主要是松解，通过对肌肉、肌腱、韧带、关节囊等的松解来解除对局部神经血管的压迫，缓解疼痛、恢复功能活动。针刀的松解方式大致为两种：一种是锐性松解，一种是钝性松解。这两种方式均是对古代针刺法的复原，主要包括多向刺和撬拨针法。

1. 多向刺

《灵枢·官针》中介绍了众多刺法，有关于配穴的偶刺和九刺中的输刺；有关于取穴的报刺和巨刺；有关于特殊针具的大泻刺和焠刺。而与针刀关系最为密切的是多向刺。

多向刺为用单根毫针向不同方向针刺的方法，有关刺、合谷刺等，《金针赋》中的"苍龟探穴"可找到其影子，"如入土之象，一退三进，钻剔四方"，这种方法可促进行气，可增强疗效。从治疗角度上说，毫针与针刀都具有一定的松解作用，只是量的不同，多向刺实际上增加了松解的面积。因此，这种刺法是通过手法来增大松解的力度。

由于针刀较粗，更接近古代毫针的规格，又因其前端为刃，因而能更好地重现古手法的效果，多向刺则更大程度地发挥了针刀锐性松解的能力。如第3腰椎横突综合征治疗时，针刀到达第3腰椎横突尖后分别向横突上下缘的肌肉粘连处行切割操作采用的就是多向刺法。同样，在脑供血不足的颈椎病中也常使用这种手法，由于主要病灶是枕下三角筋膜粘连，故在上下项线之间找到痛点后针刀垂直刺入破皮，再将刀体平行于皮肤，向上沿皮下多向松解筋膜以解除对脑部供血的卡压。

2. 撬拨针法

古针法中还有一种特殊的刺法——撬拨刺法，用于治疗经筋痹证。最典型的就是《灵枢·官针》中所提到的恢刺，"恢刺者，直刺傍之，举之前后，恢筋急，以治筋痹也"，"恢"有扩大之意，"筋急"则是软组织挛缩紧张。近代针灸学家陆瘦燕认为"恢刺"是用针在拘挛的筋部附近刺入，前后上下摇大针孔，用来治疗肌肉拘急的筋痹证的方法。这种理解与撬拨相近，通过针身挑动牵拉粘连的肌腱以及肌筋膜来达到松解的目的。"青龙摆尾""白虎摇头""努法""盘法"等手法与之有异曲同工之妙。但是现代毫针的针身较软，很难达到这种牵拉的效果。而针刀较硬，将针刀尖抵于骨面，拇、食指持针柄，通过摆动针身对周围的筋膜、肌纤维进行牵拉松解，效果显著，这就是针刀的钝性松解。

钝性松解多用于粘连严重的疾病，如冻结肩，由于长期的广泛性炎症，肌肉、肌腱、肌筋膜粘连严重，冻结肩既有疼痛又有肩关节活动受限，冈上肌是较常见的损伤部位，肌肉起止点是重点的松解对象。将针刀扎至冈上肌止点处，行锐性松解后，拇、食指持针刀作为力点，中指作为支点，通过杠杆原理使针刀体在软组织内摆动，充分牵拉粘连。再如陈旧性的髂腰韧带损伤，由于长期反复的损伤导致局部粘连，此时将针刀扎至第5腰椎横突上，行锐性松解后，用拇、食、中指配合行牵拉手法，可增强松解效果。

六、下刀需谨慎

(一) 治疗中"度"的把握

我们常用简便、有效来描述针灸，但是针刀是刀，具有切割的特性，与单纯针刺大不相同，且操作是在盲视状态下进行，具有一定的创伤性。针刀操作应注意"度"的把握。许多针刀医生认同如下观点，即急性期或慢性期软组织损伤的治疗方法和原则有差异。急性期以疏通、减张、减压为目的；慢性期以切割松解、剥离粘连为目的。尽管治疗原则认为，对于卡压务必切割、松解彻底，但急性损伤病程短，针刀治疗应在"度"的范围内进行，过犹不及，此时不必强调务必切割、松解彻底。针刀门诊的患者多为软组织急性损伤或慢性损伤遇诱因急性发作，故首诊患者多按急性期原则处理，复诊患者酌情制定诊疗方案。治疗取点宜少而精，急性期在定点准确的基础上适当进行切割松解即可，不必追求一次治愈，不必强调每次治疗时手下有松动感时方出刀。慢性期粘连较重，松解时要考虑患者的体质承受情况，体质弱的患者松解部位和松解的量要适当减少，过量刺激可能会引起晕针。

因此，针刀操作需有坚实的解剖基础、多学科的知识积累及长期的经验积淀。看得见的操作相对简单，看不见的状况下进行操作则极其不简单。操作过程中，既要有正常组织结构的概念，又需要了解不同疾病的病理变化，不能靠单纯的针灸经验，必须有完备的知识体系。通过学科系统的知识累积，才能在短时间内把从炎症到退行性改变再到姿势性变化，从局部到整体的病理变化过程形成一个完整的诊疗思路。

(二) 注意保护重要组织

1. 邻近组织

针刀的松解效果虽比毫针佳，但同时也对组织造成较大的创伤，因此，治疗过程中应注意"祛邪勿伤正"的原则。针刀医生在操作时普遍认同保护血管、神经和肌腱，如：①松解颈椎横突结节处粘连时，调整针刀刺入角度并始终在横突骨面上操作，以避免伤及椎动脉。②治疗髌韧带损伤时，针刀的剥离点应在髌韧带与胫骨结节或髌骨下极的附着点与韧带的交界处，而不是剥离韧带的附着面，并且针刀应选择适当角度，以确保治疗本病时针刀不会进入关节腔。③肩胛骨体有先天缺损者，骨内有空洞，为避免发生气胸，针刀在肩胛冈下压痛点操作时要注意针刺深度，不要在骨面上操作，并且治疗前应注意进行影像学检查。④在治疗屈指肌腱狭窄性腱鞘炎时，近心端切割线勿超过掌远纹，以免伤及掌浅弓。⑤由于上肢外展位时臂丛神经受牵拉会向靠近喙突处移动，为保护臂丛神经不受损伤，治疗肩周炎需在喙突上进行切割松解时，上肢尽量避免大幅度外展。⑥在对肱二头肌长头肌腱粘连处进行切割松解时，刀刃应与上肢长轴方向一致，避免切断长头肌腱。⑦一般不直接松解黄韧带及寰枕筋膜，该处位置较深，黄韧带深面为脊髓且十分坚韧、难以松解，寰枕筋膜深面为枕骨大孔，内有延髓等生命中枢，切不可深刺寻求突破感，一旦突破则已到达硬膜，极为危险。

2. 滑囊与关节腔

滑囊作用促进滑动，并减少人体软组织与骨组织间的摩擦和压迫的作用，许多针刀医生对滑囊和关节腔保护重视不够。因针刀治疗点多在肌肉起止点处，位于肌腱处或肌腱附近，治疗点多靠近滑囊。当滑囊处无肿胀或波动感时判定没有滑囊炎，此时在该处进行针刀操作起到松解粘连作用即可，不可伤及无明显病变的滑囊，否则会损伤该处肌腱及其他软组织的功能。如：①松解股内侧肌及股外侧肌时，应注意针刀刺入角度及深度，勿过度损伤髌上囊。②在治疗内外侧副韧带损伤时，应注意针刀刺入的位置、深度及剥离时的幅度，刀锋尽量避免进入关节腔，以免造成关节液外流，影响关节功能。治疗后如果关节有僵硬感，说明针刀刺入并损伤了不该被刺破或切割的关节腔或滑囊。损伤后的滑囊极难恢复，通常需调养数月方见好转。治疗时尤其应注意保护负重关节或大关节处的滑囊，否则会不同程度地影响患者的生活质量及自理能力。

七、神经触激术与神经敏化

（一）神经触激术原理

神经触激术适用于神经相关病变，其治疗机理是针刀通过触激神经根鞘膜产生逃避反应，使神经根与周围组织的粘连得以松解，同时伴随全身应激反应引起内源性镇痛物质如吗啡等分泌增多及受刺激周围组织循环加强等，神经根水肿及无菌炎症消退，从而促使神经支配区的感觉、运动、交感神经功能恢复。石学敏院士"醒脑开窍"针法就是通过刺激神经干促进神经功能的恢复，含有神经触激术的思想。

（二）神经敏化

"神经敏化"的概念是高月教授提出的。他认为神经在各种急慢性损伤中可能会被卡压，重度卡压下神经的能动性（逃逸能力）降低，进而形成神经多处卡压综合征，即神经多处敏化，造成神经功能的异常。运动神经异常会表现出肌肉的无力、萎缩和痉挛；感觉神经异常会表现出酸麻胀痛；交感神经的异常会表现出多汗、无汗、脱皮、发绀、皮肤过敏等反应。在这个过程中，周围肌肉的短缩与神经的敏化密切相关。对神经敏化的脱敏方法就是利用针具刺激神经边缘，给予能量让神经功能恢复，或通过脉冲波给予能量。

这种神经概念的引入，很好地提升了针刀治疗经筋病、骨关节病的临床疗效，同时也使针刀的适应证不再局限于运动系统疾病。高血压、糖尿病、头晕、头痛、心律失常、哮喘、慢性胃炎、肝炎等诸多慢性病久治不愈，甚至少数患者症状逐渐加重，究其原因有可能是对这些疾病的处理原则和方法，针对的并非是发病的根本原因，而仅仅是对症治疗。因为许多慢性疾病的病变大多数不是器质性的，而是功能性的，即根本病因不在内脏本身，而是内脏神经或控制它的大脑皮质等的神经纤维行走路径上的某个部位受到卡压、无菌性炎症刺激等导致神经元之间发生递质传导异常、生物电传导异常，或神经对所支配的组织、器官营养障碍，从而导致疾病的发生。发病最重要和最常见的机制是神经机制，但是目前临床常见的治疗方案往往是对症治疗，多数情况下并不是从神经发病机制的角度来设计治疗方案。

针刀医学依据神经发病机制，调节脊柱与组织器官的神经相互作用，包括调节内脏神经与组织器官的联系。治疗时用针刀疏通剥离可解除病变部位的瘢痕、粘连对内脏神经的卡压，消除无菌性炎症刺激；或用针刀点刺神经走行位置或予脉冲能量使神经脱敏。从疾病真正的病因以及发病机理入手进行治疗，这就是针刀治疗内科疾病的基本原理。

（三）神经触激术的适应证

该技术主要针对的是神经的病变，包括感觉神经、运动神经和自主神经，故适应证很广，涵盖了许多软组织损伤、神经卡压综合征、骨关节病甚至部分内科疾病。神经调节作为人体神经-体液-免疫调节系统中重要的环节，提示很多慢性疾病极有可能是神经调节失常引起。因此，在神经没有离断且时间充裕的情况下，神经的功能是极有可能恢复的。

（四）神经触激术的操作

从患者的症状体征入手，寻找神经易被卡压的点进行松解。除了对卡压处的神经进行触激，还可循神经走行寻找敏化点进行触激。"神经多处卡压综合征"，即周围神经从脊髓发出，通过椎间孔，绕过横突，穿过层层肌肉筋膜到达支配的区域，途中常常会因为骨纤维管卡压、筋膜紧张、周围组织增生肥厚、无菌性炎症等原因受到卡压，引起支配区域麻木、疼痛、感觉减退等症状。如腕管综合征除了腕横韧带卡压，还有可能是颈神经出脊柱的地方、胸小肌、斜角肌、旋前圆肌等地方压迫；如肱骨外上髁炎可能由于桡神经走行路上被卡压而引起疼痛。在经筋病中，同样应考虑支配该处的神经在走行路径上是否受到卡压。

由于针刀的刀口是锐性的，与毫针的钝性针尖有所不同，伤害更大，针刀是否对神经造成损伤是比较有争议的问题。但是只要操作得当，针刀对神经的损伤时是可控的。第一，神经是圆的，受到周围触碰、挤压时会产生逃逸；第二，常用针刀的刀口线只有 1mm 左右，操作时只要刀口线与神经平行，或者不要完全垂直于神经，则很难伤到神经；第三，操作时针刀只可触激神经边缘，尤其注意刺入的速度，只要速度足够慢，神经就会有足够的时间逃逸。当刀刃触碰到神经时，患者往往会产生放电痛感，此时治疗目的已经达到，应退刀，不可反复捣刺，否则会造成疼痛发作且数月不消。

运用最多的是对神经根及神经走行路上的刺激。其中，对神经根的刺激尤须谨慎。由于毫针针尖是圆钝的，直接刺激神经根、神经干问题不大。但由于针刀特别锋利，所以在神经根的部位更倾向于刺激神经根周围的组织。比如，在颈椎操作时将针刀扎于关节突的骨面上，因神经根穿行于关节突前方，故较为安全。在胸椎建议扎夹脊穴，因为胸椎上下椎板之间连接比较紧密，针刀只会扎在骨面上。而在颈椎、椎板之间会有空隙，如果扎颈夹脊，极有可能通过椎板间的缝隙扎进椎管，造成脊髓损伤。因此在颈椎上，我们只有在清楚摸到关节突的时候才能去解决神经根压迫的问题。对于顽固的神经根型颈椎病则可以考虑用针刀轻轻触激关节突关节前方的神经根（注：颈椎的关节突内侧缘距后正中线 1.5cm，外侧缘距后正中线 2.5cm，宽度约1cm）。又比如，在胸腰椎节段，椎板较大，故多将针尖扎于椎板通过敲击手法作用于周围软组织以及给予椎板前的神经根脉冲能量。

敲击手法多用于敏化神经的脱敏，先将针尖抵于神经附近的骨面上，然后左手拇食指捏住针刀的针体上端连接针柄的部分，防止针刀继续进针损坏骨膜，右手持小锤或用食指远侧指间关节轻轻敲打针柄，给予针刀类似于电针的有节律的震动刺激。由于骨面多是周围软组织附着的位置，针刀扎于骨面一是可以通过加强刺激松解周围的肌肉，二是针刀多扎于邻近神经的骨面，通过震动将能量传递给神经，促进神经的脱敏以及功能的恢复。

在神经走行路径上的非严重卡压点触激时，仅轻轻点刺即可。

八、拔罐的妙用

拔罐古称"角法"，临床用得较多，效果也很好。拔罐法主要分为两种：一种是常规拔罐法；另一种是针刀后拔罐法。

（一）常规拔罐法

此种拔罐有通经活络、行气活血、消肿止痛、祛风散寒等作用。①拔罐局部产生的负压可以有效地牵拉皮下的筋膜，产生很好的松解效果。当患者受寒，腰背部紧张疼痛，用闪火法在腰背部拔罐可祛风散寒，效果立竿见影。②拔罐引起局部毛细血管破裂，即出现罐印（罐斑），对机体可产生良性刺激，能够有效地改善局部血供、血氧状态，即疏通经络、活血止痛，对慢性劳损的颈肩腰腿痛、软组织挫伤效果很好。③拔罐还可以调动机体的体液，增强抵抗力，即所谓激发阳气，扶正祛邪。当患者受凉引起腹痛、泄泻、胃脘痛或耳鸣、痛经、失眠等，可在对应背俞穴拔罐。从脊骨神经的角度看，拔罐对局部软组织的效果可以间接作用到该节段的内脏神经功能。

（二）针刀后拔罐法

针刀后拔罐类似刺络拔罐，其作用不单单是针刀与拔罐作用的叠加。古代医家治疗疮疡脓肿时用拔罐法来吸血排脓，针刀治疗后拔罐与此作用类似，针刀后再用拔罐产生的负压可更容易地将病理性产物瘀血或坏死的组织液吸出，并使新鲜的血液与组织液营养受损的软组织，起到消炎、止痛的作用，这是一种减张减压、促进循环的方法，常用于运动系统疾病、细菌性疾病、结缔组织病、神经系统疾病等。①软组织挫伤后瘀血内阻，可用针刀松解局部肌肉和肌腱的粘连，然后拔罐将瘀血吸出，促进局部血供的循环，减压作用显著，效果立竿见影。②膝关节出现创伤性滑膜炎，或者 MRI 显示局部有积液时，可先利用针刀降低囊内的压力，再拔罐利用负压进一步减小囊内的压力，促进积液的循环。③在神经卡压综合征及神经节段皮肤病中，在相应的神经走行上寻找压痛点，用针刀点刺后拔罐放血，能够通过加速局部血液循环促进局部皮神经的恢复。在面积较小部位拔罐时，气罐会更加方便。临床上应根据患者体质灵活掌握拔罐治疗的强度及持续时间，起罐需注意局部是否继续出血，宜用干棉球按压片刻，防止血肿产生。术后避水，具有出血倾向的患者禁用该法。

九、封闭在针刀治疗中的运用

在针刀治疗前，常常会用到麻药，一般认为其用于消除或减轻患者疼痛和不适感，以保证针刀治疗操作能顺利进行。笔者在门诊中用得更多的是封闭，常用 2% 利多卡因 5mL 用生理盐水稀释到 10mL，再加入 10mg 地塞米松。此时封闭不仅为了止痛，更多的是用于消炎。地塞米松是糖皮质激素，具有抗炎、镇痛和减轻粘连等功效，而利多卡因能阻滞神经传导、解除血管痉挛、改善血液循环，合用可使局部疼痛减轻、炎症消退、水肿吸收。

（一）适用疾病

1. 疾病的急性期

疾病的急性期如腰扭伤、落枕、创伤性滑膜炎等。此时局部炎性水肿较重，疼痛较为剧烈，不建议做推拿治疗，因反复按压会加重炎性渗出，使症状加重。虽然针刀治疗也具有一定的抗炎作用（动物实验已经证实），但其效果不如局部封闭快，针刀配合麻药激素封闭的使用则如虎添翼。

2. 神经卡压类疾病

宣蛰人教授认为神经受卡压往往只会产生支配区域的麻木，疼痛是因为局部炎性因子的刺激而产生的。因此，对于神经卡压引起的放射性疼痛、麻木可以用针刀配合封闭治疗。

3. 粘连严重的疾病

一般指慢性的软组织损伤，如病程较长的第 3 腰椎横突综合征，此处是众多肌肉附着的地方，同时也是腰部受力集中的部位，反复损伤常引起粘连，产生持续的疼痛。运用针刀铲切可以较好地松解粘连，配合封闭则不仅能止痛，还能防止局部粘连的再次形成。

4.关节囊挛缩

此类疾病最典型的是冻结肩中的盂肱关节囊挛缩，患者常因疼痛剧烈、夜间加重及肩关节活动受限就诊，此时局部麻醉加激素能够将关节囊撑开，很好地改善肩关节的活动情况，且能减少粘连产生。

（二）注意事项

有些人对封闭中用到激素感到恐惧，实际上只要严格控制剂量、掌握好注射的方法及注射的时间间隔，封闭疗法是安全的。

1.笔者在临床上一般用 10mL 的针管和 2mL 的针头，每个痛点注射 1～2mL，从皮下到肌肉层甚至到骨面逐层麻醉，注意回抽以防注入血管。对于一些特殊部位，如桡骨茎突，因该位置肌腱间隙小，一般只用 5mL 针管与 1mL 的针头。

2.注射时要熟悉局部的解剖结构，不能哪痛注射哪里。比如四边孔综合征中，四边孔压痛明显，但是封闭时不能直刺封闭，针尖会损伤腋神经。此时应在皮下麻醉，最多只能麻醉到周围的肌肉组织。再如桡骨茎突狭窄性腱鞘炎，即使鼻烟窝疼痛也不可封闭。

3.当封闭部位有神经走行时要特别注意，要考虑麻药浸润到神经是否是治疗所需。如腰椎间盘突出症中封闭浸润到神经根可使炎症快速吸收，减轻症状，但在腕管综合征中则切忌将枕头穿透腕横韧带，若对正中神经阻滞，针刀触碰到神经时则没有了反射性保护，有可能损伤神经。

4.麻药的使用要根据患者的体质、病程、症状的程度综合考虑，体质较弱患者用量不宜过多，症状较轻时可不用封闭。在封闭过程中有的患者会出现头晕乏力、心悸，类似晕针，这种情况多发生于体质较弱的患者，或患者过饥过劳，或治疗刺激过强。此时不必惊慌，立刻让患者去枕平卧，休息片刻即可恢复，低血糖患者予糖果含服。若休息片刻未能好转则送专科救治。

十、重视现代解剖

（一）明解剖，疗效高

中国传统针灸疗法以经络、穴位为刺激点，这些刺激点大多与西医学发现的扳机点、敏感点、生物反馈区等吻合。经长期的临床实践发现，按照采用中西医理论结合方法探索出的解剖定位针刺，与传统方法选穴定位针刺相比有明显的疗效优势。由于这种针刺方法在传统经络穴位基础上结合现代解剖理论，定位精确，可有效刺激调节支配躯体的神经、肌肉、筋膜、肌腱等组织，如颈部的枕神经、星状神经节、胸腰交感神经节、腰、骶丛神经等，因而疗效确切。本法适用于颈肩腰腿痛及各类骨关节疾病、慢性劳损及筋伤后疼痛、急慢性神经病理痛、神经肌肉源性肌肉萎缩、骨科术后后遗症、风湿免疫类疾病后遗症、腱鞘炎、滑囊炎以及头晕头痛等多种疾病。

解剖针刺的治疗机理主要有四个方面：①松解粘连、挛缩、瘢痕组织，改善病变局部组织结构、解剖关系、恢复生理功能、调节肌张力，调节生物力学平衡。②恢复、改善病变局部血管、神经、筋膜等组织的嵌压和不良代谢产物的刺激，减轻局部组织内压力，消除致痛因子，排出代谢产物、改善局部血液循环。③调节神经反射和血管功能、促进阿片受体的分泌、提高痛阈、调节局部应激状态，从而恢复机体生理功能，减轻症状。④调整关节功能，松解关节周围粘连和瘢痕，增加关节稳定性。

（二）熟解剖，不厌精

医者要熟练掌握解剖知识，不仅要掌握层次解剖，还要了解断面解剖。对于脊柱四肢的肌肉、筋膜、血管、神经和其他组织器官的解剖及其相互位置关系、功能要熟练掌握。只有对精细解剖了如指掌，才能胸有成竹地进行解剖定向针刺，并施行熟练的针刺手法体会针感。不仅要掌握静态解剖，还要掌握运动解剖，熟悉运动状态下各器官的动态与功能的关系。在运动状态下，骨、肌、腱、神经、血管及内脏器官都可发生位置的改变，这些改变也应当为医者熟知。除此之外，医者还应具备利用影像成像技术（X线、CT、MRI、超声等检查）鉴别并分析正常与异常人体形态、结构、位置及其相互关系的能力。这样才可以更快速准确地找到病灶根源，进行更快速且有效的治疗。

针刺以手，感应以心，针感及手感是保证安全及疗效的重要因素。心、手、针、病体相通，掌握针感有助于正确判断针达部位，在做解剖定向针刺时，一定不能忽略手感，要充分感受针尖传导的感应，适时调节深浅及针向、强度、正确运针，要参透前人的"针刺心会"理念。

解剖定位针刺疗效相比传统针刺有较大的提升，可能是未来针灸发展的方向，针刀和毫针是不同样式的孪生兄弟，解剖定位针刺与针刀的精准定位和松解筋膜、活血化瘀、通经活络、扶正祛邪有着同样理念和同样的理论基础。

（三）学解剖，很重要

人体解剖学是所有医学专业均开设的基础必修课，几乎所有人的学医之路都是从学习解剖学开始的。体表解剖学作为一门新兴的解剖学分支，在临床实践中的重要性毋庸置疑。但令人遗憾的是，我们在教学与临床中发现，常有学生虽熟读解剖学课本却连喙突都无法准确触及，而有着多年临床经验的针灸医师虽治好患者无数却说不清针下所达骨骼肌肉的名称及体表定位。基于此，笔者认为有必要为广大在校医学生和临床医生提供一些真正能将体表解剖学知识、体表标志触诊方法以及针灸推拿理论相结合的解剖学书籍。为此，笔者和研究团队编写了多本实用的解剖学书籍，比如《体表解剖图谱》《针灸推拿人体体表解剖全真图解》等。

中西医学各有自己的特色和优势，学科之间应该互补，取长补短。中医学应大胆地吸收西医学成果，补充中医理论的不足，尤其在临床诊断上，中医的辨证应与西医的诊病相结合，中医学要借用西医学检查的结果，对疑难疾病做出明确的诊断，这有利于提高诊断水平与治疗效果。多年来，笔者在临床诊断中，注重中医辨证与西医检查相结合，不囿于陈规，衷中参西，积极探索，运用中医辨证的精华，融西医检查为一体，从而形成了独特的诊治方法。这是笔者从长期的医疗实践中发现的道理，现在与诸君共勉。

第四章

临证心悟

一、颈项背部疾病

（一）颈椎病

颈椎病是因颈椎椎间盘本身退变及其继发性改变刺激或压迫邻近组织，并引起各种症状和体征的疾病。依据病因和症状可分为神经根型、椎动脉型、交感神经型、脊髓型等，临床中混合型较为多见。

扫码看视频
颈椎病

1. 诊断

该病主要表现为颈项不适、上肢放射性症状、头晕、头痛等。其中颈项不适是绝大多数颈椎病最常见的症状，因此可根据其伴有的不同表现做鉴别诊断，以明确颈椎病的类型。

（1）颈项部不适同时伴有上肢放射性症状：应考虑臂丛神经卡压。臂丛神经从椎间孔出来，经过斜角肌间隙，穿过层层肌肉、筋膜到达支配的部位，任何部位的卡压都会引起手麻。最常用的检查方法是椎间孔挤压试验，阳性可诊为神经根型颈椎病，为椎间孔处受压；如果是阴性则应与胸廓出口综合征（TOS）和特发性臂丛神经炎（Parsonage-Turner综合征）鉴别。可用爱德生（Adson）检查法：颈项伸直转向患侧时，深呼吸使斜角肌紧张，若桡动脉搏动减弱为阳性，疑似TOS。再行另一项检查，在外展屈曲位抬高患肢过头，若桡动脉搏动减弱或相应症状出现为TOS，阴性则拟诊为Parsonage-Turner综合征。

需注意以下问题：①神经根型颈椎病的根性痛按受累神经不同呈节段性分布，疼痛性质为电击、烧灼或针刺样痛，患者可清晰表述两三个手指有症状；TOS也有放射至手臂的麻木、疼痛和麻刺感，其与神经根型颈椎病的区别在于上述感觉分布区模糊，可包括多个脊髓节段，还可伴有手凉、手热、手烫等自主神经症状。需进行 X 线检查，以确定有无颈肋（第 7 颈椎上生发肋骨，一种先天性畸形），或进行肌电图检查，以诊断 TOS。② Parsonage-Turner 综合征表现为急性发作的肩或（和）上肢疼痛，是一根或多根特发性臂丛神经炎症。该病疼痛呈针刺样剧痛，活动颈部可加重疼痛。受累肌肉常有明显压痛，并因此限制体格检查，本病通常 2 ～ 3 周后肌电图出现异常。类固醇治疗此病无效，针刀却对其有明显疗效。

（2）颈项部不适不伴有上肢放射性症状：①如果颈项部疼痛放射至头或眼，应查枕下神经叩击征，阳性提示枕神经痛，阴性拟诊为上段颈椎关节突关节疾病或颈椎劳损伴可能潜在的关节突关节疾病。②如果颈项部疼痛没有放射至头或眼，但颈项部有多处疼痛点或压痛点，则拟诊为颈椎肌筋膜疼痛；若颈项部疼痛点局限，有颈部挥鞭样损伤史，可能为关节突关节疾病；若痛点局限且疼痛剧烈，考虑为颈椎间盘源性疼痛，颈椎前屈相对于后伸疼痛更加严重，椎间隙狭窄不能作为本病的判断依据。

（3）颈项部不适伴有头晕症状：应首先与高血压鉴别，必须测血压以确定头晕是否为血压升高引起，如果是就需要配合降压治疗，如果不是再按照颈椎病的思路治疗。如果在颈椎旋转、前屈、侧屈时出现眩晕，且上颈段关节突、横突部位、枕大凹处触及敏感压痛点，则考虑为椎动脉型颈椎病。椎动脉扭曲试验阳性可进一步证实该病，多普勒检查可确诊。

（4）颈部不适伴恶心、呕吐、失眠、多汗、胸闷、心慌等交感神经失调的症状：考虑为交感型颈椎病。除以上症状外，还可有眼部、头部、耳部、胃肠道、心血管和周围血管的其他症状。诊断时需先排除可能起这些症状的其他内科病。

（5）颈部不适伴下肢双侧或单侧症状：表现为下肢发麻、沉重，有踩棉花感，严重时步态不稳，颈发僵，颈后伸时四指麻木且四肢肌张力增高，霍夫曼征阳性等，考虑脊髓型颈椎病。MRI 检查可以明确脊髓受压情况及椎间盘变性程度。

2. 治疗

应该在掌握针刀治疗颈椎病注意事项的基础上，按照分型进行有针对性的治疗。

（1）注意事项

①在行颈椎 CT、MRI 检查之前应先行颈椎 X 线检查以排除颈椎峡部裂，依据颈椎 MRI 和神经系统检查，如果出现因椎管狭窄导致脊髓压迫症状者尽量不做针刀治疗；如果 MRI 检查提示颈椎多节椎间盘突出且脊髓受压严重，建议行开放性手术治疗；如果椎间盘突出严重但椎管管腔较大，脊髓受压不严重者可行针刀治疗。②棘突、关节突、横突是颈椎软组织的重要附着点，因此是主要的治疗部位，但在各个分型及病灶不同层次中侧重点有所不同，尽量不对黄韧带进行松解，以免造成脑脊液外流或刺伤脊髓。③影像学检查提示先天发育或手术导致颈椎椎板缺如者，针刀治疗时应注意操作深度，勿刺伤脊髓。④尽量放弃使用所谓的颈椎夹脊穴，因为此处椎板间通常间隙较大，极易误伤脊髓。⑤应将治疗点尽量确定在关节突、椎板处，因为此处两个椎体的关节突呈上下倾斜的叠瓦状排列，且针刀操作时避免向斜上方刺入，以免刺入关节突，刺伤神经根。⑥治疗点的确定应由体格检查、影像学检查和就诊时的主诉相互参照结合来确定。

（2）治疗分型

①神经根型：该型颈椎病通常表现为颈部不适伴上肢放射性症状，因治疗方式接近，故将伴头、眼部放射痛的颈椎病也归于此类。头最长肌在上关节突的外侧缘和横突根部处，为脊神经后支穿出处，此处疼痛与颈神经后支源性疼痛有关，椎间孔的外口卡压与上述肌肉有关。根据神经的体表分布，头痛应重视 C3 神经后支的问题，肩痛重视 C4 ～ C5，肘部以下疼痛重视 C6 ～ C7，肩胛间区重视 C7 ～ C8。颈椎发病率由高向低依次为 C5 ～ C6、C4 ～ C5、C6 ～ C7。神经根从椎间孔出脊髓，椎间孔上下壁是椎弓根的切迹；前方为椎体外侧缘、椎间盘和后纵韧带；后方为关节突关节的关节囊及部分黄韧带。关节突关节是最贴近神经根的骨骼，安全且易定位，因此施术点主要针对关节突。

主张用针刀从关节突侧缘向前探至狭窄的椎间孔，将神经干与椎间孔软组织之间粘连分离开，这种做法有一定的风险。治疗时，沿棘突水平向外2cm 左右，斜方肌外侧缘凹陷中可触及关节突关节，手下呈骨性阶梯感，针刺时将针刀垂直扎至关节突，可将针尖抵于骨面上，配合敲击手法，左手握住针身上端与针柄交界处防止针刀继续刺入，右手轻轻敲打针柄，既可松解关节突周围的肌肉，又可通过脉冲给予神经根能量，促进其恢复使其脱敏；若需将针刀扎进关节突关节囊中则不可进针太深，避免损害前方的神经根；若进针太深触及神经会有上肢放电感，此时治疗目的已经达到，宜将针刀退出，不可继续捣刺。该病主要症状是放射性麻痛，除了对颈椎局部进行治疗，还可沿神经走行对神经敏化的位置进行点刺。

②椎动脉型：该型颈椎病受到解剖专家的质疑，认为横突孔的骨质增生无法卡压椎动脉进而产生症状。笔者认为此型颈椎病症状更多的是椎动脉走行过程中受周围软组织的卡压而出现的，卡压位置主要在横突及枕下三角。对这两处的软组织进行松解能有效缓解头晕、头蒙症状。扎横突时应严格按照针刀四步规程扎至骨面再行操作。枕下三角被椎枕肌群围绕及结缔组织填充，枕下神经分布其中，发出肌支支配椎枕肌群，椎动脉经过寰椎横突孔后向后内侧进入枕骨大孔。长期低头、伏案工作或风寒湿等外邪侵袭可导致寰枕筋膜慢性劳损，或枕下三角处结缔组织增厚、变硬，上述因素即可压迫椎动脉。南方医科大学李义凯教授认为，寰枕筋膜位置较深，其深部为延髓，针刀松解寰枕筋膜很容易伤及延髓，一旦损伤，可致心跳、呼吸骤停，造成死亡。因此枕下区域不应该松解寰枕筋膜，而应从枕下肌性、筋膜等组织着手。针刀扎枕下三角时，定点应靠近枕骨，针刺时也应将刀刃抵于枕骨下项线或上、下项线之间（即头后大、小直肌和头上斜肌止点位置），切不可针入枕骨大孔；为了更好地松解筋膜，刀刃方向可与肌纤维走行垂直，增加松解效果，由于针刀直径较小，不必担心伤害太大；操作时除了针尖抵于骨面，也可将针刀放平，沿皮下向上松解。由于椎动脉型颈椎病的患者除了头晕，往往还表现为头昏如裹，针刀治疗后可以配合拔罐放血，能促进血液循环，有效改善症状。

③交感型：交感神经节位于颈椎间盘的前外侧，针具无法直接触及，但可以通过调整颈椎后侧的软组织，间接影响交感神经的功能。针刀治疗以松解关节突关节和颈椎横突后结节为主。思路与神经根型颈椎病相似，即通过针刀的机械能量传导使神经脱敏，通过松解骨面周围的粘连软组织，促进交感神经正常功能的恢复。临床观察证实，针刀治疗本病疗效理想，多数患者治疗后症状可以有效缓解，且疗效相对稳定。

④脊髓型：确诊为脊髓型颈椎病者须手术治疗，除非患者要求非手术治

疗，一般不予针刀干预。针刀治疗脊髓型颈椎病从颈椎的横突、棘突及关节突、肌肉肌腱寻找痛点，需告知患者该型颈椎病较难逆转，仅能为患者减轻症状。

（二）枕大神经卡压综合征

枕大神经卡压综合征指各种原因导致项部软组织粘连，卡压枕大神经，引起支配区域疼痛或感觉障碍的病症。此病临床常见，但通常依据症状被诊断为"头痛""偏头痛""神经官能性头痛""感冒""焦虑症"等。

1. 诊断

患者多有头痛或偏头痛史，常因头部运动而诱发，且于受凉、劳累、紧张、用力咳嗽后加重，其疼痛为针刺样、刀割样。头皮有紧缩感，针刺样痛由枕部向头顶部放射，可波及前额及眼眶区，可伴恶心，偶可见枕大神经支配区有感觉障碍，头颅 CT、MRI 检查通常无明显异常。

本病的基本病理在于，枕大神经从头下斜肌下缘弯向上，途中跨过枕下三角（头后小直肌、头后大直肌、头下斜肌、头上斜肌共同围成枕下三角，被结缔组织填充，其深处有枕部神经）。长期伏案工作以及湿寒环境等因素可导致上述软组织发生慢性劳损，造成局部无菌性炎症，压迫椎动脉，卡压枕大、枕小神经等，引起相应临床症状，以头痛和枕部不适为主要表现。通常天柱穴处压痛提示存在枕大神经卡压。

本病虽为临床常见病，但很容易被误诊。有相当多的顽固性头痛患者被诊断为血管性头痛、神经官能性头痛、脑外伤后遗症头痛等，而其中大部分都是枕大神经卡压综合征。因此，对头痛、头部发紧的患者要考虑本病的可能。

2. 治疗

神经根型颈椎病中曾提到，关节突关节是主要的治疗点之一。枕大神经是 C2 神经后内侧支，从第 2 颈椎横突尖绕出后向内上方走，从半棘肌穿出上后枕部。此过程有三个主要的卡压部位，分别是骨纤维孔、骨纤维管和出肌点。骨纤维孔位于 C2 横突后上缘与 C1 侧块后下缘之间，骨纤维管位于

C2 关节突附近，而出肌点位于枕外隆凸与患侧乳突连线内 1/3 处。因此，针刀治疗主要从 C2 横突后上缘、C2 关节突和出肌点三个位置寻找痛点，其中 C2 横突约位于下颌角水平，触诊可探及。另外，部分穴位也位于枕大神经附近，如果按压风池穴、天柱穴出现疼痛向头顶放射，治疗时应加上这两个穴位。由于 C2 附近有硬膜、椎动脉等重要组织，因此操作时要严格针至骨面以保证安全。出肌点的卡压较多，应为主要的治疗点，且注意刀口线与枕大神经走行要一致。

针对枕下三角肌群对枕大神经产生的卡压，可将 C2 棘突、横突、下项线及上下项线之间作为备用的治疗点，针刀操作应注意角度和方向，避免伤及椎动脉。在枕大凹处松解覆盖于枕大神经之上的项部浅筋膜和其下面的深筋膜及头夹肌等软组织，针刀操作切开浅、深筋膜时，一定要有切开硬韧组织的明确感觉，以确定松解了被卡压的枕大神经。

（三）肩胛提肌损伤

本病多由突然动作造成的损伤引起发作或诱发，也可因长期低头伏案工作，积久劳损所致。患者常以颈肩部突发疼痛就诊，极易被含糊地诊断为"落枕""颈椎病"或"肩痛症"。

1. 诊断

肩胛提肌起于上四个颈椎横突的后结节，止于肩胛骨脊柱缘内上角上部，功能是上提肩胛并使肩胛骨转向同侧，由肩胛背神经（C3 ～ C5 节段）支配。临床症状为肩胛内上角疼痛或酸胀，伴颈项部发凉或僵硬。查体可发现肩胛骨内上角有明显压痛，可触及条索或结节状物，按压该处时疼痛向枕部放散，C2 ～ C4 横突后结节可触及压痛。本病通常依据肩胛内上角压痛及颈肩部功能障碍确诊即可，无须影像学检查，多数患者同时兼有不同类型的颈椎病。

2. 治疗

本病的治疗较为简单，需按照肌肉起止点或肌腹找到压痛点，患者可能有头部活动受限，可在活动受限体位下寻找压痛点、条索、结节处并定点，常规取肩胛骨内上角压痛处、C1 ～ C4 横突后结节压痛处、肌腹压痛处，尤需注意肩外俞及天牖穴的探寻。横突点治疗应注意保护椎动脉，肩胛内上角点治疗应将针刀扎至骨面，在骨面上松解；肌腹处治疗时刀口线与肌纤维平行，注意深度。

肩胛提肌的损伤偶尔会引起大、小菱形肌的代偿性损伤，临床表现为肩胛骨内侧缘不适，此时除松解肩胛提肌止点还应同时松解大、小菱形肌骨面上的止点。

（四）前斜角肌综合征

本病因长时间低头工作、精神紧张等引起寰枢椎关节失稳及颈项部肌肉的损伤、炎症、痉挛，导致臂丛或颈丛神经受压，从而出现相应临床症状。

扫码看视频
前斜角肌综合征

1. 诊断

前斜角肌起于 C3 ～ C6 横突前结节，止于第 1 肋内侧缘和斜角肌结节；中斜角肌主要起于 C2 ～ C7 横突后结节，止于第 1 肋上面锁骨下动脉沟后部。它们的主要运动功能是侧屈颈部，提肋助吸气，患者通常以颈部侧面僵硬伴颈椎侧屈受限就诊。斜角肌出现痉挛、肿胀时可卡压臂丛神经，即为斜角肌综合征，属于胸廓出口综合征（TOS）的一种。

臂丛神经卡压时患者可出现上肢放射性症状，但与神经根型颈椎病有所区别。臂丛由 C5 ～ T1 神经根组成，到斜角肌间隙时已汇成束，分为桡神经、尺神经、正中神经等，因此放射症状不像神经根型颈椎病有明显的脊髓节段性，而是定位模糊。有时患者仅以手胀、受凉为主诉就诊，此时不应遗漏对前斜角肌起止点、肌腹及胸廓出口处的检查，以免误认为是雷诺病。另外，臂丛还分出了胸内、外侧神经，胸长神经也从斜角肌间隙中穿过，因此临床上出现一侧胸廓的胀痛不适，在排除了对应的内脏疾病后，可从神经支配的角度考虑是否为斜角肌综合征。

2. 治疗

针刀疗法用于颈椎失稳导致的斜角肌痉挛，除了解决斜角肌本身问题外，还要调节失衡的力学因素，如松解棘间韧带、切开关节囊、松解挛缩的肌腱、手法纠正各种椎体微小移位等。①操作要避开颈总动、静脉与重要神经，它们都包裹在颈动脉鞘内，位于胸锁乳突肌的前中缘，针刀从胸锁乳突后缘刺入至横突，可以避开颈总动、静脉与重要神经。②松解斜角肌最重要的就是松解肌肉起止点，因此操作不要离开横突及第 1 肋骨面，严格遵守针刀四步规程，用左手压住定点处的横突，使皮肤到骨面距离更近，针刀沿手指甲缘刺入至骨面，所有操作都应在骨面上进行，以避免椎动脉和颈神经的损伤。

斜角肌由颈神经支配，颈神经根的卡压也可引起斜角肌综合征，针刀治疗时于 C3 ~ C6 寻找压痛明显的关节突，或结合影像学检查结果选择狭窄的节段。为安全起见，应将针刀扎至关节突的骨面上，配合敲击手法，一方面可松解周围的软组织如多裂肌，另一方面可给予神经根能量，使其脱敏，进而使斜角肌功能恢复。如果斜角肌已经形成肥厚、纤维化，甚至钙化的病理变化，则必须用针刀将斜角肌腱与横突处的附着点完全松开。

（五）项背肌筋膜炎

项背肌筋膜炎患者常有急性扭伤史或累积性慢性损伤，对天气变化及风、寒、湿等邪气较为敏感，往往可因受凉起病。寒冷可使痛阈降低，同时引起筋膜收缩、刺激神经产生疼痛。居住潮湿环境亦可使症状加重，如《素问·至真要大论》云："诸痉项强，皆属于湿。"

1. 诊断

本病很常见，可单独发病，也可与其他疾病共同出现。其症状明显，压痛广泛，且多为双侧，但体征较少，仅表现为颈椎活动受限，颈项部肌紧张、僵硬，而颈椎棘突及棘突间未触及明显压痛。经询问病史及颈椎影像学检查，常证实患有不同程度的颈椎病，因此应注意鉴别诊断。本病压痛点相对表浅，通常无明显皮肤感觉障碍，腱反射无异常。

临床所见，由感受风寒急性起病者多为双侧项背部不适，而软组织急慢性损伤者则多为单侧不适。

2. 治疗

针刺、拔罐、理疗等可暂时缓解病变局部症状，但无法治愈疾病或改善病损，患者仍然因颈项部疼痛、僵硬等症状频繁就诊。针刀可有效松解紧张的肌筋膜。

由于该病的痛点多在肌腹而非肌肉起止点，且病变部位表浅，因此针刀治疗时于敏感压痛点及高张力点上刺到病灶层面（筋膜层）即可，无须刺至骨面或刺入肌层，行横行切开法（即刀口线与肌纤维方向垂直）。因刺入表浅，不必担心伤及肌肉或神经、血管。针刀对病变区域进行多点点刺，一方面是松解该处的筋膜，另一方面是触激其对应的肌皮神经。当流出暗红色血液时，可拔罐助血外流。此时拔罐，除了借鉴中医理论中的祛寒外出，还因为火罐内的负压可更有效牵拉皮下筋膜，促进血液循环。刺入组织层次通常较浅，刀口愈合相对较快，因此治疗可一周两次，较每周一次的治疗效果更为理想。

本病慢性起病，有时患者以颈椎病就诊，伴有项背部小范围内的麻木或紧张僵硬，对于麻木僵硬的部分，可以采用筋膜炎的治疗方法。体弱的人背部容易受凉，除了项背部，腰背部或其他部位也可发病，只要确定是筋膜炎，采用这种点刺加拔罐的方法都可以取得不错的效果。操作时注意避开大血管，嘱患者施术部位 24 小时内不能接触水，注意保暖，避免剧烈运动。

二、肩部与上肢疾病

（一）肩周炎

肩关节周围炎（简称肩周炎）是肩关节囊及其周围韧带、肌腱和滑膜囊的慢性非特异性炎症，以肩关节疼痛和运动功能障碍为主要症状。本病好发于 50 岁左右的人群，女性多于男性，发病较慢，俗称"五十肩"，多为单侧起病。该病主要表现为肩关节活动受限及夜间疼痛，严重影响患者的生活质量。临床上常分为急性炎症期、粘连渗出期、缓解恢复期。

1. 诊断

以往对肩周炎的诊断较为笼统且模糊，实际上在本病的病名下涵盖了肱二头肌长头肌腱炎、喙突炎、肩峰下滑囊炎、冈上肌腱炎等许多疾病，应按照病理变化及损伤部位加以区分。因此，若疼痛局限于某一部位且诊断证据充分时就不应以"肩周炎"的病名统而概之，只有当疼痛广泛且多处损伤合并出现时才诊断为本病。临床许多疾病都可出现肩部疼痛，要注意鉴别、分期和分症。

肩周炎分为三期，急性炎症期、粘连渗出期和缓解恢复期。急性炎症期肩部疼痛明显，活动加剧，夜间明显，此期压痛明显且广泛；一般持续2～3周后进入慢性期，即粘连渗出期，此时疼痛减轻，肩关节活动度减小，多个方向的活动受限，严重影响生活；数月至1年后进入恢复期，炎症、粘连逐渐吸收，但是疼痛导致的长期制动造成局部发生严重粘连，而粘连随时间的推移逐渐加重，直至形成冻结肩。恢复期的肩关节仍难恢复到正常时的活动度。

肩周炎发病时病理上是广泛的炎症及粘连，常常涉及以下几类病症：

（1）肱二头肌长头腱鞘炎：肱二头肌长头起于肩胛骨的盂上结节，以一个狭长的腱向下走行于肱骨结节间沟中，受肌皮神经（C5～C6）支配。沟中的肌腱有滑液鞘包绕，其鞘上有肱横韧带覆盖。本病常表现为肩部活动时疼痛，Speed 试验（也称肱二头肌张力试验，患侧前臂旋后，肘部伸直后屈曲90°，检查者施加一定阻力，嘱患者继续前屈臂部，当结节间沟疼痛时为阳性）阳性，结节间沟压痛明显。

（2）肩峰下滑囊炎与喙突下滑囊炎：臂下垂时，肩峰下囊伸展向下，位于三角肌深面和肩峰的下方，体表投影位于肩峰与肱骨大结节之间肩髃穴处。臂外展外旋时，肱骨与肩峰相互挤压肩峰下囊，加重疼痛，因此患者常保持患侧肩关节内收内旋状态，并且压痛广泛，可有三角肌肿胀。肩峰下囊还可于喙突下方向前延伸，此时的滑液囊介于喙肱肌、肱二头肌短头联合腱与深面的肩胛下肌之间，又称喙突下囊，两囊相互影响。喙突下滑囊炎会影响周围的肌肉，从而表现为上肢后伸、摸背障碍或疼痛。因此，患者于肩峰下囊处压痛的同时可伴有摸背障碍。

（3）三角肌损伤与四边孔综合征：三角肌是肩关节强有力的肌肉，从前、后、外侧包裹着肩关节，负责肩关节的屈伸、内外旋、外展，由腋神经支配，腋神经由臂丛分出后经四边孔穿出。由于三角肌位于众多肌肉的浅层，并且与肩关节多个方向活动相关，因此痛点与活动受限的方向没有特异性，诊断时需排除其他可能的软组织损伤。外展时可通过 empty can 试验（倒罐头试验：肩外展 90°，然后内旋并向前 30°，前臂旋前拇指尖向下，在此体位下抗阻继续外展，若疼痛或无力为阳性）与冈上肌损伤、肩峰撞击综合征鉴别；前屈时可通过抗阻试验与肱二头肌长头肌腱炎鉴别。

四边孔是由小圆肌、大圆肌、肱三头肌长头肌腱和肱骨外科颈内侧缘组成的一近四边形间隙，直径约 1.5cm，外伤引起四边孔周围骨骼、肌肉、肌腱的病变，可使间隙减小，从而卡压神经。在诊断困难时，锁骨下动脉造影动态观察可明确旋肱后动脉是否在四边孔处受阻；MRI 检查可见小圆肌萎缩。以上检查方法均有助于本病的诊断。肩部还有一个三边孔，位于肱骨、肱三头肌长头肌腱及大圆肌之间，有桡神经穿出。

（4）盂肱关节囊内粘连：肩周炎渗出粘连期又叫冻结期，病理上表现为盂肱关节囊内的粘连，此时疼痛弱，肩关节各方向活动受限明显，被动活动障碍时应特别注意该病。盂肱关节囊是包绕于肱骨头与肩胛骨盂臼周围的膜囊，起着稳定作用，由肩袖肌肉及喙肱韧带、盂肱上韧带加强稳固，受肩胛上神经、腋神经、胸外侧神经、肩胛下神经和肌皮神经等支配。MRI 可显示关节囊的炎症和增厚，常并存喙肱韧带的增厚。囊内有肱二头肌长头肌腱通过，常表现为肩部活动受限、疼痛，手臂手指麻木、疼痛。

（5）肩袖损伤：肩周炎可由外伤诱发，因此部分患者可伴有肩袖损伤。肩袖包括冈上肌、冈下肌、小圆肌和肩胛下肌，对肩关节的稳定至关重要。肩周炎时广泛炎症和粘连常会影响肩袖的肌腹和起止点肌腱。肩袖损伤的内容较多，将于后文详细论述。

2. 鉴别诊断

（1）与颈源性肩痛相鉴别：如果肩部疼痛伴有颈部疼痛或活动障碍，而肩部活动度尚好，且无明显压痛点，则初步判断为颈源性肩痛。

（2）与骨关节、软组织损伤相鉴别：此类患者多有外伤史，由肩关节活动情况可以初步判断。关节被动运动障碍为主，提示关节囊粘连；关节被动运动疼痛明显，提示可能有骨关节损伤；关节主动运动疼痛，被动运动无明显障碍，提示肌肉、韧带、肌腱轻中度损伤；关节主动运动障碍明显，除外骨关节损伤，提示周围软组织严重损伤或断裂。患者弥漫性肩部疼痛，若被动及主动外展均出现疼痛，可能为肩锁关节脱位；若抵抗屈肘时疼痛且无力，可能为肱二头肌腱断裂。如果肩部或上肢运动时疼痛，关节运动范围正常，屈肘无疼痛，进行复位试验，结果为阳性提示肩关节不稳，阴性则进行 O'Brien 试验（主动压迫试验）检测是否存在上盂唇前后损伤。由症状及体格检查判断的结果特异性较低，结合影像学检查必不可少，X 线可以显示骨关节对位、完整情况，MRI 可以很好地分辨肩周肌肉、韧带、关节盂唇、滑囊的损伤情况，直接影响治疗方案，肌腱、韧带撕裂不适合保守治疗。

（3）与肩峰下撞击综合征相鉴别：肩部或上肢运动疼痛，关节运动正常，屈肘无疼痛，肩关节外展时出现疼痛弧。检查者用手向下压迫患者患侧肩胛骨，并使患臂上举，如因肱骨大结节与肩峰撞击而出现疼痛，即为撞击试验阳性。也可行 empty can 试验，阳性提示撞击综合征。肩关节 Y 位 X 线检查可进行肩峰分型，测量肩峰–肱骨头间距对该病诊断十分重要。肩关节正位 X 线检查简便易廉，可初步排除侵袭骨质的严重疾患。

3. 治疗

肩周炎虽属自限性疾病，有自愈倾向，但是错过早期治疗时机，可能会因粘连严重而留下后遗症。积极的治疗可以缩短病程，改善肩关节恢复后的活动功能，提高患者生活质量。

早期炎症明显，疼痛重，压痛广泛，主动活动受限。此期患者症状虽重，但是治疗效果较好，特效方法也多。我们常用毫针条口透承山（黄龙祥先生考证该"条口穴"应为足三里下 2 寸区域的压痛点）等远部取穴，对疼痛的缓解有立竿见影的效果。除毫针外，浮针、针刀等也可取得不错的效果。由于局部炎症明显，于痛点封闭也可快速止痛。另外，还应加上中药内服、外敷，较多选用清热解毒的中药，可以消炎镇痛。临床观察到，可以一针而愈的肩周炎多处于此期。此期由于炎症反应严重，忌用热敷及一切温热类的疗法，温度升高会引起局部炎性渗出增多，加重病情。有报道口服激素类药物也可以有效缓解症状，但效果只能持续 6 周，错过了早期治疗时机很有可能转变为粘连渗出期。

到了粘连渗出期，肩关节开始出现粘连。远部取穴及常见的止痛针法虽可以快速止痛，但只要局部的粘连没解决，患者的症状必然会反复。因此，及时而有效地对局部粘连的软组织进行松解是该期的治疗关键。

松解前需根据患者的症状体征、体格检查、影像检查明确诊断，根据诊断和疼痛选点。虽然肩周炎可分为多种小的疾病，但临床上患者往往是多种疾病一同出现，治疗点也就变得不单一。常用的选点包括喙突、喙肱韧带和喙肩韧带阳性点、结节间沟、肩峰下点、冈上窝、冈下窝、肱骨大结节、肱骨小结节等。

以下为分症治疗：

（1）肱二头肌长头腱鞘炎：于结节间沟中寻找痛点，刀口线与肱骨干长轴平行，即与肱二头肌长头肌腱纤维走向平行，通常从上述肌腱的内侧刺入，刀体与皮面垂直，快速刺入皮肤、皮下组织、三角肌，达结节间沟上，切开腱鞘即可，针尖可抵于骨面，切忌穿透肌腱。由于肱二头肌长头肌腱从盂肱关节囊中穿过，存在被动活动受限时应考虑囊内粘连。

（2）肩峰下滑囊炎与喙突下滑囊炎：喙突下囊位置较特殊，附近有腋动脉和臂丛神经，定位须准确。进刀前先以左手拇指扪清喙突压痛最突出的骨面，手指压住不得移动，刀刃沿拇指指甲边缘刺入，直达喙突骨面，此时可稍抬起拇指，调整刀锋到喙突的外下缘骨面再行松解剥离术。针刀松解可以有效缓解滑囊内压力，针后拔罐可促进滑液的吸收回流。松解时刀刃切不可离开骨面超过 1mm，不可松解喙突的内下方（有臂丛神经经过）。

喙突在肩周炎的治疗中十分重要，它是许多肌肉、韧带的附着点，在喙突上的进针点有 3 个。第一点是喙突骨面上缘外 1/2 的地方，能够松解喙肩弓对肩峰下关节的卡压；第二点是喙突外侧缘骨面，该处主要为肩袖间隙，能松解喙肱韧带的过度牵拉和挤压，松解上盂肱韧带；第三点是喙突下缘，可松解喙肱肌和肱二头肌短头止点。扎喙突时要特别注意患者的体位，由于喙突内下方有腋鞘（臂丛及血管），当上臂外展时，腋鞘受牵拉会移至喙突前缘，此时松解喙突十分危险，因此应垂臂治疗。

（3）三角肌损伤与四边孔综合征：三角肌损伤主要针对痛点治疗，刀口线平行于肌纤维即可。在治疗四边孔综合征时，忌用针刀直刺痛点，因会刺中腋神经造成不可逆损伤。根据解剖找到四边孔的痛点，破皮后倾斜针刀，针身与皮肤平行，向其他痛点透刺松解。腋神经起于C5～C6，由臂丛后侧索发出，治疗时可寻找对应的颈椎关节突、斜角肌间隙有无阳性点，与健侧对比，若为病灶点则予治疗。

（4）盂肱关节囊内粘连：关节囊内粘连期的病程较长，疗程也应适当延长。患者受限的肩关节常活动到极限位置时才出现明显的痛点，应在该受限位置下行定点治疗。疼痛明显可行加激素的局部麻醉，促进炎症吸收，选用刀口线大于0.8mm的刀具。

可从以下几个入路松解关节囊。①肩关节囊后入路：位于肩峰下角与腋后皱襞上端连线中点，针刀刺入皮肤，经冈下肌与小圆肌间隙，从肩后方关节囊处进入盂肱关节。②肩关节囊前入路：位于喙突最高点外下方1.5cm处，尽量靠近肩胛下肌腱上缘处，针刀从肱二头肌长头肌腱、肩胛下肌腱、肩盂前上缘组成的区域刺入，刀口线与冈下肌腱走行平行，刀身向外侧倾斜30°刺入，松解喙肩韧带与盂肱关节囊之间的粘连，刀下有松动感时出刀。③冈上窝入路：其前方是锁骨后缘，外侧是肩峰内缘。针刀在定点处以向外侧约20°角的方向刺入，刀口线平行冈上肌纤维方向，经斜方肌、冈上肌腹、肩关节上方关节囊进入关节腔。④肩峰下囊入路：肩峰下囊位于肩峰与肱骨大结节之间凹陷中，针刀经肩袖间隙处关节囊进入关节，向肩胛骨方向刺入并切割、剥离。当患者肩外展障碍时，应着重松解肩峰下囊。关节囊内血供较差，针刀需进入关节囊，要严格无菌操作以防感染。

另外，关节囊内粘连严重的患者可行关节囊扩张术，向关节囊内注射生理盐水、利多卡因、曲安奈德、B族维生素等，可有效改善患者的症状。根据患者的体质不同，采用两种常用的注射液配方。若因寒冷刺激而肩关节疼痛，辨证为风寒类，注射液以祛寒为主，可用生理盐水30mL+2%利多卡因5mL+维生素B_1 100mg+维生素B_{12} 500mg+曲安奈德25mg；若疼痛剧烈拒按，局部皮温升高，辨证为风热类，注射液以清热为主，可用4～5℃生理盐水40mL+2%利多卡因5mL+曲安奈德25mg，低温可减少局部炎性渗出，提高疗效。

粘连性的慢性病术后锻炼很有必要，常用的有爬墙法、手拉滑车法等。

针刀治疗后，术者也可适当用力帮助患者拉开关节囊，并用推拿的抖法、摇法帮助局部放松。

（5）难治型肩周炎：与肩周炎密切相关的全身疾病主要包括糖尿病和更年期综合征。对于难治性肩周炎的患者，应密切关注患者的血糖。高血糖会损害微血管，使软骨、韧带、关节囊等组织不能得到充分的血液供应，导致组织退变。因此糖尿病患者更易形成关节囊粘连，更加难治，疗程也会更长，胰岛素依赖性糖尿病双侧同时发病的概率更高。由于糖尿病患者容易发生感染，因此治疗时选点不宜过多，消毒更要严格，对于体质较差的患者应嘱服用抗生素3天，同时辅以相应的降糖治疗。

冻结肩比较难治，需多种方法共同使用，头皮针也是不错的选择。可选用运动区和感觉区，运动区上点位于头顶前后正中线中点处后0.5cm，下点位于眉枕线和鬓角前缘交点，上下点连线上1/5为下肢、中2/5为上肢运动区；运动区向后平移1.5cm为感觉区，同理取2/5的上肢感觉区。针刀进行治疗，刺激量更大，效果更佳。将针刀刺于对应区域的颅骨上，使用敲击手法，左手握住针刀体上端与针刀柄连接处，右手沿针刀纵轴轻敲，给予类似电针的节律间断刺激。颅骨硬度很高，用针刀行头皮针很安全。但应注意头皮血管丰富，出针后按压时间应适当延长。

（二）肩袖损伤

肩袖包括冈上肌、冈下肌、肩胛下肌和小圆肌（肩袖间隙也包括在这个范围内），与关节囊紧密相连。在上臂外展过程中，肩袖的功能是使肱骨头向关节盂方向拉近。本病常发生在需要肩关节极度外展的反复运动中或并发于肩周炎中。

1. 诊断

本病根据临床表现及相关检查可明确诊断。X线检查对肩峰形态的判断及肩关节骨性结构的改变有帮助，排除骨性疾病后才考虑软组织疾病。通过MRI上反映的不同信号，扫描的不同层面及方向，可以清楚地分辨出相应肌腱的连续性、水肿程度以及是否脂肪浸润。巨大肩袖损伤更容易在超声影像上反映出来。在检查时要做双侧对比，直接征象和间接征象相结合，并配合肢体的伸屈、旋转等做动态观察。

（1）冈上肌损伤：本病最具诊断意义的体征是疼痛弧的出现，疼痛弧产生的原因如下。当肩外展在 0°～ 60°时，肱骨大结节仍在肩峰下，肌腱尚没有被挤压，故可无疼痛；当肩关节主动外展 60°～ 120°时肱骨大结节恰与肩峰相对，肌腱受压，则出现疼痛或疼痛加重；当肩外展 120°以上时，肱骨大结节已深入肩峰下，对肌腱反而没有压迫。当冈上肌断裂时，肩关节无法完成完全外展，且落臂试验阳性。与三角肌损伤鉴别时，可行 empty can 试验，阳性提示冈上肌损伤。

（2）冈下肌损伤：冈下肌、小圆肌损伤以上臂外旋功能障碍为主，于肱骨大结节中份、下份触及压痛点。

（3）小圆肌损伤：小圆肌慢性损伤发病时症状常不表现为肩胛区痛，而以颈痛、手麻为主，多数情况下在体格检查时发现该肌有压痛或条索，这在临床诊断时极易被忽视。为了明确诊断，应严格掌握该肌的触诊方法：患者取端坐位，检查者一手握住患侧上臂近段，保持于直角位，另一手第 2 ～ 5 指按住肩胛骨脊柱缘，拇指按住腋缘，当拇指沿腋缘背面滑动时，可查出小圆肌压痛点，大多数压痛点处可触及一痛性结节或条索状物，压痛明显，按压小圆肌时患者无名指及小指麻木加重。小圆肌损伤与颈肩部肌肉长期处于紧张收缩状态有关，初期只是感肩部疼痛，进而引起上肢牵涉痛，患者自觉患侧上肢无力甚至麻木，但无肌肉萎缩，日久使颈肩部肌肉形成无菌性炎性反应。在小圆肌筋膜及周围其他组织内存在一个或数个"激痛点"，因此即便是较小的刺激，也会引起颈肩与上臂的疼痛。小圆肌损伤的本质是肌筋膜发生病变，在肌筋膜中有一种物质称为基质，当局部情况异常时，这种基质由液态转为胶质，使肌筋膜发紧，如果致病因素长期存在，则可产生呈条索状的异常痛点。其结果导致肌张力增高、代谢障碍，酸性代谢产物蓄积而发生疼痛。

（4）肩胛下肌损伤：肩胛下肌损伤以上臂后伸、内收、内旋障碍为主，于肱骨小结节可触及压痛点。冻结肩病变在关节囊，关节囊周围的软组织最终都受到侵犯，而且病变发展很不一致，但病变可以逆转，肩胛下肌是冻结肩最易受累的肌肉，该肌位置比较隐蔽，如果肩周炎久治不愈，遗留背手摸脊疼痛，功能障碍，则可能是遗漏了对肩胛下肌损伤的治疗。当弯腰 90°、上臂自然下垂时肩部各肌均松弛，内旋上臂只能是肩胛下肌的作用。如肩胛下肌劳损在此体位抗阻力内旋会出现疼痛。确诊本病时应注意与他病的鉴别诊断，避免误诊。如左肩胛内酸胀或伴疼痛放射至左臂，应与心肌梗死相鉴别，诊断时需仔细询问病史，必要时行心电图检查，以排除心肌梗死引起的牵涉痛；右肩胛内疼痛者应注意与肝胆疾病相鉴别。

（5）肩袖间隙综合征：肩袖间隙指冈上肌腱前下缘和肩胛下肌腱上缘之间的解剖间隙，位于肩关节前方，该部位前方被喙肩韧带和喙突的钩部所遮挡。组成肩袖间隙的结构包括喙肱韧带、盂肱上韧带和肩前方关节囊的一部分，其中有肱二头肌长头肌腱穿行。肩袖间隙也是整个肩袖结构的一部分，并且是整个肩袖中结构最薄弱的部位，喙肱韧带在肩关节外旋时紧张，在病理状态下有不同程度的挛缩变性。临床上常可表现为肩关节外展、后伸内收内旋时疼痛，活动受限，肱骨大结节上份压痛敏感及肩峰下压痛敏感。

2. 治疗

（1）冈上肌损伤：①肩袖的急性损伤导致局部肿胀、痉挛，进一步加重了肩峰下滑囊炎。因此，松解冈上肌时在肩峰下囊与冈上肌腱融合处再行纵疏横剥松解。②冈上肌由肩胛上神经支配，可对肩胛上切迹处行神经触激术，体表投影位于肩胛冈中外 1/3 交点上 1cm，此处有肩胛上动、静脉，针刀刺入前左手应深按拨开重要组织，刀口线与神经走行平行。③术后可结合冈上肌抗阻训练辅助治疗。方法如下：患者取端坐位，患臂外展伸平，医生将双手放于患臂上下压，患者用力做臂外展，以对抗医生的下压力，重复3次即可。

（2）冈下肌损伤：①松解冈下肌时，由于肩胛骨下有肺脏，故定点不能超过肩胛骨的边界，定点后不可变动体位，以防肩胛骨随动作移动。刺入时针尖尽量抵于骨面，肩胛骨体有先天缺损者，骨内有空洞，术前应用 X 线排除。②若该肌变硬，针刀松解时，应在其起止点及肌腹处治疗，可倾斜针刀，沿冈下肌纤维方向通透斜刺，解除其粘连或痉挛。③由于该肌受肩胛上神经支配，若此神经长期受牵拉摩擦等刺激，导致在转折角处发生水肿变性，引起冈下肌疼痛或瘫痪，则属神经卡压综合征，可对冈盂切迹行神经触激术，体表投影位于肩胛冈中外 1/3 交点下 2cm，注意事项同上。

（3）肩胛下肌损伤：①针刀操作时注意刺入角度，由于肩胛下肌内面与肋骨相邻，因此针刺时应避免刺入胸腔，造成气胸，可让患者患侧肩关节后伸、内收、内旋，使肩胛骨与肋骨分离，将针刀刺至肩胛骨内侧面则可以很好地避免针刺意外。②在肩周炎中最难恢复的动作就是摸背，专科查体显示，患肩内旋角度不够导致后伸、内收、内旋动作出现障碍，无法顺利完成，做该动作时患侧肩胛骨脊柱缘及下角翘起幅度不如健侧大。其主要原因是肩胛下肌功能异常，且大圆肌、背阔肌等参与背手的肌肉不能正常发挥作用，因此治疗时不但要充分松解肱骨小结节处的肩胛下肌止点，还需将小结节嵴的附着肌腱一并松解，以便最大限度地恢复患者的背手功能。还需注意一个问题，就是每次治疗一次性完成，尽量一次松解彻底，如患者仍需治疗，则安排在1周后进行，这样可在获得相对理想疗效的同时最大限度地保护非病变组织尽量不受损伤。因为在一次治疗后，局部对疼痛的敏感性丧失，再次治疗时不易确定治疗点。临床提示，反复刺激同一个部位，局部因易发生较为严重的渗出而产生新的粘连。

（4）肩袖间隙综合征：国外研究者在手术治疗原发性冻结肩过程中，发现喙肱韧带挛缩是冻结肩的主要病理变化。因此，症状严重的肩周炎患者可以通过松解肩袖间隙结构，切除挛缩的喙肩韧带以及松解粘连的肱二头肌长头肌腱而取得较为满意的疗效。肩袖间隙处即为肩髃穴，古籍记载该穴在肩关节外展位时才出现，因此治疗的第一步是使肩关节恢复外展功能。

肩袖损伤主要为肌肉/肌腱的炎性渗出、肿胀，临床表现为疼痛与活动受限，急性起病时炎性肿胀明显，针刀治疗应结合封闭以促进炎症吸收。针刀操作与肩周炎一致，均在活动受限的位置下进行。肩袖损伤如果未能得到有效治疗，逐渐转变为冻结肩的可能性很大。本病多为急性损伤或慢性损伤急性发作，此时应及时行针刀治疗而不建议针刺、按摩及理疗。因为肩袖肌腱急性损伤后，短时间内局部疼痛、渗出及粘连较为明显，若此时行针刺治疗，既起不到松解粘连的作用，又不能有效减少炎性物质的渗出。而以发热为主的理疗等治疗方法在肩袖损伤早期可加重局部渗出，并扩大渗出面积。

针刀治疗后应在3～5日内避免肩臂负重劳动，以免加重病灶处的炎症渗出，导致新的粘连发生；每日应进行一定量的关节非负重活动，以促进局部气血运行，辅助受损软组织修复。八段锦中的动作可使颈肩部肌肉群协调运动，康复效果理想，因此被认为是目前肩袖损伤康复锻炼的最佳方法。

（三）肱骨外上髁炎

肱骨外上髁炎俗称"网球肘"，多由前臂旋转用力不当致肱骨外上髁桡侧伸肌腱附着处劳损而成。本病是以肘关节外上部局限性疼痛并影响伸腕和前臂旋转为主要症状的慢性疾病。

1. 诊断

本病患者通常因肘部疼痛就诊，自诉肘外侧疼痛，做拧毛巾、端水杯、握拳等动作时疼痛加重，常因疼痛致前臂无力而持物掉落，肘外侧有压痛。查体可见：上肢常无明显肌肉萎缩，肱骨外上髁处可触及压痛点或条索、结节状物；前臂伸肌群紧张试验阳性，伸肌群阻抗试验阳性；X 线片通常无明显异常，可行压痛点处 B 超检查以明确伸肌损伤的具体部位。

诊断本病的同时做好鉴别诊断，是原发性、继发性，还是合并其他疾病，可辅用肌骨超声。如：①骨间后神经受压综合征不同于本病的疼痛部位，合并本病时应注意鉴别。②神经根型颈椎病放射痛由颈椎向上肢远端放射，不同于本病的局部疼痛伴前臂酸胀感，此时颈椎棘突旁会有压痛点。③肱桡滑囊炎局部肿胀，压痛点位置偏远，压痛范围较广。④合并冈下区（冈上肌、冈下肌、小圆肌）慢性损伤，冈下区有压痛点，用拇指尖压肱骨外上髁的压痛点，引出疼痛后保持压力不变，用另一手滑动按压肩胛骨背面上述三肌附着处的压痛点，如果不能缓解，则肱骨外上髁的疼痛为原发性，否则为继发性。

2. 治疗

依据人体弓弦力学系统及网眼理论，用针刀将损伤的肌腱粘连松解，将瘢痕刮除，可从根本上破坏肱骨外上髁炎的病理构架，恢复人体弓弦力学系统的平衡。

（1）治疗时应注意定点准确，除骨突外，还要对其周围组织做全面检查，如有另外压痛点则一并定点；在肱骨外上髁桡侧腕长、短伸肌腱与指伸肌腱起始处可触及压痛；针刀治疗要操作到位，一定要把粘连、瘢痕剥离开来，刀下必有松动感方可。如合并诊断中提到的其他疾病应一并治疗。

（2）该病为局部的慢性炎症，要慎重使用激素。激素中的悬浊物易在关节处形成沉积，加重局部病理状态；若不加激素而单用麻药则局部易形成肿胀。因此，如果不需要大范围切割、剥离松解，通常不考虑使用麻药和激素。术后加拔火罐吸出瘀血有利于炎症吸收。

（3）由于该病是劳损引起的，故术后调护十分重要。部分患者针刀治疗后肘部疼痛及功能障碍明显减轻，从而忽视术后的休养，继续从事繁重劳动，不久则旧病复发，而术后静养 3 日以上的患者几乎不再发作。因此，务必告知患者术后静养的要求及重要性。

（四）桡骨茎突狭窄性腱鞘炎

该病常见于产后女性，多因抱孩子或过度使用腕关节桡偏功能引起。拇长展肌腱和拇短伸肌腱在狭窄的鞘内不断运动、摩擦造成积累性劳损，于腕背第一伸肌间室内产生炎症，造成功能障碍而形成本病，病变部位在纤维鞘管内。

1. 诊断

患者多因手腕疼痛伴腕关节屈伸不利就诊。腕部活动无力或伴腕关节功能障碍，疼痛可放射至前臂，桡骨茎突处微肿，局部压痛明显，腕尺屈试验阳性（嘱患者拇指屈向掌心，余四指握住拇指呈拳状，向尺侧做屈腕动作，若桡骨茎突处出现疼痛为阳性）。

2. 治疗

定点必须准确，在定点前让患者紧握拳（拇指握于四指之内）并尽量尺偏，桡骨茎突掌侧骨嵴的内侧有桡动脉，外侧是它与桡骨茎突背侧骨嵴构成的骨沟。桡骨茎突部的掌侧骨嵴在桡骨茎突部最突出，该骨嵴可作为针刀治疗本病的定位标志。定点时选择桡骨茎突掌侧骨嵴、背侧骨嵴构成的骨沟，选取压痛明显的点。封闭对该病效果显著，可使炎症吸收，再配合针刀松解拇长展肌与拇短伸肌的粘连，效果立竿见影。封闭时找到拇长展肌与拇短伸肌之间的间隙定点，选用 5mL 的针管与 1mL 的针头，在选点的远心端 1cm

处进针，与皮肤呈 30° 进针，注射前需回抽，注射时若阻力较大宜退针重新操作以防药物进入血管。由于该病病位在腱鞘上，故针刀松解时只要求对纤维鞘管进行减压，不要求完全切开，更不可穿透肌腱到达骨面。刀口线要与肌腱方向一致，针刀体垂直皮肤，刺入后阻力增大提示针刀抵达指滑车，将滑车横行切开，切开时可感到有声响及明显落空感。另外，鼻烟窝的底为舟骨，其内有桡神经支及桡动脉通过，即使患者诉疼痛在鼻烟窝内也不可在该处行针刀治疗，否则必造成血肿，进而影响舟骨的血供。

定点处附近有桡神经浅支，为了避免神经损伤，有外国学者采用先推开桡神经浅支而后做横向切口的方法对 17 例患者进行了手术治疗，随访无 1 例神经损伤。故先推开桡神经浅支后再操作以保护神经的做法可以推广于针刀的治疗中。

由于托起孩子时腕关节相当于做抗阻的桡偏运动，会加重对桡骨茎突腱鞘的摩擦刺激，故应指导抱孩子的正确方式：当用虎口托小孩腋下时，应四指朝向上而不是向前，如此可保护拇长展肌腱与拇短伸肌腱。

（五）屈指肌腱腱鞘炎

屈指肌腱起源于前臂，腱鞘从手掌远侧 1/3 开始出现，至远节指骨，肌腱内部没有血管，靠腱鞘分泌滑液提供营养。肌腱在环状韧带（掌指关节处腱鞘增厚形成）处长期用力摩擦，发生肌腱和腱鞘的损伤性炎症。长期炎症使鞘管增厚，肌腱梭形膨大，影响屈指功能。本病的病变部位只发生在关键点上，并非整条肌腱出现炎症。

扫码看视频
屈指肌腱腱鞘炎

1. 诊断

本病多由频繁或过力劳作而引起，患者多因拇指或其余四指出现屈伸障碍，或伴疼痛、弹响就诊，晨起活动时疼痛及功能障碍较重，活动后疼痛减轻。手部 X 线检查排除他病则可确诊为本病，诊断较简单。症状发生在拇指时可扪及拇指指根横纹正中条索样物，且压痛明显，屈指压住痛点时患指不能伸直。

由于鞘管增厚，肌腱膨大，手指屈伸时膨大的肌腱较难通过鞘管，会形成扳枪机样动作及弹响，皮下可触及结节样肿块。每条腱鞘可有多达 8～9 个滑车，炎症多发生在 A1 滑车（掌指关节处将肌腱固定于骨面的部分，腱鞘表面局部增厚的纤维组织称 A1 滑车）。如果嵌顿在远端，肌腱膨隆处在屈曲过程中难以进入纤维鞘内，发生屈曲受限，即前嵌顿；如果嵌顿在近端，肌腱膨隆处在伸直过程中需进入纤维鞘内，因此伸直受限，即后嵌顿；屈伸均受限被称为前后嵌顿。拇指掌指关节恰位于掌指横纹处，屈指肌腱位于此处的两个籽骨之间。在触诊时，勿将掌指关节处的膨大误认为肿大的肌腱或治疗时的阿是穴。

2. 治疗

本病与桡骨茎突狭窄性腱鞘炎均属常见的腱鞘炎，毫针刺法对肿胀腱鞘很难起到松解作用；局部封闭疗法存在一定不可控因素，因为此处病变范围小且形态学结构复杂，如果注射的药液不慎进入桡动脉掌浅支将会因为栓塞而引起桡侧手指远端的坏死；手术又会遗留影响外观的瘢痕创痕，针刀疗法由于近似手术又无创痕便成为治疗本病的理想方法。虽然针刀与封闭均能有效解除疼痛，但是针刀切开狭窄腱鞘并松解局部粘连的方法临床疗效优于局部封闭，因此针刀疗法是目前治疗本病的首选方法。

拇长屈指肌腱要经过第 1 指骨基底部籽骨及拇短屈肌深、浅头之间，故拇指发病率高，病变易发生于掌骨头相对应的屈指肌腱纤维鞘管的起始部。在第 2～5 指的屈指肌狭窄性腱鞘炎治疗当中，难度相对较大的是无名指的治疗，原因是对于一部分人来说，它的滑车长度比其他三指滑车更长些。

选用针具时，宜使用刀口线大的针具，方便控刀。近年出现了多种改良的针具，如推刀、镰状刀、切割刀等均较常用。比较推荐使用"V"型针刀，能够很好地保护肌腱，且松解效果好，操作简便。

本病的选点和操作存在许多需要密切注意的细节问题：①病灶在腱鞘滑车部位，因此以针刀切割肌腱或硬结是不正确的，必须在硬结的近端或远端进针。②不可将针刀穿透肌腱扎至骨面，病变部位在肌腱表面的腱鞘而不在肌腱，更不在骨面。③血管、神经主要走行在手指两侧，为保证刀口线始终与肌腱走行一致，应于治疗前沿拇指屈肌腱走行做标记，可使每次进针刀及切割松解过程中针刀走行不发生偏移，指掌侧固有神经、动脉距正中位平均仅 0.5mm，不能切向两侧或向两侧做横摆动作，以免损伤肌腱两侧的神经、血管。④于硬结处刺入滑车，穿破滑车，沿肌腱方向向远端挑起，纵行挑破滑车是不对的，因为当出现狭窄时，滑车和肌腱紧密相连，几乎没有间隙，如此操作存在将肌腱挑断的可能。⑤近心端切割线勿超过掌远纹，避免伤及掌浅弓而影响肌腱的滋养。针刀术后嘱患者主动活动患指，不宜采用医生协助患者活动患指的方法，以避免损伤或掰断肌腱。

手掌小关节血供差，针刀术后较易感染，应严禁接触水，施术部位 2 天不可接触水并口服 3 天抗生素预防感染。为预防再次粘连，可于术后第 2 日开始每日自行屈伸手指锻炼，频率缓慢、动作柔和，次数适量。术后第 3 日起，每日于针灸理疗科神灯照射施术部位 15 分钟以促进施术部位血液循环。

（六）腕管综合征

腕管综合征是临床较为常见的周围神经卡压性疾病，众多因素导致管道内部压力增加，从而造成正中神经的卡压，发生手部的疼痛和麻木，不适感可从腕部放射至手指。本病好发于 40～60 岁的女性。

1. 诊断

本病常表现为桡侧三个半指麻木、疼痛和感觉异常，夜间睡眠时腕关节易呈屈曲位而卡压正中神经，使得症状加重，反复屈伸腕关节也可使症状加重。本病的诊断较为清晰、明确，查体典型的试验为 Tinel 征（叩击神经损伤部位出现支配皮区的放电样麻痛感）、屈腕试验和腕管挤压试验。肌电图可以将腕管综合征与其他神经病变进行鉴别，但是肌电图显示的病变程度与临床症状常不成正比。

2. 治疗

正中神经在靠近腕部时走行相对表浅，且形态扁、宽，在针刀松解过程中易被触碰，出现手部麻痛。因此，常松解屈肌支持带远端 2/3，多数患者疗效理想，如果有必要再考虑松解该韧带近端部分。

对于腕管综合征的针刀治疗，现在较为常用的有三种选点方法：第一种是传统的四点进针法（腕横韧带松解术），在远侧腕掌横纹上，尺侧腕屈肌腱桡侧和桡侧腕屈肌腱的尺侧各选一个针点，再于这两点远心端 1.5～2cm 处取点，该法在腕骨上操作，安全系数高；第二种是松解压痛点（腕管出口松解术），取正中神经叩击试验阳性点，第一种方法不能缓解时选取；第三种是腕部正中神经触激术，桡骨茎突水平近侧腕横纹，桡侧腕屈肌与掌长肌之间定为进针刀点。

操作时应注意以下几点：①综合考虑神经走行及针刀效果，取点尽量少以减少损伤。②应在避免损伤正中神经的前提下适当松解腕横韧带，降低腕管内的压力。③使用局部麻醉时，针头不可穿透腕横韧带，以防麻药浸润正中神经而减弱神经对外界刺激的反射保护，增加针刀操作时损伤正中神经的风险。④三种松解方法中的后两种都存在触激正中神经的可能，只要出现放电感即出针，不可反复捣刺。

三、腰臀部疾病

（一）腰痛

1. 诊断

腰痛严格来说不是一个病，而是腰臀部一个常见的症状，可见于腰椎间盘突出症、椎管狭窄等骨关节病，也可见于多裂肌损伤、梨状肌损伤等软组织损伤，还可见于强直性脊柱炎（AS）等风湿免疫病。

治疗前应当分清是骨关节源性还是软组织源性、病变部位在椎管内还是椎管外、疼痛点是发病位置还是病源处。依据症状和脊柱正、侧、斜位 X 线片可确定或排除脊柱骨折，无影像参考可行脊柱叩击检查以初步判断有无骨折。如果影像学检查存在椎间盘病变，低头时出现臀部或下肢疼痛，即使梨状肌有压痛，仍提示存在椎管内病变，因为任何对椎管内容物牵拉后出现的相应症状均提示存在椎管内病变，椎间盘突出卡压椎管内神经根或椎管狭窄等以 MRI 结果及脊柱前屈时症状加重为主要诊断依据；而腰椎关节突关节病变、腰椎峡部裂导致的椎体真性滑脱、骶髂关节病变等椎管外骨关节病变时，腰部后伸会加重症状。腰部肌肉痉挛通常表现为一侧发病，且肌肉痉挛导致腰部各向活动受限，区别于上述疾病导致的腰椎功能障碍。

（1）腰痛伴有下肢放射痛，如果出现间歇性跛行，则高度怀疑为腰椎椎管狭窄，判断椎管狭窄的程度当依据腰椎 MRI 检查。如果直腿抬高试验或坐位前倾试验阳性，提示腰部神经根病变，如果病变在 L5 神经根，会导致臀中肌萎缩，特伦德伦伯格试验为阳性。腰痛或下肢痛在弯腰时加重提示椎间盘病变。若上述疼痛在腰部后伸时加重，提示腰椎关节突关节病变或骶髂关节病变。如果下肢疼痛过膝提示为椎间盘突出或膨出卡压神经，如果疼痛不过膝则提示椎间盘源性下腰痛，行腰椎 MRI 检查，若椎间盘变黑但无突出，则提示后者诊断。椎间盘突出卡压神经，当神经没有逃逸空间时才形成真性卡压，出现神经被卡压的症状。

（2）患者因臀部、下肢疼痛就诊，如果直腿抬高试验阴性，梨状肌紧张试验阳性，臀部梨状肌走行区内有明显压痛，提示梨状肌综合征。但由于梨状肌并非髋部外展的主要发力肌，所以在非急性期时，梨状肌紧张试验未必出现明显阳性结果。人的下肢力量远大于上肢，所以，抗阻力运动未必体现症状，Pace 征（普西伯征）结果可为（±）。因此，本病主要依靠下肢症状、梨状肌压痛以及排除腰椎间盘病变病因来确诊。

（3）如果疼痛不过膝，没有下肢放射痛，有明确腰部扭伤史，腰痛为突发性而非渐进性（此点区别于强直性脊柱炎和椎间盘源性下腰痛），X 线片排除骨病因素，查体可触及一侧腰臀部肌肉紧张，腰部可因肌肉痉挛出现前屈消失，有时可触及疼痛激发点，提示为急性腰扭伤。本病神经病学检查阴性，腘绳肌和屈髋肌可出现紧张。本病因腰部肌肉痉挛导致腰椎各方向活动受限且疼痛，区别于腰椎小关节综合征导致的腰部后伸疼痛。如果疼痛持续 2 周以上，还应考虑是否存在其他疾病。

（4）椎间盘源性下腰痛患者因腰、臀部疼痛就诊，弯腰受限，症状类似腰椎间盘突出症，但疼痛不过膝，神经病学检查阴性，除腘绳肌和屈髋肌可出现紧张外，可无其他阳性体征。X 线检查显示病变节段椎间隙狭窄，提示椎间盘退变；局部炎症明显时可见 MRI 的 T2 像出现环形高信号区。本病体格检查和 MRI 检查均不提示神经根受卡压征象，疼痛发作的原因为椎间盘退变后受炎症刺激。

（5）患者因腰痛或腰背痛就诊，各方向活动都疼，疼痛为渐进性加重，活动后疼痛减轻，休息加重，有典型的晨起加重活动后减轻现象，在排除其他脊柱疾病的情况下，考虑强直性脊柱炎。本病特点之一是临床症状常不典型，HLA-B27 抗原检查缺乏特异性。骨盆 X 线与 CT 检查是该病常用的筛选方法，可见骶髂关节局限性侵蚀或硬化，并伴有腰部疼痛、活动受限，可有晨僵大于 30 分钟，活动后减轻，夜中背痛或交替性臀部疼痛。由于该病从骶髂关节开始发病，体格检查可见"4"字试验阳性，下腰疼痛以及腰骶部叩痛。

（6）如果脊柱后伸引起疼痛，除进行腰椎正、侧位 X 线片检查外，还需检查腰椎斜位片及动力位片，看有无腰椎峡部裂，以明确是小关节综合征还是关节突关节骨折。小关节综合征疼痛有时可牵涉小腿和足部，其与腰椎间盘突出症的区别在于，前者为腰部后伸而非前屈时发作疼痛，在病变小关节处注射利多卡因疼痛可缓解，为支持诊断的方法之一。腰椎峡部发生双侧骨折时，有可能出现腰椎滑脱，脊柱可伴有严重退变，所以滑脱较严重时，棘突触诊可呈现阶梯样改变。虽然关节突关节发生单侧骨折时 Stork 试验（为明确患者是否存在骶髂功能障碍所进行的试验）可呈阳性，但是多数应力性骨折没有明显临床症状，因此当出现脊柱后伸疼痛，而棘突附着的韧带无明显压痛点时，腰椎斜位 X 线检查对于诊断就至关重要了。

2. 治疗

腰椎间盘膨出症、椎管狭窄、腰椎滑脱、椎间盘源性下腰痛均为针刀疗法适应证，但要明确病变的程度。当病变程度较重时，如腰椎间盘突出严重造成神经压迫、椎间盘脱出或椎间盘疝形成、边缘性椎间盘突出、神经根孔狭窄、椎间盘突出伴钙化、严重的椎管狭窄、腰椎真性滑脱、腰椎峡部不连、关节囊松弛、腰椎体结核、肿瘤、椎管内占位等，则需考虑手术治疗。针刀常选的治疗点有棘突、棘突间、横突尖、关节突关节、胸腰筋膜等，治疗方式大同小异，对软组织损伤的目的是松解粘连，而对骨关节疾病也是从软组织着手，根据弓弦理论调弦治弓，恢复局部的正常生物力学，同时调动人体自我修复的能力促进局部恢复。

（二）腰椎间盘突出症

腰椎间盘突出症为针灸科门诊的常见病，患者多以腰部及下肢疼痛或麻木就诊，如果伴有椎管狭窄会出现间歇性跛行。本病属中医学"痹证""腰腿痛"范畴。

1. 诊断

本病主要表现为腰痛、下肢麻木或放射性疼痛、脊柱侧弯突向健侧、患侧直腿抬高试验阳性；用 CT 观察椎间盘钙化状况，MRI 观察椎管内是否有占位性病变，有无黑盘（椎间盘脱水）及黑盘是否稳定，硬膜囊是否受压及受压程度。诊断时应结合症状、体征、体格检查和影像学检查。另外，本病需与椎间盘源性下腰痛鉴别，后者一般疼痛不过膝，且可出现腹部病变，在腹部刺激、压迫时可出现一些症状。

腰神经根受压会导致下肢对应区域的感觉、反射减弱，出现下肢麻木、疼痛，可通过神经定位诊断确定受累的神经节段。L4 ～ L5 突出可出现腿外侧、足外侧麻木，L5 ～ S1 突出可致小腿后侧、足底麻木，L4 ～ L5 中央型突出可对损伤平面以下的组织造成卡压，也可出现小腿后侧及足底的麻木。

2. 治疗

治疗前需排除不适用于针刀治疗的病症，如腰椎间盘突出同时伴腰椎滑脱、腰椎结核、肿瘤及椎间盘突出严重或脱出钙化等。注意要对病程进行分期，发病一周内且疼痛活动受限明显为急性期，急性腰椎间盘突出症患者局部肌肉炎性水肿严重，不宜行腰部推拿，可刺激下肢穴位，如委中、承山等。临床观察发现，同样是椎间盘压迫神经根，有的患者表现为剧烈的腰痛伴随下肢放射痛，而有的则仅表现为下肢发麻。宣蛰人老先生认为，神经的卡压只会造成发麻的感觉，只有当局部出现炎症了，患者才会疼痛。因此，腰椎间盘突出症急性期要在痛点做封闭治疗以使炎症快速吸收。治疗方法大体分为以下几种：

（1）局部治疗：选点时常在累及腰部节段的督脉，夹脊，膀胱经第一、第二侧线上寻找压痛点。针刀治疗时：①松解督脉，即棘突及棘突间时切勿刺入过深且反复刺切，以免伤及硬膜囊导致脑脊液外流，应扎于骨面保证安全。②松解患处腰部夹脊穴，即黄韧带及侧隐窝治疗点，也是椎间孔内口，腰椎间盘突出症患者多有椎管内静脉丛的迂曲扩张，且深处还有硬脊膜和脊髓，针刀操作不可刺入过深或反复刺切，避免椎管内出现血肿并钙化，从而进一步卡压神经。③松解膀胱经第一侧线，在棘突间旁开 1.5～2cm 处，即关节突关节囊治疗点，该处是最接近腰神经根的骨组织，同神经根型颈椎病一样是神经根卡压常用的治疗靶点，操作方法也相同。④松解膀胱经第二侧线，在棘突间旁开 3～4cm 处，即横突，也是椎间孔外口治疗点，操作时避免刺入过深，造成腹腔后膜血肿。若发生这种情况，患者会出现腰部酸胀、血压下降、心率加快等症状。针刀在神经外口操作时，刀刃尽量避免与脊柱平行，且要求扎至骨面以免损伤神经。⑤针刀触激坐骨神经干时摆动针柄触激神经即可，避免反复捣刺损伤臀下血管，造成局部血肿。⑥腰椎间盘突出症伴腿麻时不必一定松解患侧腰大肌筋膜，因腰大肌若从后路进针，深度极深，松解该处易造成腹膜后血肿。

（2）远部治疗：临床上常出现一根神经多处受到卡压的情况，称为神经多卡综合征。上述现象的产生与卡压导致神经的轴流出现障碍有关。神经轴流呈双向性流动，同一根神经上位的卡压可使其下位的轴流也发生变化，反之亦然。如果纠正了该神经上位的卡压，可以改变其下位的轴流，反之亦然。此种现象有助于解释本病患者腰腿痛的发病机制，以及腰痛治腿、腿痛治腰、针刀治疗中腰腿同治的思想。

比如伴小腿外侧痛时，除了在腰部选点，还可于患侧腰臀下肢坐骨神经分支循行处，如环跳、秩边、委中、承山、阳陵泉等处寻找痛点。针刀在足三里、上巨虚等胫骨前肌处穴位操作时应慢进，并严格控制进针深度，行松解术并刺激腓深神经时勿伤及胫前动脉。针刀刺入阳陵泉穴后，得气时需大幅摆动针柄数次以刺激腓浅神经，行神经触激术后即刻令患者主动活动患肢，以提高疗效。对于神经走行上敏化点的治疗，一般只用针刀点刺即可，并配合拔罐放血改善局部血供，可有效缓解症状。大量临床观察证实，毫针刺起不到类似作用，神经触激术以其显著的临床疗效成为针刀疗法的又一亮点。

（3）合并症治疗：腰椎间盘突出症急性发作的患者多伴有臀上皮神经卡

压及腰背部肌筋膜炎、竖脊肌损伤的症状，当依据主要诊断分次治疗，先治疗原发病灶，再治疗继发症状。很多因腰部及下肢疼痛、麻木就诊的患者有腰椎间盘突出症病史，腰椎 MRI 检查也支持上述诊断，但实际上患者临床症状的病因并非腰椎间盘突出症，很可能是腰椎关节突关节病或腰、臀部软组织损伤。无论病因是否是腰椎间盘突出症，都需结合具体症状、体征来确定治疗点。治疗时，应注意查看臀大肌起止点，臀中肌、臀小肌在髂骨部的附着点，操作时松解至骨面，以撬拨法为主，勿过多行切割法，以免对软组织造成不必要的损伤，加重术后疼痛和出血。

（三）第 3 腰椎横突综合征

第 3 腰椎横突处于腰椎的中段，有加强腰部稳定性的作用。其横突比其他腰椎横突长，当腰椎频繁屈伸活动时，横突尖部反复摩擦损伤腰部软组织，易造成损伤、渗出，导致局部筋膜、肌肉痉挛、疼痛，局部软组织形成瘢痕，并与第 3 腰椎横突发生粘连，不仅造成疼痛，还限制腰椎活动度，以屈伸障碍为主。弯腰劳作时，深筋膜和骶棘肌受到牵拉形成进一步损伤。

1. 诊断

该病常表现为腰痛伴臀部或大腿外侧疼痛或麻木，一般疼痛不过膝。急性期第 3 腰椎横突尖端周围软组织炎性肿胀，指下可明显触及，压痛明显。患者可有外伤史，或超负荷弯腰或长时间弯腰劳作史。

由于第 1 腰神经后支可形成臀上皮神经，支配臀上部。在出脊柱时离第 3 腰椎横突尖端很近，当第 3 腰椎横突周围软组织肿胀变性时，可影响第 1 腰神经后支，从而产生臀上皮神经卡压的症状，出现臀外上侧麻痛并放射至下肢后侧，但痛不过膝。

2. 治疗

针刀操作前应摸准第 3 腰椎横突，许多医生或医学生对于 L3 横突的触诊都不太熟悉，虽然都知道两侧髂嵴最高点连线通过第 4、5 腰椎棘突之间，然后取 L2、L3 棘突间旁开约 3.6cm（不固定）便是第 3 腰椎横突，但是髂嵴最高点究竟怎么找？正确的方法是双手张开虎口，四指并齐，用食指桡侧缘抵住双侧肋弓然后往下探寻即可摸到髂嵴最高点。

急性期 L3 横突易触及且压痛明显，松解痉挛的筋膜可迅速有效地缓解局部高张力状态。针刀操作不可离开横突尖的骨面，避免刺入腹腔，可先贴着骨面刺至横突尖，然后多方向松解，尤其松解横突尖端及横突上下缘，刀口线应始终与身体纵轴平行。L3 横突接近肾脏下极，尤其是右侧，操作不当存在刺伤肾脏的风险。

横突附着的肌肉主要功能是维持身体重心的相对稳定，属于核心肌群的一部分，这类患者的腰痛症状常反复，术后加强核心稳定性训练尤其是腹肌及竖脊肌的训练可降低复发率。

（四）腰椎椎管狭窄症

本病是多种原因导致椎管各径线缩短，压迫脊髓或神经根而出现神经功能障碍的一种疾病。病因包括脊椎滑脱、外伤性骨折后椎体变扁、发育异常性骨炎、黄韧带增生骨化等。

1. 诊断

本病以间歇性跛行为主要临床表现，甚至出现截瘫。多节段椎间盘突出易出现腰椎失稳，导致腰椎滑脱，腰椎滑脱分为真性滑脱和假性滑脱。前者是因为椎弓根断裂，上部失去限制，出现上位椎体前移、错位；后者是因为常年劳损，椎间关节囊、韧带松弛出现上下椎体错位。早期没有症状，个别滑脱严重者也可无症状。X 线片应拍正、侧位，双斜位可看到椎弓根断裂，即"狗脖子戴项链"征，前屈、后伸位可出现移位差。CT 可显示椎间盘移位错开，脊髓神经根压迫。MRI 可清晰显示椎体的移位程度和对脊髓的压迫程度。

2. 治疗

早期没有移位，或 1 度真假滑脱，无症状的不必治疗；有轻微症状的，非手术治疗一般很有效，非手术疗法包括针刀与骶管封闭。假性滑脱是针刀适应证，其中 3 度、4 度滑脱非针刀适应证，宜手术治疗。早期滑脱还没有真正形成阶梯状改变的，也可以通过针刀松解周围软组织改善症状。针刀治疗可配合影像学检查从腰痛治疗常用点中寻找压痛点，并应根据症状调整。若伴有下肢症状则于对应区域寻找痛点。

（五）臀上皮神经卡压综合征

因急慢性腰臀部疼痛就诊的患者中，以臀上皮神经卡压为主要病因的占40%～60%，局部组织形态学特点和力学因素使本病成为临床常见病。

扫码看视频
臀上皮神经卡压综合征

1. 诊断

本病临床表现为臀上部到股骨大转子间皮肤区域疼痛、麻木、感觉减退；向大腿后侧放射，疼痛多不过膝；沿髂后上棘向外6～7cm，距离后正中线7～8cm处压痛明显。通过体格检查和影像学检查可与腰椎间盘突出症、梨状肌综合征等引起的坐骨神经痛相鉴别。

臀上皮神经由L1～L3神经后支的外侧支发出，其在髂嵴上方穿过背肌，下行跨越髂嵴，支配臀部后外侧皮肤。该神经大部分在软组织中走行，按穿出椎间孔后走行部位将其分为四段：骨突段、肌内段、筋膜下段及皮下段。其在走行过程中转折多、角度锐，被固定在筋膜鞘、骨纤维管和臀部浅筋膜的神经鞘中，相邻的脂肪易发生异位。急慢性损伤、受凉等原因使神经周围筋膜增生，均会使臀上皮神经受到卡压或损伤，出现水肿、充血，使神经血管束内的压力增高，静脉回流受阻，导致其发生变性反应而产生疼痛。

出现臀上皮神经卡压症状时，常可合并第3腰椎横突周围的软组织损伤，应注意诊察。

2. 治疗

臀上皮神经有6个易受压迫的点，也是治疗选点，分别是椎间孔发出后穿骨纤维孔处的出孔点、在横突上被纤维束固定的横突点、即将进入骶棘肌处的入肌点、骶棘肌处的出肌点、穿过胸腰筋膜浅层的出筋膜点及跨过髂嵴进入臀部的入臀点，走行于臀大肌与臀中肌之间（臀肌间沟），然后浅出皮下。入臀点是能直接触及臀上皮神经的位置，位于髂嵴上缘，骶棘肌附着处内、外各2cm之间的区域，此点较常受卡压。

针刀治疗时应注意避免损伤邻近脏器，由于 L1～L3 横突的中外部投影与肾脏下内部及肾盂等腹后壁脏器重叠，尤其是右肾，后外支骨纤维管位于竖脊肌深面，因此进刀后应控制刺入深度在 35～40mm，并且应刺达骨面后再进行操作以避免损伤上述脏器。

（六）梨状肌损伤

西医学认为，梨状肌综合征是坐骨神经在梨状肌出口处受到卡压或慢性损伤引起的一组症候群，梨状肌损伤是本病的主要原因，大部分患者有闪、扭等外伤史，跨越、负重行走及受凉也是本病发作的常见病因。梨状肌常因下肢外展、外旋等动作的过度牵拉而受损，损伤后局部出现充血水肿或痉挛，反复损伤使该肌变得肥厚，进而压迫坐骨神经诱发本病。另外，梨状肌与坐骨神经的形态学关系发生变异，也可导致坐骨神经被卡压而发生本病。

1. 诊断

该病常表现出坐骨神经受压迫的症状，急性期直腿抬高试验阳性、梨状肌紧张试验阳性可鉴别。非急性期梨状肌紧张试验可为假阴性，此时，卡压点压痛且按压时症状加重可加以鉴别，体表投影位于髂后上棘与尾骨尖连线的中点与股骨大转子连线的中内 1/3 的交点处（梨状肌下孔）。

2. 治疗

梨状肌起于骶骨的前方，止于股骨大转子上缘，治疗时从其起止点及卡压点寻找痛点。梨状肌周围有臀上和臀下动静脉经过，松解肌腹有一定风险，而起止点位于骨面上更加安全。松解卡压点时严格控制刀口线方向和深度：刀口线与坐骨神经走行一致，刀体与皮面垂直刺入皮肤达皮下组织层，针刀通过臀大肌达到梨状肌时出刀。由于梨状肌下（或中）有坐骨神经穿过，故麻醉时要慎重，不可麻醉过深以防损伤坐骨神经。针刀操作时常会触碰到从梨状肌中穿行的坐骨神经，由于神经的逃逸作用，此时针尖主要触及神经的鞘膜，患者会产生麻痛等触电感。此时应将针刀退出 2cm，向内或外倾斜 10°～15°，松解梨状肌下孔的卡压点，切忌反复刺激神经。

（七）臀中肌损伤

臀中肌能稳定骨盆，久坐、超重、举重、跑步、习惯性一侧身体负重（如习惯单手抱孩子、背单肩包）等，均可使臀中肌劳损，导致臀中肌挛缩，并可与附近软组织（特别是梨状肌）发生粘连，使腰部左右受力不均而产生腰骶部疼痛及膝关节疼痛、麻胀等症状。按筋膜链理论还可牵涉大腿出现疼痛。

1. 诊断

本病发病时患者主诉该肌部位疼痛并不多见，多在查体时于该肌起点部位发现阳性反应点或痛性结节而引起重视，往往没有神经根性刺激症状。直腿抬高试验可出现局限于臀部的疼痛，可通过外展大腿诱发或加重该处疼痛确诊本病，还需进行专科体检排除腰椎及其他臀部深层肌肉损伤，因此本病很容易被漏诊或误诊。

2. 治疗

患者侧卧，医生一手按于患者膝外侧，令其做抗阻外展髋关节，根据臀中肌的起止点可清楚触摸到臀中肌的位置，松解时从臀中肌前、中、后三处选点。

臀中肌受臀上神经支配，从 L4～S1 前支发出，经梨状肌上孔出盆腔，即臀中肌与梨状肌交界处，位于髂后上棘与尾骨尖连线中点与大转子连线的中内 1/3 处。可对其神经根（即对应节段的横突间）及神经走行敏化点周围软组织进行松解及神经触激。

（八）胸腰筋膜损伤

腰部剧烈活动和长期重体力劳动、繁重的家务劳动引起胸腰筋膜发生急、慢性损伤。伤后韧带可出现大小不等的撕裂伤，组织出血、渗出、水肿，最终韧带与周围组织粘连、瘢痕与挛缩，出现纤维性粘连，引起血液循环障碍，导致疼痛。

1. 诊断

本病患者多以腰背部疼痛就诊，多有腰背部外伤或劳损史，或感受风寒湿，其临床特点是疼痛面积较大，疼痛面积覆盖肩胛部至腰骶部、背外侧部，至腘窝以下、踝以上部位，可伴有轻度窜麻感；行走时常用手扶持腰部，呈鸭步状态；久坐、久站可加重疼痛，部分患者清晨痛醒，不能入睡；且患者腰部活动受限，查体时可触及腰部僵硬，可伴有竖脊肌痉挛；压痛多在腰椎横突外侧缘、髂嵴处或第 12 肋下缘，可于上述部位扪及痛性结节和（或）条索状物，拾物试验阳性。本病 X 线检查无特异性，个别人于骶骨或骶髂关节可见轻度的骨质增生。本病需与腰椎间盘突出症鉴别，后者可无腰背部大面积疼痛，于椎旁可触及压痛及放射痛，直腿抬高试验及加强试验阳性。

2. 治疗

在明确胸腰筋膜形态学结构的基础上准确判断本病机理是确定治疗点的依据。胸腰筋膜分为浅层、中层、深层。浅层位于竖脊肌的表面；中层位于骶棘肌与腰方肌之间；深层位于腰方肌与腰大肌之间。在腰方肌外缘处，胸腰筋膜浅、中层愈合，形成筋膜板。

筋膜粘连发生疼痛的原因之一为粘连本身的牵扯致痛，另一原因是大部分粘连都有脊神经后支皮支走行其中，受到影响而产生疼痛，因此胸腰筋膜损伤范围内的痛性条索、结节也应被定为治疗点。根据肌筋膜链理论，患处斜上方或斜下方的阳性反应点也应作为治疗重点被标记并被治疗。对浅层筋膜的治疗同项背筋膜炎的治疗方法，即点刺痛点加拔罐放血；对于深部肌肉间的筋膜损伤，则需将针刀扎至相应的深度，刀口线与肌肉纤维平行，最好是扎至横突或椎板的骨面，安全且高效。

注意：①在第 12 肋下缘行针刀操作要掌握好深度，勿刺入腹腔。针刀须在第 12 肋下缘和髂嵴上缘治疗，否则无效。为安全起见，在第 12 肋处行针刀操作时可采用下面方法：定点于肋下缘，医生以左手拇指按住肋骨下缘并向上方推去，使定点处的皮肤移于肋骨面上，这时刺入的针刀可直达骨面，然后松开手指，使皮肤回到原来位置。②在痛性结节、条索等处进针刀时到达手摸到的硬结、条索等病变组织即止，不能再深入。《灵枢·官能》记载"知解节，知补虚泻实""得邪所在，万事不殆"，这都是讲述定准病位进行治疗的重要性。

另外，当此种腰背痛为外伤所致时，《素问·刺腰痛》中记载："横络之脉令人腰痛，不可以俯仰……得之举重伤腰，横络绝，恶血归之，刺之在郄阳筋之间，上郄数寸，横居为二痏出血。"有注解认为此种情况应刺委阳大筋间上的殷门穴，视其血络横居盛满者针刺两次，令其出血。本句强调的是治疗外伤瘀血导致的腰痛，操作过程中既要针刺患处又要排出瘀血才可达到理想的治疗效果。

本病针刀治疗后，视其临床症状改善程度可辅以斜扳手法，患者取侧卧位，下面腿伸直，上面腿屈曲，头向背侧转，全身放松，医生做闪动式斜扳手法。斜扳动作要柔和，力量适当，不可过猛，两侧各做一遍。

（九）髂腰韧带损伤

髂腰韧带在骶棘肌深面的腰方肌下部深面，为一三角形的韧带，肥厚而强韧。该韧带起自第 4、第 5 腰椎横突，呈放射状止于髂嵴的内唇后半，既可限制 L5 的旋转，也可防止 L5 向前滑动。该韧带损伤多由急性损伤所致，常于过屈、过度扭转或急性侧弯等情况下负重引起，多见一侧发病。

1. 诊断

该病表现为腰髂部疼痛，活动受限，常为前屈或向健侧侧屈时疼痛加重，疼痛可向腹股沟、大腿内侧放射，但一般不过膝。疼痛往往在久坐、久站之后加重，可伴有下蹲困难。比较有特异性的体征是患侧 L4、L5 横突旁及髂嵴髂腰韧带附着点有深压痛，痛点明确，为诊断本病的重要指征。

2. 治疗

因急慢性损伤日久引起的髂腰韧带粘连、挛缩，可用针刀松解韧带附着点及周围组织，进针时刀口线与竖脊肌平行，到达韧带附着处时与韧带纵轴平行。由于此处位置靠近腹腔，针尖必须扎于横突骨面上以保证不进入腹腔，然后摆动针身进行钝性牵拉，松解周围的挛缩与粘连。

（十）髂肌损伤

髂肌起于髂窝的上 1/3，经由腹股沟止于股骨小转子，主要功能是屈髋。本病多由急慢性损伤引起，可表现为腰背、下腹、髂窝处疼痛，伴髋关节活动受限。

1. 诊断

该病多有急慢性损伤病史，表现为腹股沟韧带附近肿胀（慢性损伤时局部不肿胀）、疼痛明显，腹股沟及小转子附近压痛；髋关节活动受限，多呈髋关节半屈曲保护性姿势；抗阻力屈髋、髋关节过伸时疼痛加剧。

髂肌受股神经（L2 ~ L3）支配，临床上需要与上腰段腰椎间盘突出症、股神经卡压综合征、内收肌损伤鉴别，可通过影像学与压痛点检查鉴别。

2. 治疗

髂肌起于髂窝而止于股骨小转子，起点靠近腹腔，难以松解，故多从腹股沟韧带下方和髂肌止点附近即腹股沟附近寻找压痛点，在屈髋屈膝、髋关节充分外旋的情况下探寻小转子。体表定位，髂前上棘与耻骨结节连线的中外 1/3 点向下即是髂肌的位置，而小转子位于该点的垂直线与股骨大转子向下 3cm 处水平线的交点上，需在下肢外展外旋下寻找。由于该处周围重要的神经、血管比较多，因此须严格遵循四步进针法。

（十一）腰椎布氏菌病、结核、肿瘤

这三种病不是针刀疗法的适应证，应明确诊断，尽快转至专科治疗，以免延误病情。

1. 腰椎布氏菌病

本病是布氏菌感染所致的疾病，布氏菌是一类革兰氏阴性短小杆菌，羊的患病数量最多，传染性强，感染后出现波浪热；全身大关节可被感染，腰椎多见，易侵袭椎体。本病易与椎间盘结核一同出现而被混淆，腰及下肢疼痛的患者如有发热应首先考虑并排除本病。本病有自愈倾向，休息后病灶处逐渐增生钙化，像结核一样自愈。

治疗：休息、固定，药物选取链霉素、四环素、磺胺类联合治疗。有脓肿形成、椎体破坏严重，出现神经症状，必要时手术治疗，如椎板减压成形术以清除脓肿，引流，脊椎融合术等以稳定脊柱关节。以腰椎间盘突出症为主诉或相似症状就诊的患者，针刀治疗前一定要查腰椎 X 线、MRI，常规针刀治疗 1 ～ 2 次疗效不明显者，建议其到三级医院进行布氏菌病检查，以便及时发现病因，避免延误治疗。

2. 腰椎结核

本病多发于腰部椎体，病变主要局限于椎体上下缘。椎体滋养动脉为终末动脉，静脉血多，结核杆菌易停留于此处并滋生，侵犯椎间盘及相邻椎体，椎间盘被破坏，间隙变窄并形成脓肿。临床表现为腰椎疼痛、压痛、叩击痛，脓肿形成可出现腹部及腹股沟部肿胀，腰部可出现后凸畸形。X 线片显示椎体破坏，椎间隙变窄，腰大肌影增宽及钙化影；CT 可见空洞、死骨形成，腰大肌脓肿形成；MRI 可早期发现病灶，确定脊髓受压情况，可决定是否立即手术，以避免发生截瘫。保守治疗有局部制动、支持疗法、使用抗结核药物，严重者需手术治疗。此类患者不宜手法治疗，可能会导致瘫痪。

3. 腰椎肿瘤

本病按性质可分为原发和转移肿瘤，按部位可分为椎管内和椎骨内肿瘤。马尾神经损害后可出现截瘫，依据临床症状、CT、MRI，诊断比较清晰。其性质依靠 MRI 很难确定，需根据病理检查确定肿瘤性质。治疗主要为中药、放化疗、手术。

四、下肢疾病

（一）膝关节骨性关节炎

膝关节骨性关节炎（KOA）是膝软骨进行性破坏，伴随骨质增生的一种退行性疾病。本病起病缓慢，病程迁延，有一定的致残率。

1. 诊断

膝关节是人体主要的负重关节，传统认为 KOA 是随年龄增大而出现的退行性变，但临床显示本病逐渐呈现出年轻化。对于本病的诊断主要是根据临床症状和影像学检查，临床可有以下表现：1 个月内有反复膝关节疼痛，晨僵小于 30 分钟，活动时有骨擦音，X 线显示关节间隙变窄、软骨下骨硬化和囊性变、关节缘骨赘形成。临床上本病更多以症状为主要诊断依据，若患者大于 40 岁且有膝痛应高度怀疑本病。

2. 治疗

从现代生物力学的角度分析，关节周围的韧带、肌腱、肌肉等软组织发挥着稳定、带动关节，传导并缓冲应力，保护关节的作用。由于外在因素或某种疾病可使膝周软组织损伤，并产生粘连，破坏膝关节力学平衡，进而使关节内力平衡失调，导致疾病发生。针刀可通过松解软组织的粘连、刺激本体感受器的恢复，改善软组织的生物力学，以有效地保护膝关节，实现"调筋治骨"。常见的病变点有股四头肌腱、股二头肌腱、半腱肌腱、半膜肌腱、髌上囊（鹤顶穴）、髌下脂肪垫、髌骨内外侧支持带、侧副韧带、鹅足囊、髌韧带等。这些解剖位置既是诊断的部位又是治疗的靶点，通过按压可以判断粘连损伤的位置。具体把握以下几点。

（1）常用的膝周软组织定位：必须熟悉膝周软组织的定位，医生立于患者患侧，以同侧手掌心正对患者髌骨中心，五指张开，手指半屈位。掌根正对髌上囊，中指正对髌韧带中部，食指、无名指对应内、外膝眼，拇指对应胫侧副韧带起点及股内侧肌下段，小指正对髂胫束行进线上，食指下 4cm、内 3cm 处为鹅足囊止点。另外，近年有学者发现在膝关节骨性关节炎患者中常出现膝关节伸、屈肌群（即股四头肌与腘绳肌）的萎缩无力，故检查时也应考虑这两组肌肉。

（2）选点可从两个思路进行：一是有利于有效松解软组织。通过针刀在粘连、瘢痕、挛缩等软组织高应力点处进针松解，可有效分离软组织之间、软组织与骨骼之间的粘连。一般选取肌肉起止点、韧带附着点附近的压痛点，常用的点有股直肌腱、股二头肌腱、半腱肌腱、半膜肌腱、内外侧副韧带附着点（股骨内外侧髁、腓骨头和胫骨内侧髁）。二是有利于减张减压。针刀配合拔罐可消除肿胀，促进积液的吸收，减张减压，故可根据MRI上膝关节积液的位置进行定点。术后配合手法对病变部位进一步松解，以解除关节周围软组织的高张力状态，恢复关节生物力学平衡，达到调筋治骨的目的。

（3）增强肌力：增强股四头肌与腘绳肌的肌力有助于加强膝关节的稳定性，针刀术后可嘱患者行股四头肌肌力的康复训练，最常用的是直腿勾脚训练，该方法关节负荷少又能有效锻炼股四头肌，可以很好地缓解轻中度膝关节骨性关节炎患者的疼痛。

（二）膝关节内、外侧副韧带损伤

膝关节关节微屈时稳定性不良，外伤易造成膝关节过度内翻或外翻，被牵拉处超出生理负荷则发生撕裂、断裂等损伤。韧带损伤后在修复过程中，于韧带附着处会代偿产生瘢痕粘连，使韧带局部弹性降低而影响膝关节的功能，局部渗透压增高，在致痛物质刺激下，挤压末梢神经产生痛点，导致功能障碍。由于膝关节呈现小于10°生理性外翻，故多数情况下发生内侧副韧带损伤，偶尔也可伤及外侧副韧带。

1. 诊断

膝关节内侧副韧带上方起自股骨内上髁，向下止于胫骨内侧髁及胫骨体的内侧面。膝关节外侧副韧带上起于股骨外侧髁，下止于腓骨头部外侧。慢性损伤的患者往往痛点很多，似无规律可寻。实际上，这种损伤如腱末端病一样，其病变都在腱末端上。而内侧副韧带由前纵部、后斜部所组成，又有半膜肌腱纤维参与，其起止点并不在同一位置上，肌腱损伤的部位也分布在不同的高应力点上，但定点不宜太多。膝关节内外翻应力试验可以诱发疼痛。

2. 治疗

该病主要为侧副韧带的损伤、粘连。治疗时选择韧带上、下端附着点和中间关节间隙处的压痛点，以及周围软组织的高应力点，松解韧带的高张力。针刀治疗时刀口与韧带平行，因关节腔内无病变，故针刀不进入关节腔以免引起不必要的损伤。在骨性附着点不可横行铲剥，以免将韧带附着部剥离，对有硬结、条索者可纵行切开。但是当韧带撕裂时，不是针刀治疗的适应证，应转至专科手术治疗。

膝关节内、外侧副韧带损伤属末端病范畴，所以腱周围结构损伤是肯定存在的，这就可以理解腱下滑囊损伤、鹅足滑囊病变常与韧带损伤并存的道理，其病变应一并处理。

（三）膝关节创伤性滑膜炎

该病比较常见，常因外伤引起，膝关节滑膜肥大、增厚，且有炎性渗出，关节液循环不畅，导致积液留存，可产生疼痛，影响关节功能。

1. 诊断

膝关节周围肿胀、疼痛，外伤史是关键，应排除骨质损伤。急性损伤时局部可出现血肿瘀斑，浮髌试验阳性。慢性损伤时可引起患者自觉双腿沉重，伸膝困难而被动活动无障碍，局部红肿热痛不明显，两膝眼肿胀隆起，触指松软，内有积液。

2. 治疗

治疗时可在内膝眼、外膝眼、血海穴、关节内侧间隙及收肌结节处选点。若只抽吸积液，关节液循环障碍依旧没有改善，则炎症持续存在，临床症状便不会有效缓解，甚至在短时间内会产生新的积液。因此单纯抽吸积液不是首选方法，应配合针刀松解术。此时关节内为弥漫性无菌性炎症，可结合封闭促进炎症吸收。同时，针刀松解术既解除了周围软组织的高应力，又降低了滑膜内的压力，使积液外流、吸收、循环，邪有出路；出针刀后流出暗红色液体为瘀血和炎性液体的混合液，配合拔罐促进积液及瘀血流出，即助邪外出。

（四）滑膜皱襞综合征

膝关节滑膜皱襞据其与髌骨的位置关系可分为髌上滑膜皱襞、髌内侧滑膜皱襞、髌下滑膜皱襞、髌外侧滑膜皱襞。当外伤、炎症、钝挫伤、反复损伤或膝关节过度使用等因素造成皱襞增生、肥厚时，滑膜皱襞变为病理性滑膜皱襞，关节活动时就会因撞击、挤压而导致弹响、疼痛等症状发生，尤其是在膝关节半屈曲位时，滑液囊所受压力最大，称为膝关节滑膜皱襞综合征。滑膜皱襞水肿、变厚引起相应症状和功能障碍，甚至可导致髌骨及股骨发生软骨软化。

1. 诊断

本病以髌内侧滑膜皱襞综合征最为常见，本病虽不少见，但许多医生对其诊断不是十分熟悉，故在检查时应多加注意，以免漏诊。滑膜皱襞退化不全、形态异常是本病发病的基础和内因。临床可见以下症状及体征：膝痛及髌内侧压痛，麦氏征阳性，压迫股内髁膝关节屈伸试验阳性，触及痛性条索。符合其中的任两项或两项以上即可初步诊断为髌内侧滑膜皱襞综合征，但关节镜检查仍是本病诊断的"金标准"。

2. 治疗

在髌内侧缘、内侧膝关节间隙、股骨内上髁上、内膝眼点寻找阿是穴，针刀松解膝关节周围软组织的高应力点，刮除瘢痕，疏通堵塞，恢复膝关节周围软组织的生物力学平衡，并促进滑膜组织肿胀消退，增加膝关节的活动度，缓解关节疼痛。

针刀治疗本病，首先要明确治疗目的，即松解肌腱附着点处的粘连；要求医生熟悉解剖，针刀操作几乎都在关节腔内，要严格无菌操作，保证手术安全；要分不同时期综合运用针刀及中药，必要时行关节镜下髌内侧皱襞切除术，这样可预防软骨进一步被皱襞损伤。手法治疗可进一步解除粘连，增强肌力。术后可照常活动，无须特殊休息，进行股四头肌的锻炼可有助于本病恢复。

（五）髌下脂肪垫损伤

髌下脂肪垫是一块钝性三角形的脂肪组织，位于髌骨下面，髌韧带后面与关节囊之间，居膝前滑膜囊外，充填于髌骨、髌韧带、胫骨髁前上缘及股骨髁下部。正常情况下髌韧带和脂肪垫之间有光滑的鞘膜相隔，膝关节频繁屈伸活动使脂肪垫充血变性，与髌骨下缘、髌韧带后部形成粘连，使髌韧带活动受到牵拉制约，产生疼痛和活动受限。

1. 诊断

患者多有膝关节外伤史或反复屈伸如跑步、爬山的历史，由于脂肪垫的水肿、机化、肿胀和增厚，站立时两膝眼及髌韧带肿胀饱满压痛，行走疼痛，下蹲困难。腘窝部分肌腱压痛，膝关节屈曲或伸展到最后10°时困难并产生疼痛。可行膝关节过伸试验，若阳性则提示半月板前角损伤或髌下脂肪垫肥厚，再鉴别半月板损伤即可。

2. 治疗

针刀通过松解粘连变性的脂肪垫组织，改善局部的微循环，促进致痛因子的降解和离散，促进无菌性炎症的吸收，改善膝关节的运动功能。患者取仰卧位，膝关节稍屈并膝下垫枕，于髌骨下缘中点定点，刀口线与身体纵轴平行，切开髌下脂肪垫时，不得超过5mm，同样要注意保护关节腔，不得切透脂肪垫进入关节腔。注意针刀刺入不同组织结构的手下感觉：针刀穿过髌韧带时，有穿透坚韧软组织的感觉；达髌韧带与脂肪垫之间时，有落空感；进行通透剥离时，常有组织间粘连的阻滞感；剥离后刀下有宽松感。不建议从髌韧带侧方进刀，原因如下：①组织层次不易准确把握。②从侧面通透剥离肯定留有死角，剥离不全面。

（六）髌下滑囊炎

髌下滑囊位于胫骨粗隆和髌韧带之间，膝关节处于半屈伸位时压力最大，常因反复屈伸，如跳跃、跑步等运动的机械刺激引起的急慢性损伤，进而导致滑囊炎的产生，此时囊内高压。

1. 诊断

该病患者有反复屈伸膝关节的运动史或外伤史，常表现为膝部疼痛伴活动障碍，髌下滑囊处压痛明显。髌下滑囊包括三个：髌下深囊，位于髌韧带上、中1/3交点深面；髌下皮下囊，位于胫骨粗隆上，髌韧带和皮肤之间，处于髌韧带最下方；胫骨粗隆腱下囊，位于胫骨粗隆与髌韧带之间。

2. 治疗

该病病灶确定后，可直接利用针刀锐性松解，降低囊内压力，进而促进滑液的回流、吸收及更新，打破滑囊炎病变的恶性循环。由于囊内有炎症存在，可配合激素与利多卡因于痛点注射，促进炎症吸收。术后配合手法，可以调节关节腔内液体的正常代谢，最大限度地松解韧带等软组织粘连，恢复膝关节的运动功能。通过改善膝关节外部的压力来减轻膝关节内应力，调畅气血；通过改善膝关节的负重力线来调节其活动范围，从而彻底恢复膝关节的生物力学平衡。

（七）鹅足滑囊炎

鹅足囊位于缝匠肌、股薄肌、半腱肌的联合腱上点与胫骨内侧副韧带之间，三个肌腱有致密的纤维膜相连。当膝关节软组织损伤后，炎症及粘连等原因使关节力学平衡失调，膝关节失去稳定，各个关节面受力不均匀，导致关节软骨损伤、骨质增生、滑膜肿胀、局部粘连等一系列病理现象的发生。

1. 诊断

鹅足囊位于胫骨内侧缘，胫骨平台下 5～9cm。局部因反复撞击摩擦引起滑囊炎，以局部疼痛、肿胀且有压痛为主要临床表现，可触及增厚和硬结。小腿外展、外旋时疼痛加重。该处靠近内侧副韧带及内侧半月板，应注意与内侧半月板囊肿相鉴别。

2. 治疗

本病同样属于急慢性损伤引起的滑囊炎，需先准确找到鹅足囊的位置，然后用针刀做锐性松解，降低囊内压力，促进炎症吸收、改善血循环。患者仰卧，膝关节伸直，循鹅足囊压痛点定点，刀口线要与缝匠肌、股薄肌、半腱肌止点处肌腱纤维平行，垂直刺入并做囊壁处的连续切开，每次切开寻求突破感。出针后若流出暗红色血液可配合拔罐助血外流，进一步减轻囊内压力，同时起到消炎的作用。

（八）股四头肌损伤

股四头肌是全身最大的肌群，由前、内、外三面包围股骨，于股骨下端前面合成股四头肌腱，肌腱大部分止于髌骨上缘，腱纤维向下跨越髌骨及膝关节形成髌韧带，止于胫骨粗隆。股四头肌远端（股骨下 1/3 段）与股骨之间无任何附着关系，故可在膝关节伸屈时自由活动，股四头肌或肌腱任何部位的粘连，都会不同程度地影响膝关节的屈伸活动。本病多由急慢性损伤引起。

1. 诊断

股四头肌中的股直肌起于髂前下棘，余均起自股骨上端，各肌均止于胫骨粗隆。股四头肌的主要作用是伸膝，股直肌还有屈髋的作用。患者多有急慢性损伤病史，临床上可表现为局部疼痛，膝、髋关节活动受限。髂前下棘附着处可有压痛，屈髋时压痛明显。

无明显急、慢性损伤史的患者也可出现本病，如肾透析、慢性肾衰、糖尿病、高尿酸血症患者，可出现膝部、肩部等一处或多处肌腱、韧带损伤，考虑此类患者由于代谢紊乱或肌腱炎等原因导致肌腱韧性下降甚至发生自发性损伤。在治疗中应充分考虑上述相关因素以明确治疗方法及步骤。

2. 治疗

此处肌腱较厚且韧性较强，故一般采用刀口线为 1.0mm 的针刀，否则，即使诊断、定点、刺入角度及深度、操作手法等均准确，也很难取得理想疗效。该病治疗比较简单，于肌腱上寻找痛点，用针刀松解，股直肌起于髂前下棘，接近腹股沟韧带，附近有股动、静脉和股神经，需比较谨慎。定位时，选髂前上棘与耻骨结节连线的中外 1/3 点稍外侧即髂前下棘，此处为骨面，可以很好地避开神经、血管。操作时，左手应按准髂前下棘，严格按照四步进针规程即可。

针刀治疗本病要注意操作层次，充分切割、松解病变组织，为保护无病变组织，勿过度损伤髌上囊，如造成囊液流出应及时按压。对于这种肌肉损伤并导致某个活动受限的疾病，可以在该受限活动下寻找病灶点并在该动作位置下治疗。股四头肌受股神经支配，可在大腿上画出股神经及其分支隐神经的走行，用针刀点刺神经，拔罐放血。

（九）髌韧带损伤

髌韧带对协助关节活动和维持关节稳定性具有重要作用，髌韧带损伤多与膝部其他损伤并见，如股四头肌腱损伤、交叉韧带损伤，多为膝部复合型损伤。

1. 诊断

患者常因膝部疼痛及功能障碍就诊，主要是髌尖处疼痛，或轻度肿胀，压痛明显，坐位站起时疼痛明显，行走时可有疼痛。抗阻伸膝试验时髌韧带处疼痛，偶有摩擦音。如有韧带断裂则非针刀疗法的适应证。

2. 治疗

针刀的剥离点应在髌韧带与胫骨结节或髌骨下极的附着点与韧带的交界处，而不是剥离韧带的附着面，这一点尤应引起注意。对于膝、肩关节的针刀治疗都应清楚针刀是否有必要进入关节腔，对髌韧带治疗时不能进入关节腔，故应选择适当角度，在骨面上松解。

（十）股外侧皮神经炎

股外侧皮神经炎属周围神经卡压类疾病，常因神经走行途中被某种因素卡压引起大腿部麻痛等一系列症状。

1. 诊断

股外侧皮神经为 L1 ～ L3 神经发出，于髂前上棘内侧下方 1 ～ 1.5cm 穿出腹股沟韧带的纤维性管道，此处神经干位置较为固定。其于髂前上棘下方 4 ～ 6cm 穿出阔筋膜，此点亦相对固定。髂前上棘内下方有压痛，该处 Tinel 征阳性。患者表现为大腿外侧麻木、疼痛，行走疼痛，休息缓解。

2. 治疗

于髂前上棘内下 2cm 处找到股外侧皮神经，查看神经穿过阔筋膜处有无卡压。以往对本病的治疗点定位有误，常在髂前上棘下 4 ~ 6cm 处寻找压痛点，这是不对的。解剖教学中许多资料提示股外侧皮神经在上述部位穿出深筋膜，可被解剖出来。其实，该神经在上述部位变异程度较大，可在 4 ~ 10cm 处穿出深筋膜且常伴有分支。临床上应仔细检查。

本病治疗的关键在于，不仅要对局部痛点进行治疗，还要检查该病是否合并腰椎间盘突出，如果有则要一并治疗（具体参照腰椎间盘突出症一节），影像学检查与详细的查体可以鉴别。另外，股外侧皮神经是经过髂前上棘、髂前下棘之间支配大腿，因此治疗时可用针刀扎于该处骨面，运用敲击的手法给予股外侧皮神经足够的能量脱敏修复。运用此手法若触激到神经时应退针，不可反复捣刺。患者在股外侧皮神经支配区域感到麻木，病在表层，故用点刺，配合拔罐促进恢复。

（十一）股二头肌损伤

股二头肌位于大腿后外侧，肌的长头起自坐骨结节，短头起自股骨粗线和外侧肌间隔，肌束自各起点起始后向下方移行于肌腱，止于腓骨小头。该肌损伤后引起局部的无菌性炎症反应或慢性组织变性、增生、粘连等组织形态学变化，从而导致功能障碍。一侧股二头肌损伤出现功能障碍可引起同侧行走、站立困难及骨盆代偿性倾斜，骨盆位置倾斜可导致脊柱生物力学平衡失调，从而引发腰腿部症状，甚至造成腰椎间盘突出症的加重，因此临床常见本类病例在股后痛一段时间后出现腰腿痛症状。

1. 诊断

本病需与腰椎间盘突出症及膝关节疾病相鉴别。可以通过腰部是否疼痛、是否活动障碍大致判断是否存在腰部疾患。膝关节内病变导致的疼痛通常为整膝痛，患者很难描述具体疼痛部位，且压痛广泛或不易查找压痛点。如果患者可明确指出疼痛部位，则初步判定病变部位相对表浅，多为关节周围的韧带、支持带或肌腱。研磨试验和抽屉试验可用来排除膝关节半月板和前、后交叉韧带损伤；在内、外侧副韧带受力的方向进行检查，排除内侧副韧带损伤。上述病因被排除后，则考虑肌源性病因。

当胫骨外侧髁压痛处伴髂前上棘下缘压痛时应考虑髂胫束损伤。腓骨头为股二头肌止点附着处，委阳穴处为股二头肌腱走行处，上述部位疼痛且有压痛应考虑股二头肌止点处肌腱损伤，再检查起点坐骨结节处有无压痛，以进一步判断有无损伤。当屈膝关节并微旋外时委阳及腓骨头处疼痛加重，可进一步证实股二头肌止点处肌腱损伤诊断成立。

2. 治疗

本病的治疗方法是松解股二头肌腱起止点及肌腹的阳性反应处，肌腱点可从股骨外侧髁及腓骨小头之间寻找，肌腹点位于大腿远端的 1/2 及大收肌的后侧部分。针刀松解可缓解股二头肌的紧张痉挛，促进局部无菌性炎症的吸收，改善对神经、血管的卡压，排出瘀血，减轻血肿，改善患处的内环境，调畅局部气血的运行，促进微循环再生，从而缓解疼痛，纠正因骨盆位置倾斜而姿势不正，恢复下肢力学平衡。

需要注意的是，针刀在股二头肌腱处操作时注意勿伤腓总神经，对于这种有重要神经经过的部位应尤其谨慎。首先要清楚神经的走行位置，其次是针刀进刀的速度宜慢，当患者有麻窜感时，调整针刀角度略向外侧进行操作。

（十二）小腿三头肌损伤

小腿三头肌包括腓肠肌和比目鱼肌，分别起于股骨髁后面和腓骨上端，均向下延伸通过跟腱的方式嵌入跟骨的后面，负责踝关节的跖屈。该病多由急慢性损伤引起，临床上可表现为疼痛，踝关节活动受限。

1. 诊断

该病患者多有急慢性损伤病史，常见为运动时热身不够，急性拉伤。急性损伤常可伴有小血管破裂出血，导致该部位肌肉及深筋膜处发生血肿，腓骨头后方、承山穴、飞扬穴可有压痛。跟腱周围疼痛，足跟不能着地，或踝关节蹬地（跖屈）疼痛时应警惕是否有跟腱损伤。

2. 治疗

该病的针刀治疗多在肌腹及肌腱上操作，肌腹常选为压痛点，肌腱选点位于大腿后侧股骨内、外髁，外髁接近委阳穴。该病在肌层或筋膜层，仅将浅层筋膜切开或粘连松解开即可，配合拔罐能将瘀血快速吸出，促进炎症吸收。小腿三头肌深面有胫后动脉、腓动脉、胫神经等重要组织，治疗时，注意针刀勿穿透比目鱼肌层，以免伤及动脉；同时应注意针刀勿向内侧倾斜，以免伤及胫后动脉。若针刺较深，出针后宜局部压迫止血 1 分钟，若术后肿胀宜冰敷制动。

（十三）股骨头坏死

股骨头缺血性坏死是多种原因导致股骨头局部血循环不良，进而出现缺血、坏死，骨小梁断裂，股骨头塌陷的一种病变。本病患者多有股骨颈骨折或髋关节损伤史，或有激素过量使用史、酗酒史。髋关节疼痛开始可表现为隐痛、酸痛、钝痛，呈间歇性发作或进行性加重，活动后疼痛加重，夜间痛明显，疼痛还可沿大腿内侧放射到膝部。

1. 诊断

患者可出现跛行、下蹲困难等症状，后期还可以继发骨盆倾斜、脊柱侧弯畸形等病变。查体可发现患侧腹股沟中点、大腿根内侧、髋关节后方等处的髋关节周围压痛。髋关节以内旋、外展受限出现较早。对于髋关节疾病需要行 X 线检查，本病临床上可分为四期：Ⅰ期，骨质略疏松；Ⅱ期，股骨头外形正常，可见头内囊变区，边缘骨硬化；Ⅲ期，股骨头塌陷、变形，股骨头不圆滑或呈扁平状；Ⅳ期，在Ⅲ期的基础上，出现关节间隙变窄，骨质增生。CT、MRI 检查以及同位素扫描能更早、更准确地提供诊断依据。体格检查可发现托马斯征阳性（被检者仰卧，检测屈髋屈膝大腿贴紧胸腹，患侧下肢无法伸直为阳性）和"4"字试验阳性。

2. 治疗

该病的发生机制很多，但是临床上观察，通过松解髋关节囊及周围的软组织（主要有臀大肌、臀中肌、髂腰肌等），改善关节周围的力学，能够很好地降低囊内压力，促进股骨头损伤的恢复。关节囊有三个主要的入路：①髋前侧点：位于腹股沟韧带下方与股动脉交叉点沿股动脉向下 2cm，向外旁开

2cm。②髋外侧点：股骨大转子尖上方 2cm，接近居髎穴处。③髋后外侧点：股骨大粗隆中点至髂后下棘连线的中外 2/3 交界处。以上入路均主要切开囊壁而勿损伤关节软骨面。

对于髂腰肌的松解涉及股骨小转子，位置较深，且周围有股神经和股动、静脉。操作参考"髂肌损伤"。

临床观察证实，针刀松解术可有效改善关节囊内的压力，改善股骨头处的血液供应，对于Ⅲ期及以下的患者疗效理想，Ⅲ期以上非针刀适应证，宜手术治疗。本病患者需限制负重，以减轻对股骨头的压力，缓解疼痛，同时可避免股骨头塌陷和塌陷加重。牵引疗法可减轻关节内压力，改善血液循环，减轻疼痛，矫正部分畸形。静脉滴注丹参注射液等可调节脂代谢、改善血液的高黏滞状态，扩张外周血管、增加血容量，从而改善股骨头内的血液循环。

（十四）踝关节粘连（踝关节陈旧性损伤）

踝关节粘连常因外伤或他病如腰椎间盘突出症继发形成。局部韧带由于出血、水肿、炎症等病理变化在修复过程中产生粘连，影响足踝功能。临床表现为踝关节疼痛，活动受限。

1. 诊断

踝关节主要由内外侧韧带固定，内侧为厚而坚韧的三角韧带，外侧为较薄的距腓前、后韧带和跟腓韧带。由于踝关节的特殊结构，足内翻扭伤更为多见，内翻时容易造成外侧韧带的损伤，而外翻容易造成外踝起始部的骨折。该病患者常有陈旧外伤史，临床表现为走行时踝关节隐痛，疼痛多集中在外踝下方及前下方，尤其在起步和停止时感觉不适，韧带附着处压痛明显。脚踝扭伤后的外踝周疼痛常涉及两个病，即跗骨窦综合征和踝关节外侧副韧带损伤。

（1）跗骨窦综合征：外踝下疼痛的部位接近丘墟穴，解剖位置上属于跗骨窦。扭伤后没有骨质损伤，但存在关节疼痛，通常笼统地认为是踝关节的韧带"松了"，或者认为是踝关节的粘连，其实主要是跗骨窦的问题。

跗骨窦位于跟距后关节与跟距前、中关节之间，其外口在外踝前下方凹陷中，其内结构主要有脂肪垫、小血管、淋巴管、关节囊、滑囊等，主要韧带为距跟骨间韧带、伸肌下支持带。跗骨窦不仅仅是距跟关节之间的腔隙，其内神经元丰富，还是踝关节活动时感受伤害和本体感受的信息源。扁平足、高弓足、足外翻等足结构异常及外伤会使窦内软组织发生嵌顿、粘连、挛缩，窦内高压引发跗骨窦综合征，表现为跗骨窦（即外踝下方与前下方凹陷）疼痛，足背伸时压痛明显，可伴踝关节不稳，查体可见局部肿胀。该病没有骨质的损伤，MRI 可以明确显示窦内软组织的损伤，有时可见关节内积液。

（2）踝关节外侧副韧带损伤：该病主要表现为踝关节不稳，痛点集中在距腓前韧带和跟腓韧带处（外踝尖前侧及后下方），抽屉试验和内翻试验显示踝关节稳定性差。

2. 治疗

（1）由于跗骨窦综合征主要是局部软组织的粘连、损伤及炎性水肿，故可用封闭疗法促进局部的炎症消退，配合针刀松解窦内粘连软组织。定点为外踝前缘与第 3 腓骨肌腱外缘之间的凹陷处。长期炎性刺激可致踝关节内产生积液，影响关节功能。因此，针刀配合拔罐吸出适量积液，为关节减张减压，可取得更好疗效。

对于踝关节外侧副韧带损伤，可用针刀松解距腓前韧带和跟腓韧带起止点处的压痛点，恢复韧带的力学平衡，促进修复。若患者疼痛明显，可配合封闭消炎止痛。

（2）较严重的踝关节陈旧性损伤常伴有踝关节功能障碍或异常，包括足内翻、足外翻、跖屈背伸等。踝关节背伸主要靠胫骨前肌、趾长伸肌和蹲长伸肌的收缩来完成，跖屈为腓骨长、短肌和小腿三头肌，内翻为胫骨前肌、胫骨后肌、蹲长屈肌和趾长屈肌，外翻为腓骨长、短肌。另外，小腿前外侧主要支配神经是腓深、浅神经，后内侧主要是胫神经。踝关节功能障碍必然存在内外侧或前后侧的力学不平衡，可对相应部位走行的神经点刺脱敏。对短缩的肌肉可行针刀松解手法，并配合拔罐放血促进血液循环。

（3）由于异常应力的存在使得骨质异常增生，可使相邻两骨的骨质部分融合，融合的部分称骨桥。距腓关节骨桥形成后可进一步促使习惯性关节扭伤的发生。如果胫腓关节间隙小于 3mm，则提示该处关节间隙狭窄，需用针刀对距腓前韧带及关节进行松解。此类患者还要观察胫距关节有无狭窄，必要时对踝关节内侧、外侧韧带及该处关节进行松解，以扩大关节间隙，消除局部炎症，促进局部水肿及瘀血的吸收，恢复关节功能，减少或避免习惯性踝关节扭伤的再次发生。

（4）对于伴有腰部不适或有腰部外伤史的患者，治疗时不能忽视腰的问题，腰神经根的问题会影响胫、腓神经，进而引起踝关节功能的异常，笔者临床曾见过因腰部受伤而导致踝关节痿废不用的案例。此时要对腰部做检查，必要时结合腰部 MRI 确诊，针刀的治疗点则主要选用相应节段的腰椎关节突。

（十五）踝管综合征

踝管是小腿后区与足底之间血管、神经、肌腱的通道，管内充填有疏松结缔组织和脂肪。踝部内侧屈肌支持带向跟骨发出三个纤维间隔将踝管分为四个间隙，自前向后依次通过胫骨后肌腱、趾长屈肌腱、胫后动静脉和胫神经、踇长屈肌腱。若踝管变形、变窄，胫神经在踝管内受压，则产生相应症状和体征，即踝管综合征。

1. 诊断

本病依据症状常被误诊为风湿脚痹或末梢神经炎。踝部扭挫伤、跟骨骨折、骨折畸形愈合、足外翻畸形、扁平足、各肌腱的腱鞘炎、滑膜炎及滑膜增厚、局部肥大增生或占位性病变等踝管内部或外部的病变因素均可导致胫神经通过踝管时受压，使该神经产生缺血改变，引起神经及周围的组织瘀血、水肿、渗出等病变，从而产生一系列神经卡压的症状和体征。病变晚期局部发生粘连、瘢痕等改变，神经卡压症状更加严重。

临床表现为单侧足底与足跟内侧疼痛、麻木，劳累加重，休息缓解，踝管（内踝尖与跟骨内侧之间的区域）叩击有向足底及足跟放电感，肌电图检查可辅助诊断。本病易与腰椎间盘突出症等疾病混淆，应注重体格检查加以鉴别诊断。

2. 治疗

本病中西医治疗效果欠佳，针刀疗法通过松解粘连、切开瘢痕，切断造成管壁狭窄的韧带，起到对踝管管腔减压的作用，从而解除对胫神经的卡压，使内踝关节的动态平衡得到恢复。以软组织损伤为病因者是针刀的适应证，而以骨折、脱位等原因导致本病发生者则非针刀适应证。在分裂韧带起止点之间选择数个压痛点，这些压痛点多为瘢痕挛缩组织，用针刀直接对病灶进行松解、割治，使踝管减压更充分，疗效更确切。

具体定点为内踝尖与跟腱止点连线上，该线与内踝后下缘的交点为点1，该线与跟骨内缘的交点为点2，内踝尖与跟骨内侧突下缘连线，该线与内踝下缘的交点为点3，该线与跟骨内侧缘的交点为点4。针刀抵于骨面松解韧带，在肢体末端的关节处操作时应注意无菌观念。术后应避免剧烈活动，注意休息；可适当通过踝关节的跖屈、背伸、内翻、外翻等训练促进恢复。

（十六）跟后滑囊炎

引起跟后痛的常见疾病为跟后滑囊炎、痹证性跟痛症、跟腱止点撕裂伤。跟腱止点的前部、后部、前下部有微小的滑囊，可发生积液、肿胀和各种炎性反应。本病可因外伤、感染、慢性劳损或骨刺刺激引起。根据病因分为外伤、劳损、感染三类。

扫码看视频
跟后（腱）滑囊炎

1. 诊断

本病的肿胀、疼痛部位在跟腱附着部位，跟骨后上方可见软骨样隆起。局部炎症导致滑囊积液，囊壁肥厚增生，行走时上述病变加重、局部摩擦致使疾病迁延难愈，病损处皮肤增厚、肿胀，因炎症刺激和鞋的摩擦而局部变红，触诊可及囊样弹性感。诊断该病需影像学检查辅助。

2. 治疗

用针刀对肿胀处行切开减张术，对增生、粘连处行松解、剥离之术，疗效相对稳定。取点时患者俯卧，于跟腱附着部位、跟骨后上方软骨样隆起处行梅花定点法。方法：中心一点定于压痛处中心触诊有囊样弹性感处，周边四点定于软骨样隆起边缘压痛处，标记上述各定点。针刀后拔罐放血，促进滑囊液排出吸收。

（十七）跟骨下脂肪垫炎

跟骨下脂肪垫炎又称触痛性跟骨垫或跟骨下滑囊炎。跟骨下脂肪垫位于跟骨与跟部皮肤之间，跟部皮肤厚而坚韧，该处脂肪垫结构致密。跟骨下脂肪垫损伤多因行走时硌伤引起，可出现水肿、充血、炎症粘连以及增生、肥厚。

1. 诊断

患者多因站立或行走时跟骨下方疼痛，或伴肿胀就诊。压痛部位在跟骨底浅层，既非跖腱膜起点处，又不是跟腱止点处，如此可与跖腱膜炎与跟腱炎区别。触诊时病灶处可有肿胀感。如果压痛部位在该处跟骨底深层，表明该处有滑囊炎，可触及该处囊内纤维游离体。但由于跟下脂肪垫致密且厚韧，临床常见该处仅可触及深压痛。为与跟骨骨折鉴别，即使问诊无明确损伤史，治疗前仍需进行足部 X 线检查，以免误诊。

2. 治疗

针刀治疗跟骨下脂肪垫炎与跟骨下滑囊炎刺入的深浅层次不同，所以治疗时应着重治疗损伤的部分，而对健康的部分尽量减少刺激，以保护正常组织。跟下脂肪垫炎层次较浅，无须深刺，只切割、松解脂肪垫处的炎症、粘连即可，勿伤滑囊。因该处结构致密，可行"十"字或"米"字切开。跟下滑囊炎层次较深，治疗时应尽量只对深层组织行手法。如滑囊肿胀明显，可在针刀刺入滑囊后出针刀，以注射针头进行抽吸，治疗后再次少量注射利多卡因。

（十八）跖腱膜炎

足跟疼痛依据疼痛部位主要分为跟后痛与跟下痛。引起跟下痛的常见病为跟下脂肪垫炎、跟下滑囊炎、跖腱起点筋膜炎、肾虚性跟痛症。跖腱膜起点筋膜炎指跖腱膜的跟骨结节跖面起始部的非感染性炎症。

1. 诊断

扫码看视频
跟痛症（跖腱膜炎）

跖腱膜起自跟骨结节内侧突，向前伸展沿跖骨头附着于 5 个足趾的脂肪垫上，再止于骨膜。跖腱膜的主要作用是维持足纵弓的关系和参与屈跖肌腱的活动。足纵弓对维持正常步行及弹跳有着重要作用，扁平足或长期跑跳等运动使得跖腱膜处于紧张状态，其在跟骨附着部位发生充血、渗出等改变。

本病可伴有不同程度的跟骨骨刺，但骨刺不是压痛的原因，引起疼痛的是炎症，查体时敏感压痛点在跖腱膜的起始部。患者有足跟疼痛，呈放射性，晨起或久站时疼痛明显，活动后减轻，傍晚加重。该病高发于 40 ～ 60 岁的中年人群体，且女性居多。从中医学角度说，肾经起于小趾之下，斜走足心，绕过跟骨，因此有一部分跖腱膜炎的患者与肾虚相关。

2. 治疗

针刀松解常选择足跟下方跟骨结节的内、外侧突跖腱膜附着点的压痛处，刀口线与足底纵轴平行，于骨面上操作。术后为增强对跖腱膜的松解作用，可用拇指重叠并推压附着点旁的深层组织或一手握住足跟，另一手握住前脚掌对足底筋膜进行拉伸。

针刀对于跖腱膜炎的效果良好，由于该病症状是局部无菌性炎症引起的，配合局部封闭可以达到很好的效果。当一两次治疗后效果不显著时，应考虑支配足跟部的神经起于骶部神经，腰骶部神经受压迫可以影响下肢血供进而使足底易受风寒，治疗时则考虑腰骶部的问题。又该病可由肾虚引起，可针药结合，辨证施治。

（十九）蹞外翻

蹞外翻是拇趾第 1 跖趾关节向外侧偏转超过正常生理角度的一种足部畸形，一般认为大于 15°即为蹞外翻畸形。

1. 诊断

该病十分常见，女性多见，发病率高，且有遗传趋势。本病诊断简单，临床表现为第 1 跖趾关节向内突起，行走痛，穿鞋后有压痛，突起部分往往有胖胀和红肿，既不美观又影响日常生活。

2. 治疗

该病的发病机制尚不明确，有遗传因素、力学因素等，目前认为主要与穿鞋有关，如鞋过窄或过尖、长期穿高跟鞋等。针刀医学认为该病与关节囊的挛缩以及足底外侧的踇收肌和踇短屈肌张力过大有关，使得踇趾近关节基底肌力牵张过度。针刀治疗则是针对关节囊（跖趾关节）及这两个肌肉的止点（足底、跖趾关节及跖趾关节腓侧）寻找压痛点，进行松解。由于该病隐匿起病，慢性发展，是长期力学失衡引起的骨骼对位畸形，因此针刀松解疗程也较长。

五、杂病

（一）面神经麻痹

面神经麻痹即面瘫，中医学称"口僻""口眼歪斜"，有周围性与中枢性之分。周围性面瘫因面神经核以下受损引起，西医学认为多由病毒感染等因素所致。本病常表现为口角歪向健侧，患侧无法完成抬眉、闭眼、鼓腮等动作。

1. 诊断

面瘫首先要区分是周围性面瘫还是中枢性面瘫。若面瘫范围局限于单侧的面部下半部分，抬眉正常或伴有半身不遂、言语不利、有中风史的应考虑中枢性面瘫，颅脑 CT 可辅助鉴别；若为单侧面部上、下均瘫痪，无法抬眉，无肢体、言语不利，则为周围性面瘫。本节主要讨论周围性面瘫。周围性面瘫早期有典型的耳后疼痛，往往被忽略，因面神经出口茎乳突孔处炎性水肿引起。

2. 治疗

治疗时要确定疾病的病理阶段。该病初起表现为面神经炎，该阶段主要是茎乳突孔水肿炎性引起面神经功能的缺失，及时用激素消退水肿可使面神经功能快速恢复。随着病情的发展，面神经受到损伤才出现面神经麻痹，此时应该全面系统地治疗，治疗周期更长。

一般来说普通针灸对面瘫效果不错，当遇到比较顽固的面瘫时，可结合针刀松解治疗。

（1）由于面神经自颅内发出，椎动脉的供血同样会影响颅内神经的营养，制定面瘫治疗方案时不应只考虑针刺面部诸穴以改善周围部的面神经功能，还应询问并检查患者颈项部有无明显压痛及功能障碍，必要时以针刀松解上段颈椎以改善后循环及面部血运。

（2）面瘫患者多伴耳后疼痛，这是面神经出口炎性水肿的表现，可用针刀行乳突松解术、翳风穴面神经干触激术等；针刀刺激翳风穴时，应当注意该穴深处有迷走神经走行，不可刺入过深；在面部穴位操作时，应注意以神经触激手法为主，切割松解手法使用过度易造成面部出血过多，并发生水肿，不利于面瘫的恢复。

（3）颊肌起于翼下颌韧带及其附近的上、下颌骨骨面，止于口角，并移行于口轮匝肌，患者以面颊部运动障碍为主要表现，用针刀松解颊肌可恢复面肌力学平衡。

（4）还可用直径 0.6mm 的针刀于患侧舌下金津和（或）玉液穴以及患侧口腔侧壁黏膜点刺放血，促进局部血液循环，加快神经功能的恢复。

（5）面部拔罐可以有效促进局部血供，对于面瘫的恢复很有帮助，尤其要注意头角（头维穴附近）的恢复情况，临床观察此处恢复较慢。

（6）注意密切观察有无外耳道疱疹，发现疱疹及时行血常规检查，并辅助抗病毒中草药治疗，疗效理想。

（二）颞下颌关节功能紊乱综合征

颞下颌关节功能紊乱综合征属中医学"颊痛""颌痛"等范畴，与长期咀嚼硬物、牙齿缺损、外伤及寒冷刺激等因素密切相关，一般认为其发病机制是关节周围软组织慢性劳损，使翼外肌痉挛、收缩，颞颌关节充血、水肿，关节囊松弛，周围韧带发生粘连、挛缩，表现为关节疼痛伴弹响。

1. 诊断

弹响与疼痛常提示关节盘与关节面的功能及位置关系异常。但关节弹响不具有特异性，部分无症状人群开闭口时也可有弹响。另外，关节盘位置异常在无症状人群中也很常见，因此影像学检查十分必要。常规 X 线检查为初选方法，CT 检查多应用于外伤，对局部骨折的诊断比 X 线更加准确，MRI 检查可在治疗前确定外伤后关节盘脱位、破裂以及局部软骨与韧带的损伤程度。关节盘脱位可为单向或多向，单向前脱位与多向前外侧脱位、前内侧脱位最常见，单横向脱位少见，后脱位更为少见，需要冠状位与矢状位影像确诊。闭口位用以排除或证实关节盘脱位，开口位时关节盘复位于关节结节与下颌髁之间或仍保持脱位为分期与预后的重要因素，开口仍脱位预示着发展为关节盘退变、破裂及骨关节炎的可能性更大。

2. 治疗

治疗本病时主要从下颌骨髁状突前后及关节处寻找阿是穴，调整并恢复双侧下颌肌肉的力学平衡，使关节功能恢复正常，疼痛及弹响得以消失。部分患者无明显张口障碍，局部压痛也不明显，以开口末、闭口初关节弹响清脆为主要临床症状，多为翼外肌痉挛所致。此类患者以颧弓下凹处的下关穴为治疗点，针体垂直于下颌颈部骨面刺入，刀刃直达下颌头前面之翼肌凹，纵行疏通剥离，切断部分过于紧张的翼外肌纤维。

（三）三叉神经痛

本病临床表现为单侧面部过电样、烧灼样剧烈疼痛，周期性发作。本病发病机制尚未明确，西医学有三叉神经微血管压迫导致神经脱髓鞘学说及癫痫样神经痛学说。

1. 诊断

颈椎病及神经的病变是本病发作的主要原因。颈椎病变可使交感神经受刺激引起椎动脉痉挛，椎动脉受压可致血管变窄，从而使脊髓供血不佳，导致三叉神经营养缺乏，造成相应肌肉功能失调，组织营养不良，局部代谢物增加，血流量却相对减少，肌肉代谢产物中的神经激活物质使血管严重收缩，这些局部反应通过中枢或交感神经的反射作用使肌束紧张并出现疼痛。

2. 治疗

针刀切割扳机点等部位，能有效松弛紧张肌肉、扩张血管，有助于积存的代谢物质加快代谢，阻断疼痛传导，从而缓解或消除三叉神经痛。寻找局部软组织痛点，进行软组织的松解。三叉神经的下颌支于下关穴处分为舌神经和下牙槽神经，该穴为唯一可经体表直接触及该神经主干的部位，面部及唇周触痛处均为扳机点。

针刀术后行神经阻滞可有效防止疼痛复发。需注意的是，针刀操作极易刺伤下颌动、静脉，头面血管丰富，若血液随针刀拔出而喷出，应及时按压止血，不可持任血液流出以泄热的想法，避免因按压不及时造成局部血肿难以消除。如局部血肿形成，则按压止血。另外，该病较为难治，可针药结合治疗。

（四）变应性鼻炎

变应性鼻炎又称过敏性鼻炎，常呈季节性和常年性发病，与环境因素密切相关，表现为鼻痒、打喷嚏、流鼻涕等症状。

1. 诊断

本病根据症状及病史较易诊断，除鼻痒、流涕外还可有嗅觉减退，鼻镜检查可发现鼻黏膜苍白水肿，分泌物增多；实验室检查可发现 IgE 及嗜酸性粒细胞升高。

2. 治疗

传统针灸治疗过敏性鼻炎通常采用针刺迎香、印堂、太阳、合谷、列缺、足三里、上巨虚等穴。上述方法起效慢，疗程长，通常治疗 10 ～ 20 次后，症状可有所缓解，但容易反复，对于一些病情顽固、反复发作的患者疗效甚微。近年来有人认为对翼腭神经进行针刺或针刀治疗可有效改善临床症状，但此法的针刺安全系数值得商榷。从形态结构学角度来看，翼腭神经与眼眶距离非常近，毫针或针刀刺入深度掌握不好极易入眶，风险较大。临床治疗该病应多从蝶腭神经节及颈椎两个角度考虑。

（1）蝶腭神经节：由面神经的副交感神经、三叉神经的下颌神经的分支、蝶腭神经及交感神经组成，主要负责感觉，但治疗本病，刺激副交感神经远远不够。瘀血是引起鼻塞的原因之一，慢性炎症刺激导致局部增生进而使鼻甲肥厚，产生粘连和瘢痕，此时鼻塞已不是并发症，依据并发症转化为原发症的学说，此时鼻甲肥厚及局部瘀血已使该处成为另一个原发病灶。针刀治疗时通过翳风穴刺激面神经，通过颧髎穴刺激蝶腭神经节，通过鼻通穴刺激支配鼻甲的神经纤维，既松解周围软组织的粘连、肥厚，又行神经触激术。

（2）颈椎：通调督脉，用针刀在 C2 棘突、C4 棘突下、大椎穴、神庭穴松解。若受风寒发作或加重，需祛风散寒、通调气血，可加风池、天柱、C1横突。同时按照颈椎病常规诊疗方案寻找相关的疼痛点治疗，以改善头面部的血供。

过敏性鼻炎常与体质相关，可于背部督脉及膀胱经拔罐，激发正气。同时配合中药调理可取得更好的疗效，临床上常用玉屏风散及过敏煎。

（五）耳鸣

耳鸣的病因较复杂，多数学者认为是内耳供血障碍，主要原因有出血或血管栓塞，痉挛（可导致内耳供血突然中断从而引发突发性耳聋），感染（尤其是病毒感染），创伤，噪声，肿瘤（5% 的耳鸣患者为听神经瘤所致），自身免疫性疾病，中毒（特别是耳毒性药物），情绪激动，睡眠不足，衰老，梅尼埃病（因存在内耳膜迷路的积水，也可表现为听力减退）。波动性耳鸣，为颅内血管狭窄所致。这里主要讨论颈源性耳鸣。

1. 诊断

关于颈源性耳鸣一词的文字性说明在 2009 年 7 月发表在《临床脊柱相关疾病》中的脊源性听力障碍中。近年来国内大量临床观察证实，部分耳鸣患者伴有颈椎病相关症状，多见于 40 ～ 50 岁患者。

颈源性耳鸣主要通过两个机制致病：一个是内耳微循环障碍，颈椎病导致的椎-基底动脉供血不足可造成内耳循环障碍，进而出现耳蜗病变。内耳动脉是颈内动脉的分支，耳后动脉是颈外动脉的分支，分布于耳郭后面和枕部皮肤，耳后动脉发出茎乳动脉，分布到部分半规管，内耳 95% 血液供应来自后循环。前庭动脉（内耳动脉终末支）、耳蜗动脉和茎乳动脉这三支皆为终动脉，不能相互代偿。颈椎病变影响椎动脉时，可使椎动脉血运受阻，基底动脉供血不足，影响内耳的血液供应，从而产生眩晕等症状，长期持续缺血可导致耳鸣、耳聋。另一个是受交感神经及局部调控的影响，颈部交感神经节的刺激亦会造成椎动脉的舒缩活动改变，从而影响内耳的供血，导致内耳微循环障碍。当颈椎椎体发生移位（包括旋转、仰旋、俯旋等）、椎体前缘骨质增生、椎体前方软组织病变（肿胀等）等病变时，会产生对颈部交感神经节的刺激，通过神经联系直接使内耳产生异常电活动而出现耳鸣。

2. 治疗

根据以上两种机制，针刀治疗耳鸣有独特的方法，分别是对局部的治疗及针对颈椎的治疗，治疗上还应结合其他方法提高疗效。具体为以下几种。

（1）颞骨乳突减压术：乳突骨内高压可造成耳鸣的症状，针刀刺至骨，再配合敲击手法能够有效降低骨内压力。颞骨乳突减压术可促进局部瘀血排出，加速炎症吸收，促进耳周淋巴回流。

（2）颈椎软组织松解术：颈椎的交感神经节位于椎间盘的前外侧，一般无法直接干预这个区域，可以通过对颈椎软组织及关节位置的调整间接影响颈椎交感神经。常于双侧乳突、颈项部肌、下项线、C1 横突、C2 横突、C2 棘突、枕下三角等处寻找敏感痛点，对头夹肌、头半棘肌、头后大直肌、头下斜肌及头后大直肌在枢椎上的附着处进行松解，以改善椎动脉的供血，再配合拔罐可在较短的时间内改善头颈部气血运行，达到通则不滞、祛邪扶正的治疗效果，对耳鸣、眩晕、失眠等均有较好疗效。

（3）颈椎斜板法：前两种方法治疗后辅助手法复位以纠正棘突偏歪并矫正反弓的颈椎，还可通过颈椎牵引改善颈椎的结构，恢复其正常功能，原则上牵引重量不超过自身体重的10%，每周3～5次。

（4）头针治疗：针刀刺激颞部的晕听区也可取得不错的效果，晕听区位于头部，自耳轮尖向上1.5cm处，向前后各引2cm的水平线，方法是用针刀垂直扎至骨面，轻轻使用敲击手法。

（5）走罐法：临床上观察，耳鸣的患者多是肝肾亏虚，身体抵抗力差，因此可结合背部走罐后拔罐，激发正气，祛邪外出。

（6）电针：电针可以通过调节椎-基底动脉血流及自主神经和内耳局部改善内耳微循环，恢复内耳供血，因此在针刺的基础上适当增加电刺激相当重要。由于耳鸣相对比较难治，临床上常针刀与毫针联合使用。

（六）中风后遗症

中风后遗症是指急性脑血管意外后遗留的半身不遂、麻木不仁、言语不利、口眼歪斜等症状，这里主要讨论中风后肢体痉挛的治疗。

1. 诊断

该病诊断较为明确，病史及头颅CT、MRI检查可确诊。

2. 治疗

中风后会出现上肢屈肌痉挛、下肢伸肌痉挛的模式，此时要对痉挛肌肉及痉挛肌肉的拮抗肌进行松解，并行神经触激术以对其激活。石学敏院士的"醒脑开窍"针法治疗中风后遗症效果显著，其选穴内关、人中、三阴交等多为神经干走行的位置，其手法如人中的雀啄法及以患肢抽动为度的刺激量，实际上都是对神经干的触激。针刀比毫针更粗，并带平刃，能够有效松解痉挛的肌肉，且能很好地触激神经。

治疗时，通过触诊寻找痉挛肌肉的高张力点或痛点，予针刀松解。再根据该区域神经走行位置，予以点刺促进恢复。另外，头针对于中风后遗症效果显著，可以借助头针选穴和电针刺激的原理，利用针刀刺激头部对应运动区域（肩周炎章节已论述），可将针尖抵于骨面，左手捏住针身防止刺入过深，右手有节律地轻轻敲打针柄，加大对头针区域的刺激量。

（七）青少年特发性脊柱侧凸畸形

本病高发于青少年，椎体无结构异常，椎体分隔正常，拥有相对对称的椎弓根和正常发育的椎板及关节突。其致病原因目前尚无明确定论。

1. 诊断

本病诊断明确，通过触诊、影像学检查可确诊。查体常可发现患者两肩不等高，让患者站立于平地，双手掌对合置于双膝之间，逐渐弯腰，检查者坐于患者前或后方，双目平视，可观察到患者两侧背部不等高。

2. 治疗

手术治疗本病创伤较大，且易发生呼吸系统并发症、神经损害等诸多危险情况。针刀治疗本病具有如下优点：创伤小、无须缝合、刀口可在短时间内愈合，避免术后发生粘连及产生瘢痕；关节功能不受影响；感染率几乎为零；也不会出现脊神经损伤和呼吸系统的后遗症。

早发现早治疗是该病取效的关键。侧凸多发生在胸椎上部和胸腰段，脊柱可成"S"形，存在3个或4个弯曲，其中位于中间的1或2个弯曲是原发侧弯的位置。根据弓弦理论，脊柱畸形时，棘突两侧的肌肉会产生代偿而力学失衡，因此两侧脊旁肌肉都应松解。结合影像学及触诊，在脊柱最凸出一点的凸侧椎板上定点，并于该点上下各一个椎体的凹侧椎板定点，松解多裂肌。术后，患者只需做侧屈运动来巩固疗效，椎体的活动及生长发育均不受影响。

（八）类风湿关节炎

类风湿关节炎主要累及关节滑膜、浆膜及多种脏器。最早期病变是急性滑膜炎，滑膜血管充血、水肿、纤维蛋白渗出，淋巴细胞和浆细胞浸润，滑膜细胞和间质增生，滑膜组织肥大，随着急性炎症的消退，受累关节转变为慢性滑膜炎，正常的压力可使缺乏营养且受损的软骨面发生破坏，在蛋白水解的作用下，软骨细胞基质溶解、死亡，关节软骨被侵蚀，发生关节软骨破坏和缺损。本病常表现为疼痛、活动受限、畸形等。

1. 诊断

本病以慢性、对称性、多滑膜关节炎和关节外病变为主要临床表现，好发于手、腕、足等小关节，反复发作。本病可有晨僵、皮下结节、血清类风湿因子阳性等。关节囊纤维化导致关节腔狭窄，关节面之间的肉芽组织和纤维组织粘连，造成纤维性关节强直。

2. 治疗

针刀治疗本病主要是以"以痛为输"为原则。如用针刀对肘关节周围痛点及粘连的关节囊进行纵疏横剥，既能松解关节内外粘连的组织、缓解肌肉痉挛、消除无菌性炎症、恢复力学的动静态平衡，又可通经活络、调和气血，促进功能恢复，有利于组织的修复，达到"通则不痛"的目的。再如指间关节囊位于指间关节横纹中间，治疗时刀口线与手指纵轴平行，刀体垂直于皮肤，达到骨面后提起，调转刀口线90°，将关节囊横行切开2～3刀。还可通过肘关节活动受限的方向以及体格检查判断肘关节周围可能受损的肌肉，再于肌肉处寻找治疗点。若有活动疼痛或障碍，可在特定的体位下定点及治疗。

（九）湿疹

湿疹是一种慢性炎症性的皮肤病，以瘙痒为主要症状，病因目前尚不明确，多认为与免疫功能异常及社会心理因素相关。

1. 诊断

本病为多形皮疹，呈对称分布，有明显的瘙痒，渗出倾向，常合并过敏性疾病如鼻炎、哮喘等，血液可有嗜酸性粒细胞升高。现代医学认为湿疹的发作属于一种过敏反应，有研究发现，情志不舒会导致患湿疹的概率增加3倍以上，由此可见，包括湿疹在内的皮肤病常与情志因素密切相关。

2. 治疗

本书皮肤病仅列"湿疹"一病，意在举一反三，主要治疗思路仍是从局部皮肤及神经节段着手，根据湿疹的分布部位，找到支配该处的神经，探寻该神经出口是否有卡压点，走行路径上是否有敏化点，治疗以针刀点刺配合拔罐放血。并结合针灸的辨证论治，用毫针刺曲池、合谷以祛除病损处瘀毒，不予按压止血，待瘀血流净后自止。另外，根据湿疹的发病机制及特点，可在清利湿热的基础上加用清肝热、散瘀结的草药。

第五章

医案精选

一、颈部疾病

（一）枕大神经卡压综合征

苗某，女，42岁。2013年9月初诊。

主诉：右侧头枕部疼痛反复发作10年，加重2天。

患者10年前无明显诱因出现右侧头枕部疼痛，多方就诊，经头颅CT、MRI检查未见明显异常，口服多种中西药物及行针灸等治疗未显效。刻下症见右侧头枕部疼痛，受凉、劳累、紧张后疼痛加重，针刺样痛由枕部向头顶部放射，可波及前额及眼眶区，时伴恶心，畏寒喜暖。纳可，寐安，大便稀。患者规律服用降压药，目前血压控制平稳。

查体：BP(血压)115/70mmHg，神清语利，伸舌居中，脑膜刺激征阴性，病理反射未引出。颈项部肌紧张，转头受限。枕大神经出口及枕大凹处可触及压痛。舌淡，苔白略腻，脉浮数。

影像学检查：颈椎X线片示颈椎退行性病变。

中医诊断：头痛（风寒阻滞）。

西医诊断：枕大神经卡压综合征。

治疗：①定点：患者俯卧，标记并操作各治疗点。②操作：医生左手拇指按压住天柱穴，右手持汉章牌Ⅰ型4号针刀，刀口线与枕大神经走行方向一致刺入，刀下有突破感后纵行切开3刀，继续刺入达颅骨骨面，纵行疏通后出刀。风池穴处刀口线与耳郭根部下段基线平行，与中轴线下段呈30°角，快速刺入达枕骨骨面，提起刀锋，约为刺入深度的一半，切开浅、深筋膜及其由该处经过的肌组织，然后纵疏横剥。术后患者立刻感到头清眼亮，头痛明显减轻。

【讨论】本病属中医学"头痛"范畴，患者诉受凉后疼痛加重，结合患者舌淡，苔白略腻，脉浮数，四诊合参辨为风寒阻滞证。头为"诸阳之会"，五脏六腑之气血皆上注于头，故外邪侵袭可令经络不通而致头痛。天柱穴出自《灵枢·本输》，具有疏风解表、止痛之功效，是足太阳膀胱经出于项部的唯一腧穴，以此穴为治疗点可祛风散寒，通调督脉、足太阳膀胱经之经气，起到祛邪扶正的作用。由于风池穴为足少阳胆经穴，又是足少阳胆经、阳维脉经脉交会穴，取此穴可清利头目、调理少阳经气、疏通经络之气血。针刀对上述穴位疏通经络气血的作用较强，具有针灸难以达到的"强通"作用，可以充分解除枕大神经受到的卡压，从而促进局部气血运行，因此外受风寒的患者经治疗后不但头项强痛、眼眶疼痛消失，而且感到头清目明，背微有汗。

操作切开枕部筋膜时，一定要有切开硬韧组织的明确感觉，以确保枕大神经被充分松解。部分伴有颈椎病的中青年患者针刀治疗后，如果头痛消失或明显减轻，可配合手法治疗，操作如下：患者仰卧，医生立于床头，一手压患者一侧面部，另一手置于患者枕后，食指勾拉枢椎棘突，拇指推顶枢椎同侧横突或椎板，双手配合令患者头颈向一侧偏转至最大限度，两手同时用力压面部，推顶横突可闻及关节移动弹响，推顶横突的拇指可有枢椎移动感。但是对于年岁较大或伴有骨质疏松症的患者不考虑手法治疗。

（二）颈椎病

1. 神经根型颈椎病

兰某，女，56岁。2016年8月初诊。

主诉：右上肢麻木1年，加重5天。

患者1年前因长期伏案工作出现右上肢麻木，颈椎X线片诊断为颈椎病（神经根型），未接受系统治疗。自行贴敷通络祛痛膏，症状时有缓解。5天来上肢麻木加重。刻下症见右上肢麻木，桡侧三个手指麻木明显，伴颈项部僵硬、疼痛。否认头晕、心慌；否认恶心、呕吐；否认行走不稳。食欲不佳，睡眠易醒，二便尚可。否认颈部外伤史及高血压等慢性病病史。

查体：BP135/80mmHg，颈椎活动障碍，低头受限。颈部肌肉紧张，右侧颈椎C5、C6棘突旁可触及深压痛，双侧C4关节突处可触及压痛，臂丛神经牵拉试验阳性；肩胛骨内上角未触及明显压痛，上肢肌力无明显减弱。舌淡黯，苔白，脉沉涩。

影像学检查：颈椎 X 线片示生理曲度变直，C5 ～ C6、C6 ～ C7 椎间孔变小，颈椎退行性病变。

中医诊断：项痹（经络瘀滞）。

西医诊断：颈椎病（神经根型）。

治疗：①定点：于右侧 C5、C6 棘突旁约 1.5cm 压痛点处定两点，于双侧 C4 棘突旁、右侧 C5 棘突旁约 2.5cm 压痛点处定点，于右侧 C5、C6 横突后结节处定点，做标记。②操作：标记点处皮肤常规消毒，1% 利多卡因局部麻醉。戴无菌手套，左手拇指按压住标记点，右手持汉章牌Ⅰ型 4 号针刀，刀口线与身体纵轴走行一致，刀体与皮肤垂直，于棘突旁点严格按照四步进针规程从标记点处进刀，快速刺入皮肤，逐层深入做纵行疏通和横行剥离，施术同时注意观察患者有无异常反应，手下有落空感时停止操作并出刀。于关节突点逐层深入做纵行疏通和横行剥离，当刀刃触及关节突时转刀口线 90°铲切 3 次出刀。

术毕，患者诉右臂麻木感消失，颈项僵硬感减轻。嘱患者颈肩部保暖，施术部位 2 天不沾水，右上肢勿过力劳作。5 天后复诊，患者诉手麻时有反复，治疗同前，共治疗 3 次而愈。

【讨论】本病属中医学"项痹"范畴。患者长期伏案工作，姿势不当，损伤筋脉气血，气血瘀滞，血行不畅而筋脉失于濡养，出现上肢麻木，病情日久，进而出现桡侧三个手指麻木。营卫行涩，经络不通，痹阻经脉、肌肉，出现颈项部僵硬、疼痛。其舌淡黯，苔白，脉沉涩。四诊合参辨为经络瘀滞型。

从西医学角度分析，本例患者属神经根型颈椎病，在慢性损伤过程中，颈项部的肌肉、韧带等软组织发生痉挛、挛缩、缺血，甚至出现瘢痕、粘连。病损日久可逐渐出现颈椎生理曲度改变、钩椎关节增生、颈椎间盘病变、神经受压等变化，患者因桡神经卡压，故出现桡侧三个手指麻木明显。

《灵枢·九针十二原》中记载："凡用针者，虚则实之……菀陈则除之。"即指经络瘀滞用破除法。针刀可松解颈椎椎间孔外口的神经根周围粘连的软组织，起到疏通血气的作用，可达到"通则不痛"的目的。但是由于椎间孔邻近椎动脉和神经根，操作时应注意安全性。临床观察证实，针刀疗法能够解除颈肩部软组织的痉挛、松解瘢痕粘连，从而解除局部组织对神经根的压迫，达到缓解疼痛、麻木，减轻症状的目的，针刀疗法是治疗神经根型颈椎病较为理想的方法。

2. 椎动脉型颈椎病

魏某，女，51岁。2014年6月初诊。

主诉：头晕2年，加重1周。

患者2年前无明显诱因出现头晕，行颈椎X线等检查，诊断为颈椎病，予针刺、理疗及中草药（具体不详）治疗4个月，未显效。近1周无诱因头晕加重，刻下症见头晕，颈项部僵硬不适。转头时头晕加重，无明显手麻及行走时脚踩棉絮感。否认胸闷、心悸；耳鸣时作，鸣声低沉，自述于某医院耳鼻喉科就诊检查，未见明显异常；否认恶心、呕吐。纳可，寐欠安，大便稀。颈椎病病史，否认高血压、糖尿病、高脂血症病史。

查体：BP140/80mmHg，神清语利，精神弱，伸舌居中，脑膜刺激征阴性，病理反射未引出。颈项部肌紧张，颈椎旋转功能障碍。C2棘突、C1～C2横突、C3～C4关节突、枕大凹处可触及敏感压痛点。双上肢肌力无明显异常，臂丛神经牵拉试验阴性。舌质暗有瘀斑，苔薄白，脉滑。

影像学检查：颈椎X线片示颈椎退行性病变，生理曲度变直，C1～C4椎体略反弓，C2～C3、C3～C4椎间孔变小，C5～C6椎间隙变窄。

中医诊断：①眩晕（痰瘀阻窍）；②耳鸣（痰瘀阻窍）。

西医诊断：①颈椎病（椎动脉型）；②耳鸣。

治疗：①定点：患者俯卧，于风池，C2棘突，C1、C2横突，C3、C4关节突处定点。②操作：医生左手按压住标记处，右手持汉章牌4号针刀操作。松解C1、C2横突背面点时缓慢进针，逐层松解，严格控制进针深度，于枕大凹处松解填充于该处的结缔组织5次，严格控制进针刀深度，不必强求刀下有松动感。C3、C4关节突处逐层松解。术后创可贴外敷针孔，嘱患者施术部位2天不沾水。1周后复诊，患者诉头晕及耳鸣明显减轻，治疗同前。10天后电话随访，患者诉转头时无明显头晕及耳鸣发作。

【讨论】椎动脉型颈椎病以眩晕为主症，属中医学"眩晕"范畴。患者饮食伤脾，脾失健运出现大便稀溏，进而湿聚生痰，痰阻则气滞，气滞则血瘀，痰湿中阻则清阳不升，浊阴不降，加之瘀血阻窍故头晕。《灵枢·口问》云："故上气不足，脑为之不满，耳为之苦鸣，头为之苦倾，目为之眩。"即清阳不升，头目耳等上窍失养，故患者见耳鸣时作。舌有瘀斑、脉滑，四诊合参辨为痰瘀阻窍型。

从西医学角度分析，本例患者颈椎旋转、前屈、侧屈时眩晕发作，且上颈段关节突、横突部位、枕大凹处触及敏感压痛点，可诊为椎动脉型颈椎病，发病原因为椎动脉受卡压，治疗时需松解上述各治疗点。《灵枢·官针》中记载："经刺者，刺大经之结络经分也。"即是对该处针刀操作必要性的描述。临床观察反复证实，对于病程较长，且未得到有效治疗的患者，针刀松解枕大凹处是必要的，枕大凹处有枕下神经穿出并分支，若此处结缔组织增生、变硬会导致神经被卡压并压迫椎动脉，故而患者长期服药或针灸治疗后，眩晕症状仍得不到有效缓解。由于枕小神经与耳大神经相交通，故患者同时出现耳鸣。而针刀治疗可对病灶部位软组织的粘连及挛缩进行有效松解、剥离，缓解枕神经卡压，减轻寰枕间隙内压力，消除椎动脉的刺激和压迫，改善脑部供血，眩晕通常能够在治疗 1～2 次后得到较为明显的改善。

在枕下三角进行针刀操作时，如刀下组织有坚韧感，表明该处软组织增生、卡压神经血管程度非常严重，需对该处的结缔组织进行较为充分的松解，但不必追求刀下有松动感，以免刺伤椎动脉。如果刀下没有明显坚韧感，在松解过程中需摆动针柄，待患者颈枕部出现类似放电等窜麻感，继续摆动针柄以触及神经 3 次，然后出针刀。

3. 混合型颈椎病

案 1

李某，女，49 岁。2016 年 7 月初诊。

主诉：眩晕反复发作 5 年，加重 2 天。

患者 5 年前因劳累出现眩晕，颈椎 X 线片诊断为椎动脉型颈椎病，服用中草药（具体不详）并休息后好转。近 2 日症状加重，休息未能减轻，刻下症见眩晕，伴颈项部疼痛不适，颈椎左旋、左屈时诱发眩晕，耳鸣时作。否认头痛、恶心、呕吐、视物不清；否认上肢放射痛及麻木；否认行走不稳，心烦急躁，纳可，寐欠安，二便调。既往颈椎病病史，否认高血压、糖尿病、冠心病、脑卒中病史。

查体：BP115/70mmHg，神清，精神弱，心率 85 次/分，律齐。伸舌居中，脑膜刺激征阴性。生理反射存在，病理反射未引出。颈椎活动障碍，无明显上肢肌肉萎缩。颈部肌肉紧张，左侧颈椎 C5、C6 棘突旁可触及深压痛，左 C4 关节突、左 C5 横突可触及压痛点，左侧臂丛神经牵拉试验阳性；双侧胸廓上口未触及肿物及压痛，上肢肌力无明显减弱。舌干红、少苔，脉细弱。

影像学检查：颈椎 X 线片示生理曲度变直，C4 ～ C5、C5 ～ C6 椎间孔变小，钩椎关节增生，颈椎退行性病变。

中医诊断：眩晕（脾肾亏虚）。

西医诊断：混合型颈椎病（椎动脉型合神经根型）。

治疗：①定点：患者俯卧，胸下垫薄枕，双手背重叠垫额头下。于左侧颈椎 C5、C6 棘突旁 1.5cm 处、双侧 C4 棘突旁 2.5cm 处、左侧 C5 横突处定点，做标记。②操作：标记处皮肤常规消毒，1% 利多卡因局部麻醉。戴无菌手套，左手拇指按压住标记点，右手持汉章牌 I 型 4 号针刀，刀口线与身体纵轴走行一致，刀体与皮肤垂直，于棘突旁点严格按照四步进针规程从标记位处进刀，逐层深入做纵疏横剥，刀下有落空感时停止操作并出刀。于关节突点逐层深入做纵疏横剥，当刀刃触及关节突时转刀口线 90°铲切 3 次出刀。针刀直刺至横突，于骨面上切 3 次出刀。

术毕，患者诉转头及屈颈时眩晕明显减轻，无明显颈项部疼痛。嘱患者注意颈肩部保暖，施术部位 2 天不沾水，3 天后复诊。

【讨论】本病属中医学"眩晕"范畴。患者先天肾精亏虚，加之绝经前后肾气渐衰，不足以濡养经脉及所主官窍，故出现耳鸣时作；后天脾气化生不足，气血生化乏源，血不上荣，故眩晕且遇劳加重。心主血脉，血不养心，故夜寐欠安；且患者舌干红、少苔，脉细弱为脾肾亏虚。《素问·骨空论》中记载："督脉者……上额交巅上，入络脑。"颈夹脊穴在督脉和足太阳膀胱经之间，取颈夹脊穴能够沟通督脉及足太阳膀胱经。因此，针刀作用于棘突旁及关节突能够疏通督脉及足太阳膀胱经经气，以振奋阳气，使得清阳上升，气血上荣，则眩晕自止。

从西医学角度分析本例患者的临床症状，为慢性劳损等原因导致颈椎关节及其周围组织的力学平衡破坏，导致颈椎失稳，关节内外产生高应力点，机体为对抗高应力点便出现了病理改变，从而压迫椎动脉导致眩晕或卡压神经导致肢体麻木。通过针刀治疗制止和修复了损伤的病理变化，松解了痉挛或粘连的软组织，从而改善了卡压状态和局部微环境，有效地缓解了症状。

案 2

张某，女，56 岁。2014 年 1 月初诊。

主诉：左侧颈肩部疼痛 2 年余。

患者 2 年前无明显诱因出现左侧颈肩部疼痛，自行按摩不效，多方诊治未显效。近日因劳累致上述症状加重就诊，刻下症见左侧颈肩部疼痛，耸肩转头时疼痛加重，伴颈项部僵硬不适，左上肢麻木。否认头晕、心慌；否认恶心、呕吐；否认行走不稳，纳可，寐欠安，二便调。既往颈椎病病史，否认高血压、糖尿病、冠心病、脑卒中病史。

查体：BP130/80mmHg，神清语利，心率 78 次/分，律齐，病理反射未引出。颈椎侧屈及旋转均受限，无明显上肢肌肉萎缩。颈项部肌肉紧张，左侧 C4 ～ C6 关节突及横突前后结节处可触及明显压痛，压痛处肌肉僵硬，左侧肩胛骨内上角及肩胛骨内侧缘压痛明显。耸肩转头时上述诸部位疼痛加重，臂丛神经牵拉试验阳性，上肢肌力无明显减弱。舌暗红，苔白腻，脉弦滑。

影像学检查：颈椎 X 线片示生理曲度变直，C4 ～ C6 椎间孔变小，退行性病变。

中医诊断：①项痹（经络瘀滞）；②肩痹（经络瘀滞）。

西医诊断：①混合型颈椎病（神经根型合颈型）；②斜角肌综合征；③肩胛提肌损伤；④菱形肌损伤。

治疗：①定点：患者俯卧，胸下垫薄枕，双手背重叠垫额头下。于左侧 C4 ～ C6 关节突及横突前后结节压痛处定点，左侧肩胛骨内上角及肩胛骨内侧缘压痛处定点、做标记。②操作：标记点处皮肤常规消毒，1% 利多卡因局部麻醉。戴无菌手套，左手拇指按压住标记点，右手持汉章牌 I 型 4 号针刀操作，刀口线与身体纵轴一致，严格按照四步进针规程从定位处进刀。于 C4 ～ C6 关节突处逐层深入做纵疏横剥，当刀刃触及关节突时转刀口线 90° 铲切 3 次出刀；左手拇指按压标记处横突前后结节的骨面，右手依次刺入各治疗点并切割 3 次出刀；左手按住肩胛骨内上角，右手持针刀刺入抵住骨面松解肩胛提肌止点，刀下有松动感时出刀；肩胛骨内侧同以上操作。

术毕，患者诉左臂麻木感及颈项僵硬感明显减轻，颈椎活动障碍改善，耸肩转头时肩部疼痛感消失。嘱患者注意颈肩部保暖，施术部位 2 天不沾水，上肢勿过力劳作。7 天后复诊，患者诉初诊症状偶有轻微发作，治疗方法同前，治疗 3 次而愈。

【讨论】本例患者因颈肩部疼痛就诊，经问诊、体格检查、专科检查，诊断为上述病症，其致病因素复杂，病变范围广泛，于多家医院诊治，笼统地诊断为颈肩痛、颈椎病，在诊断不明确的前提下治疗容易造成治疗针对性不强。本患者的上述四种疾病恰好是针刀的适应证，而针刺疗法对上述诸病难以提供到位的操作手法及有效的治疗量，理疗按摩难以对上述疾病提供针对性治疗，这些原因均可造成疾病久治不愈。

（三）斜角肌综合征

案 1

李某，女，48 岁。2013 年 11 月初诊。

主诉：右上肢麻木疼痛 2 个月余。

患者 2 个月前无明显诱因出现右上肢麻木，于某医院就诊，行颈椎 X 线片诊断为颈椎病，予针刺、理疗治疗不效，右上肢麻木时有加重，刻下症见右上肢麻木疼痛，伴颈部僵硬。否认头晕、耳鸣；否认心慌、恶心、呕吐；否认行走不稳。纳可，寐欠安，大便干。既往颈椎病病史，否认高血压、糖尿病病史。

查体：BP120/70mmHg，神清语利，伸舌居中，脑膜刺激征阴性，病理反射未引出。颈项部肌紧张，转头受限。上肢尺侧麻痛，平卧患肢外展时症状减轻，仰头、深吸气、头转向患侧时症状加重。前斜角肌痉挛、肥厚肿胀，局部压痛明显，C3、C4 横突旁有压痛，右侧 Adson 氏征阳性，过度外展试验阳性。舌红少苔，脉细弦。

影像学检查：颈椎 X 线片示颈椎生理曲度变直，C3 ～ C4、C4 ～ C5 椎间隙变窄，余未见明显异常。

中医诊断：筋痹（肝血不足）。

西医诊断：前斜角肌综合征。

治疗：①定点：患者侧卧，在胸锁乳突肌后缘，即 C3、C4 横突旁压痛处定点，做标记。②操作：标记点处皮肤常规消毒。戴无菌手套，医生左手按压标记处横突，右手持汉章牌 4 号针刀，刀口线与颈椎棘突顶线平行，刀体与皮肤垂直，严格按照四步进针规程从定位处进刀，快速刺入皮肤，直达横突，在横突骨面上进行点切松解。出刀后，患者诉右上肢麻木、疼痛均减轻，治疗点处压迫止血 5 分钟，创可贴覆盖刀口。7 天后复诊，患者诉初诊症状明显减轻，治疗同前，治疗 2 次而愈。

【讨论】本病可归为中医学"筋痹"范畴。《素问·血气形志》曰"形苦志乐，病生于筋"，指出当长时间处于单一姿势引起机体过度负荷，可造成局部软组织积累性损伤。根据经筋循行和分布，前斜角肌综合征与手三阳经经筋的功能失调密切相关，尤以手少阳为主。且患者舌红少苔，脉细弦。四诊合参辨为肝血不足证。肝藏血，主筋，肝血不足，血不养筋，则肢体拘挛麻木。

从解剖学角度分析，前中斜角肌属于颈深层肌的外侧群，前斜角肌主要起于 C3 ～ C6 横突前结节，止于第 1 肋内侧缘和斜角肌结节。本例患者根据症状体征和影像学检查诊断为前斜角肌病变，因前中斜角肌痉挛、肥厚或纤维化，对臂丛或颈丛神经根产生钳夹作用，慢性反复的钳夹即出现相应神经血管症状，临床表现为患者上肢麻木疼痛。因此，治疗的关键在于解除斜角肌起始部的肌腱纤维对神经的卡压。

案 2

孙某，女，57 岁。2013 年 11 月初诊。

主诉：左侧颈肩疼痛 2 个月，加重 3 天。

患者 2 个月前无明显诱因出现左侧颈肩疼痛，伴颈部不适，于某医院行颈椎 X 线片，诊断为颈椎病、肩周炎，予颈肩部行针刺、理疗、按摩等治疗，未显效。刻下症见左侧颈肩疼痛，局部活动受限，伴颈部僵硬不适。否认上肢麻木，否认头晕、耳鸣；否认心慌、恶心、呕吐；否认行走不稳。纳可，寐可，大便干。既往颈椎病病史、肩周炎病史，否认高血压、糖尿病、冠心病、脑卒中病史。

查体：BP135/85mmHg，神清语利，伸舌居中，脑膜刺激征阴性，生理反射存在，病理反射未引出。下颈部僵硬，转头及颈部侧屈受限，前斜角肌肥厚肿胀，局部压痛明显，左侧 L3、L4 横突前结节有压痛，臂丛神经牵拉试验阴性，左上肢无明显肌力减弱，患肢皮温无明显降低。耸肩略受限，左肩后伸略受限，左肩被动前屈、后伸、外展无明显障碍，肱骨大结节、小结节、结节间沟、喙突均未触及明显压痛，左侧肩胛骨内上角可触及条索状物，局部未触及明显压痛。舌暗红，苔略黄腻，脉弦滑略数。

影像学检查：颈椎 X 线片示颈椎退行性病变，张口位齿突侧块间距不等宽，C3 ~ C4、C4 ~ C5 椎间孔狭窄。

中医诊断：筋痹（湿热瘀阻）。

西医诊断：①前斜角肌综合征；②肩胛提肌损伤。

治疗：①定点：患者俯卧，双手相叠，额头放在手背上，医者于左侧 C3、C4 横突压痛处定点。②操作：标记处碘伏常规消毒，戴无菌手套，左手稍用力按压住标记处横突，以患者无明显不适为度，目的是将其他软组织挤压到施术部位以外，从而确保针刀刺入皮肤后能在相对较短的距离内较准确地刺到横突处进行切割，施术的同时避免伤及椎动脉及其他软组织，右手持汉章牌 4 号针刀，刀口线与身体纵轴平行，于标记处刺入皮肤并直达横突骨面，于前后结节处充分切割松解，有松动感时出刀，按压针孔处片刻止血，贴创可贴。

术毕，患者诉颈肩痛减轻明显，颈项僵硬好转。嘱患者颈项部保暖。1 周后复诊，患者诉颈椎右侧屈时，左侧颈部仍有少许紧缩感，左肩后伸无障碍，触诊定点后治疗同前，治疗 2 次而愈。

【讨论】本病可归为中医学"筋痹"范畴。《素问·长刺节论》曰"病在筋，筋挛节痛，不可以行"，指出筋之病可出现筋肌挛急、骨节疼痛、功能障碍。患者前斜角肌肥厚肿胀，局部压痛明显，左侧肩胛骨内上角可触及条索状物，根据经筋循行和分布，考虑以手少阳经筋功能失调为主。且患者舌暗红，苔略黄腻，脉弦滑略数。四诊合参辨为湿热瘀阻证，痹证日久不愈而化热，导致湿热阻滞，气血不畅，瘀阻手少阳筋脉，故出现局部肿胀压痛、活动障碍。

从西医学角度分析，本例患者同时患有肩胛提肌损伤，该肌起自上段颈椎横突后结节，因此针刀解除神经卡压时在压痛点的横突前后结节处做彻底松解，这样既可松解紧张的斜角肌，又可治疗病变的肩胛提肌。如果症状由关节突部位软组织劳损、肥厚卡压颈神经肌支所致，治疗时应在关节突上多组肌肉的肌腱附着处做彻底松解。本患者出现斜角肌肥厚，治疗时需将肌腱及其与横突处的附着点充分松解才会有理想的疗效。患者肩胛骨内上角虽然可触及条索状物，但局部未触及敏感压痛点，且肩部症状不典型，因此只对肩胛提肌横突部起点进行松解治疗。

（四）半棘肌损伤

张某，女，50 岁。2014 年 1 月初诊。

主诉：项部后伸障碍 3 年，加重 1 个月。

患者 20 年前因长期持续低头工作出现项部疼痛，痛点固定，未予系统诊治，3 年前出现颈部后伸障碍，自述仰头费劲。颈椎 X 线片诊断为颈椎病，多方就诊，行针刺、按摩、理疗等治疗未显效。近日上述症状加重，刻下症见颈部后伸障碍，伴右侧颈椎下段及胸椎上段疼痛，且入睡困难。否认头晕、心慌；否认恶心、呕吐；否认行走不稳。纳可，寐欠安，二便调。既往有颈椎病病史，否认高血压、糖尿病、冠心病、脑卒中病史。

查体：BP125/70mmHg，神清语利，心率 82 次/分，律齐。生理反射存在，病理反射未引出。颈椎后伸障碍，无明显上肢肌肉萎缩。颈部肌肉紧张，右侧 C7、T1 棘突、横突及右侧 C3 关节突均可触及压痛点，上项线未触及压痛点，双肩同时后伸不受限，颈椎左右旋转无明显受限。枢椎棘突未触及明显压痛点。臂丛神经牵拉试验阴性；双侧胸廓上口未触及肿物及压痛，双侧颈椎横突前后结节及肩胛骨内上角未触及明显压痛，下段颈椎和上段胸椎棘突及棘突间未触及压痛，上肢肌力无明显减弱。舌淡，苔白，脉细弱。

影像学检查：颈椎 X 线片报告示生理曲度变直，颈椎骨质增生，颈椎退行性病变。

中医诊断：筋痹（气血两虚）。

西医诊断：半棘肌损伤。

治疗：①定点：患者俯卧，胸下垫薄枕，双手背重叠垫额头下。于右侧 C7、T1 棘突、横突压痛点及 C3 关节突处定三点，做标记。②操作：标记点处皮肤常规消毒，1% 利多卡因局部麻醉。戴无菌手套，左手拇指按压住标记点，右手持汉章牌Ⅰ型 4 号针刀，刀口线与身体纵轴走行一致，刀体与皮肤垂直，于定点处严格按照四步进针规程从定位处进刀，快速刺入皮肤直至骨面，做纵行疏通，横行剥离，手下有落空感时停止操作并出针刀。

术毕，患者诉颈部后伸障碍减轻约 60%，无明显颈椎、胸椎疼痛。嘱患者颈肩部保暖，施术部位 2 天不沾水，右上肢勿过力劳作。7 天后复诊，患者诉颈椎后伸障碍较初诊明显改善，经专科体检后治法同前，治疗 2 次而愈。

【讨论】本病属于中医学"筋痹"范畴。患者因长期持续低头工作，经常保持屈颈位使半棘肌长期处于拉伸状态，持续牵拉使局部筋脉肌肉出现积累性劳损。根据经筋循行和分布，半棘肌属于足太阳经筋，而足太阳膀胱经与督脉交会，督脉中阳气的运行直接关系到人体的卫外功能，而营卫的正常运行是维持正常睡眠觉醒规律的基础。结合患者舌淡，苔白，脉细弱，四诊合参辨为气血两虚证。气血不荣于足太阳经筋，故出现肌肉紧张、运动障碍；气血两虚，营卫失调，故患者入睡困难。

从解剖学角度分析，患者 C7、T1 棘突、横突及右侧 C3 关节突可触及压痛点，而上段颈椎横突和肩胛骨内上角未触及明显压痛，患者耸肩无障碍，因此可排除肩胛提肌损伤。患者颈部左右侧屈无障碍，颈椎横突未触及敏感压痛点，可排除头夹肌、斜角肌病变。下段颈椎和上段胸椎棘突及棘突间未触及压痛，可排除局部棘上韧带、棘间韧带损伤。结合以上分析及临床检查和查体可明确诊断本例患者为半棘肌损伤。治疗时应注意：针刀松解横突时始终在骨面上操作，避免刺入胸腔。

二、肩背部疾病

（一）肩周炎

案 1

陈某，女，56 岁。2016 年 9 月初诊。

主诉：右肩疼痛伴功能障碍 6 个月。

患者 6 个月前无明显诱因出现右肩疼痛，伴活动障碍，于某医院就诊，诊断为肩周炎，予针刺、理疗等治疗不效。今日因症状加重遂来就诊，刻下症见右肩疼痛，肩关节活动受限，阴雨天无明显疼痛加重，否认外伤史。规律服用降压药，目前血压控制尚可。饮食可，睡眠易醒，大便干。

查体：右肩被动前屈 90°，被动外展 70°，被动后伸 20°，内收、内旋均严重受限，主动外展 0°～60°出现疼痛，外展 65°疼痛加重。肱骨大结节上份、肩峰下、肱骨小结节及小结节嵴、结节间沟处均有压痛，余处未触及敏感压痛点。颈项部活动无明显受限，臂丛神经牵拉试验阴性。舌淡黯，苔白，脉沉涩。

影像学检查：肩关节 X 线片示骨质未见明显异常。

中医诊断：肩凝症（经络瘀滞）。

西医诊断：冻结肩。

治疗：①定点：患者健侧卧，标记并操作各治疗点。②操作：患者健侧卧，标记点处皮肤常规消毒，戴无菌手套，左手拇指按压住标记点，右手持汉章牌Ⅰ型 4 号针刀，于肩髎穴刺入，行合谷刺 3 次，松解肩峰下囊的粘连，手下有松动感后提针刀，于冈上肌腱处合谷刺，松解冈上肌腱处的粘连。出针刀后，患肩可被动外展至 100°。肩关节外展位下于肩髃穴处进针刀，刀口线与三角肌纤维平行，达盂肱关节后转刀口线 90°，刺入关节囊，松解囊内粘连 6 次，刀下有松动感后出针刀。向盂肱关节囊内注射含 1% 利多卡因的生理盐水 20mL，嘱患者每日进行肩关节功能锻炼。

复诊：6 天后，治疗同前。治疗 3 次后，右肩可主动前屈 165°，主动外展 170°，主动后伸 40°。10 天后电话随访，患者诉右肩无明显不适，生活可自理。

【讨论】本病属中医学"肩凝症"范畴。清代焦会元的《会元针灸学》对肩髎穴的记载是："肩髎者，是近肩部肩骨之边髎孔中，故名肩髎。主治臂痛，肩重不能举等症。"《针灸甲乙经》记载该穴主治"肩重不举，瘅痛"，可见该穴主治功能以改善抬肩障碍为主。肩袖的主要功能是维持肩关节的各向运动，肩胛下肌腱上缘与冈上肌腱前缘之间形成了一个解剖间隙，称为肩袖间隙，肩髎穴恰好位于肩袖间隙处。内肩袖在此处失去连贯性，以肱二头肌长头肌腱穿过，如此便加大了肩关节前屈和外展的角度，针对肩关节的

MRI 研究表明，肩袖间隙处的病变对冻结肩的发生具有重要意义。松解肱二头肌长头肌腱在关节囊内的粘连对改善肩关节前屈、外展功能至关重要。

本例患者结合体格检查结果分析病变部位主要在肩峰下囊和盂肱关节囊，因此，本次操作取肩髎穴和肩髃穴以改善上述两囊的粘连。操作时，先松解肩峰下囊以改善肩部外展功能。由于肱二头肌长头肌腱进入肩关节囊，关节囊发生粘连会导致该肌腱失去原有的功能，造成肩关节前屈障碍，因此，冻结肩的治疗以松解上述两囊为主要方法。治疗过程中应注意以下方面：由于针刀需刺入关节囊，因此，治疗前应对定点处进行充分且大面积的消毒；局部麻醉时，对肩峰下囊应进行扇形注射，这样在针刀松解过程中可起到有效缓解疼痛的作用；治疗时应尽可能选用刀口线为 1.0mm 以上的刀具进行操作，这样有利于较为彻底地松解粘连。

案 2

田某，女，69 岁。2013 年 12 月初诊。

主诉：右肩疼痛 1 年余。

患者 1 年前无明显诱因出现右肩疼痛，于某医院就诊，诊断为肩周炎，予针刺治疗 2 个月未显效，因疼痛加重伴功能障碍就诊于某医院，行局部封闭治疗后复发，又多方就诊行理疗、按摩、服用活血化瘀中草药（具体不详）均不效，常因疼痛影响睡眠，刻下症见右肩疼痛，肩部主动与被动活动时均呈扛肩状态。纳可，寐欠安，大便干。

查体：BP130/80mmHg，右上肢无明显肌肉萎缩，臂丛神经牵拉试验无法配合。右肩前屈、外展、后伸、内旋、外旋均受限，喙突、小结节、结节间沟、大结节、小结节嵴、肩峰下、盂下结节、肩胛骨内上角均有明显压痛。舌质暗有瘀斑，苔薄黄，脉弦。

影像学检查：肩关节 X 线片示未见明显异常。颈椎 X 线片示生理弯曲变直，C4 ～ C6 椎间孔狭窄。

中医诊断：肩凝症（经络瘀滞）。

西医诊断：冻结肩。

治疗：①定点：患者取坐位，标记各压痛点。②操作：标记点处皮肤常规消毒，1% 利多卡因局部麻醉。戴无菌手套，右手持汉章牌 I 型 4 号针刀，在标记处分别做纵疏横剥，刀口线始终与主要神经、血管平行。针刀治疗结束后，医生协助患者进行上举、外展、后伸活动。一次治疗后，患者各方向活动有改善。

复诊：由于患者诉晨起症状有所加重，检查其颈椎无明显压痛点及活动障碍，患者无明显头晕、手麻症状，参考颈椎 X 线片，考虑该患者为颈肩综合征，治疗方案改为颈肩同治。在上述治疗方法基础上针刀松解 C4 ～ C6 华佗夹脊穴。治疗 5 次后患者右肩疼痛明显减轻，关节各向活动障碍明显改善，可自行缓慢地梳头、穿衣，疼痛已不影响夜间睡眠。于是结束治疗，嘱患者每日进行功能锻炼。

【讨论】肩周炎属于中医学"肩凝症"范畴，《灵枢·五邪》篇记载"邪在肾，则病骨痛阴痹……肩背颈项痛"，说明本病多由年长肝肾亏损，营卫不固，或汗出当风，致风寒湿邪闭阻经络，气血运行不畅，外邪凝滞肩部筋脉所致。本例患者老年女性，肝肾不足，故治疗后易病情反复，结合舌质暗有瘀斑，苔薄黄，脉弦。四诊合参辨为经络瘀滞型。

从西医学角度分析，本病确切病因尚不清楚，病理变化为一种多滑囊、多部位的无菌性炎症病变和广泛粘连。本例患者在病变范围内呈现广泛压痛，虽没有明显颈椎压痛点和头晕、手麻症状，但结合颈椎 X 线片和复诊时患者自述晨起症状有所加重的表现，考虑合并颈椎病，两病交织，互相作用。患者长时间的肩周炎可引起一侧颈肩部的肌肉痉挛，使颈椎的受力平衡失调，导致椎间关节相应受损，同时颈部神经根出现无菌性炎症、水肿，从而加重了颈椎病，使疾病缠绵难愈。故而在初诊治疗方法的基础上加选 C4 ～ C6 华佗夹脊穴，通过针刀疏通剥离，活血化瘀，通经止痛。

案 3

葛某，女，38 岁。2014 年 3 月初诊。

主诉：右肩疼痛，伴功能障碍 3 天。

患者 3 天前因频繁劳作出现右肩疼痛，伴活动障碍，自行贴敷云南白药膏不效，现右侧卧位时肩部疼痛加重，夜寐不安。刻下症见右侧肩峰部疼痛，肩部旋转受限。纳可，寐欠安，二便调。

查体：右侧肩部外展和旋转受限，外展、外旋时肩峰部突发剧烈疼痛，并可向颈部放散。肩峰下压痛明显，肩前部略肿胀，未触及明显波动感。颈椎活动无明显受限，臂丛神经牵拉试验阴性。舌淡黯有瘀斑，苔薄黄，脉细弦。

中医诊断：肩痹（经络瘀滞）。

西医诊断：肩峰下滑囊炎（急性期）。

治疗：①定点：患者健侧卧，肩峰骨缘外下压痛处定 1 点并做标记，松解肩峰下滑液囊。②操作：标记点处皮肤常规消毒，1% 利多卡因局部麻醉。戴无菌手套，左手拇指按压住标记点，右手持汉章牌 I 型 4 号针刀操作。刀口线与三角肌纤维平行，刀体与皮面垂直。快速刺入皮肤，将刀锋指向肩峰，匀速推进达肩峰骨面。调整刀锋至肩峰外下骨面，向肩峰下面刺入。针刀到达滑囊腔后手下有落空感，提起针刀，纵横切开滑囊壁 5 刀，予横行剥离后出刀。

针刀操作后，医生协助患者拮抗上肢做外展动作并旋转患侧肩关节 3 次。患者诉右侧肩峰处疼痛明显减轻，外展、外旋时肩峰部无明显疼痛及放射痛。嘱患者颈肩部注意保暖，施术部位 2 天不沾水，勿过劳，7 天后复诊，患者诉肩部无明显不适。

【讨论】本病属中医学"肩痹"范畴。《素问·宣明五气》说"久视伤血，久卧伤气，久坐伤肉，久立伤骨，久行伤筋"，此者五劳所伤，俱因太过超出生理限度，由此可以衍生出"过用致病"理论。本例患者因 3 天前频繁劳作就诊，从中医学角度分析为劳逸失度，筋脉受到长久牵转压迫，遂致阳气被遏、气血滞涩、络阻弗通、筋急不缓，而成肩痹。其舌淡黯有瘀斑，苔薄黄，脉细弦。四诊合参辨为经络瘀滞型。

从西医学角度分析，患者属肱骨上端超常范围的急剧转动及反复过度外展挤压肩峰下囊形成的慢性劳损的急性期。急性期病理表现为积血或积液，长期慢性劳损，可引起慢性炎症性改变，如囊壁肥厚，出现玻璃样变，在滑膜的表面有点状缺损，绒毛膜增生或有纤维素沉着等，活动时常有响声，并影响肩关节的活动度。如遇慢性期患者，针刀治疗定点不变，操作与急性期完全不同。针刀刺入皮下后调整到肩峰下面，进入滑囊后提起针刀，切开囊壁 3 刀，然后，将针刀深入肩峰骨下面约 10mm，调转刀口线 90°，在水平面上行通透剥离，有松动感后出刀，针刀进入关节腔操作必须严格进行无菌操作，以防关节腔内感染。

案 4

郑某，男，48 岁。2015 年 8 月初诊。

主诉：右肩疼痛 2 个月。

患者 2 个月前无明显诱因出现右肩疼痛，伴活动障碍，于某医院就诊，诊断为肩周炎，贴敷药膏（具体不详）不效。今日因上述症状加重就诊，纳可，寐欠安，二便调。既往有肩周炎病史，否认高血压、糖尿病、冠心病、脑卒中病史；10 年前因车祸致右肩外伤史，否认骨折史、输血史。

查体：右肩主动及被动前屈、外展受限，后伸受限，主动外旋引起疼痛加剧。结节间沟处有明显压痛，喙突外侧压痛，小结节压痛，肱三头肌起点处压痛，抗阻伸肘时肱三头肌长头及内侧头疼痛并可触及压痛点。舌淡红，苔白略腻，脉细弱。

中医诊断：肩凝症（气血两虚）。

西医诊断：肩周炎。

治疗：①定点：患者健侧卧，患肢紧贴身体侧方。在肱骨大、小结节之间的压痛处，定 2 点，对小结节及喙突定点，对盂下结节处定点，对肱三头肌内侧头压痛处定点，标记上述各定点。②操作：标记点处皮肤常规消毒，1% 利多卡因局部麻醉。戴无菌手套，左手拇指按压住标记点，右手持汉章牌Ⅰ型 4 号针刀操作。刀口线与肱二头肌长头肌腱纤维走向平行，刀体与皮面垂直，快速刺入，针刀有阻力感时达肱横韧带，纵行切开 3 刀，再行纵疏横剥，针刀进入肱二头肌长头肌腱并穿过该肌腱深入达骨面，剥离幅度达结节间沟两侧的骨面。对其余各定点处做纵疏横剥法，有松动感时出刀。治疗后，患者诉肩部疼痛明显减轻，主动外旋肩关节无剧痛出现，肩部前屈及外展障碍有所改善。嘱患者颈肩部保暖，施术部位 2 天不沾水，勿过劳，7 天后复诊。

治疗 4 次后上述症状得到不同程度的改善，但仍感肱三头肌内侧头及该肌长头肌腱疼痛，肩部后伸障碍改善不理想。触诊其颈项部，对查到的阳性反应点进行定点，对喙突压痛处定点。对上述部位进行切割松解后，患者肱三头肌疼痛明显减轻，肩部后伸、内旋、内收障碍得以改善。

【讨论】本例患者属中医学"肩凝症"范畴，《灵枢·贼风》记载"若有所堕坠，恶血在内而不去"，很早就揭示外伤是肩凝症发病的主要原因之一。本例患者 10 年前曾因车祸致右肩外伤，使肩部筋脉受损，而今人过中年，气血渐衰，以致风寒湿等外邪趁机侵袭，导致肩部筋脉痹阻不痛发为本病。其舌淡红，苔白略腻，脉细弱。四诊合参，辨为气血两虚型。

从西医学角度分析，本例患者肩部功能受限及压痛点较为广泛，治疗时可对各定点行 C 形松解，如此治疗 4 次后上述症状得到不同程度的改善，仍感肱三头肌内侧头及该肌长头肌腱疼痛，常在睡眠中因疼痛致醒而难以入睡，肩部后伸障碍改善不理想。经仔细询问得知，该患者有颈椎病病史，睡眠时习惯以毛巾卷垫于项部。对其颈项部进行触诊，虽未触及明确压痛点，但患侧项部肌肉僵硬，可触及条索状物，肱三头肌长头及内侧头疼痛处可触及压痛点。以触诊颈项部查到的阳性反应点进行定点，针刀对其进行切割松解后，患者肱三头肌疼痛明显减轻。其肩部后伸、内旋、内收障碍未见明显改善，查体发现喙突外侧有阳性反应点，因此考虑此功能障碍为肱二头肌短头肌腱损伤所致，针刀松解该肌在喙突上的附着点后上述功能改善明显。

本例患者的诊治过程提示：有时压痛点未必是治疗点，该患者素有颈椎病，不健康的使用枕头方式导致颈椎病发作并加重，其肱三头肌疼痛的主要原因并非该肌陈旧性损伤，而是颈椎病卡压神经所致。该患者虽然颈椎并未触及明确压痛点，但是综合分析问诊得到的信息和疾病发作诱因后，确定现阶段治疗方案以调整颈椎力学结构为主，从而有效改善肱三头肌的临床症状。

（二）肩胛提肌损伤

案 1

张某，女，56 岁。2014 年 6 月初诊。

主诉：因肩部疼痛 2 个月，加重 5 天就诊。

患者诉 2 个月前无明显诱因出现双侧肩部疼痛，右侧为甚，伴颈项部不适，于外院行针刺、拔罐治疗不效。今日因上述症状加重就诊。刻下症见肩部胀痛不适，伴颈项部僵硬感。饮食可，夜间睡眠易醒，大小便尚可。

查体：双侧肩胛骨内上角压痛明显，右侧上述部位可触及条索状物，双侧 C2 横突处压痛，臂丛神经牵拉试验阴性。舌黯，苔白，脉细弱。

中医诊断：筋痹（经络瘀滞）。

西医诊断：肩胛提肌损伤。

治疗：①定点：于双侧 C2 横突处、双侧肩胛骨内上角压痛处定点，做标记。②操作：患者俯卧，上胸部垫薄枕，头部伸出治疗床，颈部微前屈。

标记点处皮肤常规消毒，戴无菌手套，右手持汉章牌Ⅰ型4号针刀，医生于双侧C2横突处进针刀，刀口线与颈椎棘突顺列平行，快速刺入皮肤，匀速推进针刀，刀锋到达横突骨面上，做横行剥离3次出刀。肩胛骨内上角压痛处操作时，刀口线与肩胛提肌肌纤维走向平行，刀体与背部皮面垂直刺入，匀速推进，将刀体倾斜，与肩胛骨平面呈130°角，与肩胛间区背部皮面呈50°角，使刀锋直指并进达肩胛骨内上角边缘骨面上，做纵行疏通、横行剥离。然后，调转刀口线与肌纤维垂直，在肩胛骨内上角边缘骨面上，做铲切剥离。出针刀后，患者诉肩部疼痛及颈部不适明显好转。

复诊：3天后，治疗同前。治疗3次后，患者诉初诊症状基本消失，右侧肩胛骨内上角未触及条索状物。

【讨论】本病属中医学"筋痹"范畴，本质为经筋病变，根据经筋循行和分布，肩胛提肌属于手少阳经筋"上绕臑外廉，上肩走颈"的一部分，从中医学角度分析，本病属本虚标实，患者为中老年女性，正气虚弱，营卫渐衰，若不慎感风寒湿等外邪或急慢性劳损，颈背部经脉痹阻，气血凝滞，筋肉挛缩而发为本病。结合患者舌黯，苔白，脉细弱，四诊合参辨为气血亏虚证。

从西医学角度分析，本例患者常因肩部疼痛就诊，症状为肩胛骨内上角疼痛或酸胀，伴颈项部发凉或僵硬；结合查体发现C2～C4横突后结节和肩胛骨内上角压痛最为明显，因此诊断为肩胛提肌损伤。临床观察证实，损伤及疼痛常出现在肌肉起止点处，有时可于此处触及条索和结节，按压该处时疼痛可向枕部放射。

因毫针对粘连起不到松解作用，故既往疗效不佳，而针刀疗法在病灶处通过刺入、切割、松解、剥离等方法，充分发挥了毫针所不及的"菀陈则除之"的作用。如果肩胛骨内上角有结节，操作时在局部行合谷刺的基础上切割松解，此法散结、通经、止痛作用良好。临床实践发现，在肩胛骨内上角处进行针刀松解时可将针刀缓慢探寻至该处骨面内侧进行小范围松解，松解范围不超过0.5cm。因为操作过程中可感到部分肌组织附着在该处，只有松解到位才可有效改善临床症状。本法定点少，治疗精准，疗效显著。

案2

王某，女，54岁。2017年6月初诊。

主诉：左侧肩部疼痛 3 年，加重 5 天。

患者 3 年前无明显诱因出现左肩疼痛，伴颈部不适，颈椎 X 线片诊断为颈椎病，予针刺、理疗、按摩等治疗，未显效。刻下症见左肩疼痛，家务劳动后疼痛加重，伴颈部僵硬不适。否认上肢麻木，否认头晕、耳鸣；否认心慌、恶心、呕吐；否认行走不稳。纳可，寐欠安，大便稀。既往有颈椎病病史、高血压病史，否认糖尿病、冠心病、脑卒中病史。

查体：BP125/70mmHg，神清语利，生理反射存在，病理反射未引出。头部右侧屈受限，上段颈椎横突部有牵拉感。拎重物时左肩疼痛，斜方肌未及明显压痛，肩胛骨内上角可触及压痛，颈根部肩胛提肌腹处可触及压痛点，C2～C3 横突后结节可触及压痛点。颈椎前屈、后伸、左右旋转无明显受限。臂丛神经牵拉试验（±）。舌暗红，苔白，脉弦滑。

影像学检查：颈椎 X 线片示生理曲度变直，C2～C3 椎间孔变小。

中医诊断：筋痹（肝肾阴虚）。

西医诊断：肩胛提肌损伤。

治疗：①定点：患者反坐靠背椅，低头前倾与水平线夹角 45°，头部左倾 0°、右倾 0°，双手扶撑住椅背根部。于天牖穴、肩外俞穴处定点，做标记。②操作：标记点处常规消毒，医生戴无菌手套，左手按压住标记处横突，右手持汉章牌 4 号针刀操作。天牖穴（C2 横突后结节侧面点）：于胸锁乳突肌后缘平下颌角处，以手指摸清横突后结节并压住，刀口线与颈长轴一致，快速刺入皮肤，直达颈椎横突后结节骨面。行纵行疏通。肌腹压痛点：刀口线与肩胛提肌纵轴平行，与脊柱纵轴呈 15°角，针体与外侧皮面呈 60°角，进针约 1.5cm，患者出现酸胀感时，纵行疏通，横行摆动 2 次出刀。肩外俞（肩胛骨内上角）：刀口线与肩胛提肌肌纤维走向平行，在肋骨面上纵疏横剥，然后提起刀锋至皮下，将刀体倾斜，与肩胛骨平面呈 130°角，与肩胛间区背部皮面呈 50°角，使刀锋直达肩胛骨内上角边缘骨面上，做纵疏横剥。调转刀口线与肌纤维垂直，在肩胛骨内上角边缘骨面上做铲切剥离 2 刀。

术毕，患者诉头部右侧屈时颈椎侧面牵拉感消失，肩胛骨内上角处疼痛减轻，嘱患者颈肩部保暖，施术部位 2 天不沾水。7 天后复诊，肩胛骨内上角疼痛时有反复，治疗同上。5 天后电话随访，患者诉上述症状无发作。

【讨论】本病属中医学"筋痹"范畴，患者为中老年女性，肝肾不足，故家务劳动后疼痛加重，且肩部疼痛 3 年，病程日久，颈肩部阳经经气受阻，壅遏不舒，加之脾失健运，出现大便稀溏，湿阻中焦，气血生化无源，津液不归正化，故舌红少津，心烦不寐。结合舌红少津，脉细弦，四诊合参辨为肝肾阴虚证。

从西医学角度分析，本例患者以肩部疼痛就诊，于外院经颈椎 X 线片检查诊断为颈椎病，经治疗不效的主要原因是没有正确诊断，影像学检查与患者就诊时的主诉无明确相关性，结合查体与主诉可明确此次患者就诊的主要病因不是颈椎病发作，而是肩胛提肌损伤。因此，既往治疗未能给患者有针对性的治疗。患者肩痛在临床上很容易被认为是斜方肌受凉后发生痉挛引起的疼痛。本患者拎重物时肩胛提肌起止点明显疼痛，以及有明确的压痛点，斜方肌的起止点及肌腹均无明显压痛，且肩胛骨内上角处可触及压痛，因此排除斜方肌受凉痉挛或该肌损伤导致的疼痛，本患者肩胛提肌损伤诊断成立。针刀治疗天牖穴（C2 横突后结节侧面点）、肩外俞穴（肩胛骨内上角），剥离粘连，调畅气血。因本例患者首诊误诊，病情迁延，故疼痛反复，于复诊再次定点治疗后病情稳定。

（三）肩袖损伤

案 1：冈下肌腱损伤

样某，男，42 岁。2014 年 7 月初诊。

主诉：右肩疼痛 1 个月。

患者诉其职业为口腔科医生，1 个月前因用力拔牙致右肩疼痛，自行贴敷活血止痛膏不效，于某院推拿科按摩治疗不效，而后每当拔牙时右肩疼痛难忍，刻下症见右肩后外侧疼痛，局部有深压痛。纳可，寐欠安，大便干稀不调。

查体：BP120/75mmHg，左上肢无明显肌肉萎缩，臂丛神经牵拉试验阴性。右肩各向运动无明显障碍及疼痛发作，抗阻外旋时肱骨大结节中份疼痛，该处可触及压痛点。舌尖红，苔白，脉弦滑。

影像学检查：肩关节 X 线片示未见明显异常。

中医诊断：筋伤（痰瘀互结）。

西医诊断：肩袖损伤（冈下肌腱损伤）。

治疗：①定点：患者取坐位，标记肱骨大结节中份压痛处。②操作：标记点处皮肤常规消毒，戴无菌手套，右手持汉章牌Ⅰ型2号针刀，在标记处做纵疏横剥，刀口线与冈下肌腱走行一致。出刀后，医生协助患者做肩部外展、外旋动作3次，嘱患者治疗处2天不沾水，且全休5天。1周后复诊，患者拔牙时肩部疼痛明显好转，针刀治疗同前，治疗后全休5天。2周后电话随访，患者诉肩部无明显疼痛。

肩袖损伤针刀治疗后，避免负重运动5天，依据患者不同情况被动或主动运动肩关节，防止治疗处形成新的炎症、渗出和粘连。5天后嘱患者每日进行20分钟太极拳或八段锦练习，以肩关节能耐受为度，避免因锻炼加重疼痛，锻炼前进行5分钟约40℃热敷，锻炼完毕进行约3分钟4℃冷敷。针刀治疗本病在松解肌腱处的粘连时，应选用刀口线大于1.0mm的针刀，对病灶处进行彻底松解。

【讨论】本病属于中医学"筋伤"范畴，结合患者主诉，分析病机为肢体急性损伤后，营血离经，停滞成瘀，加之患者脾胃不和，湿邪中阻，湿聚生痰，痰瘀互结，合而致病，导致局部筋脉不畅，肢体屈伸不利，疼痛难忍。结合患者舌尖红，苔白，脉弦滑，四诊合参辨为痰瘀互结证。

从西医学角度分析，肩袖的功能是在上臂外展时使肱骨头向关节盂方向拉近，冈下肌腱作为肩袖的重要组成部分，其损伤常发生在需要肩关节极度外展的反复运动中。本例患者诉1个月前因用力拔牙致右肩疼痛，即肩关节在极度外展运动中发生急性损伤。临床观察发现，如果未能得到有效治疗，逐渐转变为冻结肩的可能性很大。

本例患者处于肩袖损伤的初期，应及时做针刀治疗防止病情进展。在查体中患者抗阻外旋时在肱骨大结节中份，即冈下肌腱止点处压痛明显，予以针刀治疗以有效松解粘连，减少炎症渗出，改善局部血液循环，减轻疼痛，尽早改善关节功能障碍。针刀治疗后，应在3～5日内避免肩臂负重劳动，以免加重病灶处的炎症渗出，导致新的粘连发生。每日应进行一定量的关节非负重活动，以促进局部气血运行，辅助受损软组织进行修复。

案2：冈上肌损伤

赵某，女，34岁。2016年4月初诊。

主诉：右肩外展疼痛半天。

患者 1 天前过力劳作，今晨感右肩外展疼痛，未予治疗。刻下症见右肩外展疼痛，伴功能障碍，右肩主动外展或旋转时有弹响。纳可，寐欠安，二便调。既往有肩周炎病史、颈椎病病史，否认高血压、糖尿病病史。

查体：右肩未见明显红肿及畸形，肩关节外展后伸位时疼痛发作伴功能障碍，右肩被动活动无明显受限，肩关节主动外展至 60°～120°时引起肩部疼痛，撞击征阳性，肩峰下肱骨大结节上份可触及敏感压痛点，未触及硬结。结节间沟处（肱二头肌长头肌腱）可触及肿胀及压痛，喙突处可触及轻微压痛，肩关节前屈无明显障碍，颈椎活动无明显受限，臂丛神经牵拉试验阴性。舌淡，苔白略润，脉沉弦。

中医诊断：肩痹（寒湿凝滞型）。

西医诊断：①肩袖损伤（冈上肌损伤）；②肩峰下滑囊炎。

治疗：①定点：患者取坐位，肱骨大结节上份压痛处定点并做标记；肩峰骨缘外下压痛处定 1 点并做标记。②操作：标记点处皮肤常规消毒，1% 利多卡因局部麻醉。戴无菌手套，左手拇指按压住标记点，右手持汉章牌 I 型 4 号针刀操作。

肱骨大结节上份压痛点：刀口线与上肢纵轴平行，刀体与上肢呈 135° 角，刺入达肱骨大结节骨面，将刀柄向肢体远端倾斜，使刀体与肱骨头骨面平行，穿过冈上肌腱，行纵行疏通。调转刀口线，在肩峰下囊与冈上肌腱融合处再行纵疏横剥。肩峰下囊点：刀口线与三角肌纤维平行，刀锋指向肩峰，匀速推进达肩峰骨面，调整刀锋至肩峰外下骨面，向肩峰下面刺入，针刀到达滑囊腔后提起针刀，纵横切开滑囊壁 3 刀，予横行剥离后出刀。

治疗后，患者诉右肩外展后伸位时疼痛明显减轻，无明显撞击征，嘱患者颈肩部保暖，施术部位 2 天不沾水，勿过劳。7 天后复诊，患者诉初诊症状无发作。

【讨论】本病属中医学"肩痹"范畴，从中医学角度分析，日间人体气血相对旺盛，未有明显疼痛不适感，夜间由于患肩气血不足，或伴有受凉及睡眠姿势不当等原因，导致晨起症状明显，《素问·痹论》曰："痛者，寒气多也，有寒故痛也。"故分析受凉是加重肩峰下滑囊炎的主要原因。结合患者舌淡，苔白略润，脉沉弦，四诊合参辨为寒湿凝滞证。

从西医学角度分析，患者 1 天前过力劳作使内肩袖急性损伤导致局部肿胀、痉挛，影响肩关节活动。经问诊得知，患者半年来每日长时间使用电脑，造成颈肩部软组织劳损，患有肩峰下滑囊炎 3 个月，使右肩功能受损、肩部活动范围受限，肩峰下囊邻近的肌肉，如三角肌、冈上肌、冈下肌等功能受限。昨日外展后伸动作过度牵拉肩部，使以上诸肌发生不同程度损伤，进一步加重了肩峰下滑囊炎。而肱二头肌长头肌腱肿胀及压痛与慢性肩峰下滑囊炎急性发作伴上述诸肌损伤致气血不畅有关，经上述分析认为该症状并非主要病因及病位，诸肌损伤程度较重的是冈上肌，故选定治疗点为肱骨大结节上份压痛点，即冈上肌止点和肩峰下囊点。针刀治疗后的第 2 日，肱二头肌长头肌腱炎明显好转，临床观察证实了上述观点。

案 3：小圆肌损伤

李某，女，41 岁。2015 年 7 月初诊。

主诉：左侧颈肩部不适 1 年，加重 5 天。

患者 1 年前无明显诱因出现左侧颈肩部酸胀不适，未予系统诊治，近 5 天因劳累致上述症状加重，贴活血止痛膏不效，今日就诊，诉左侧第 4、5 指麻木，沿前臂尺侧向肘部放射，但无明显疼痛，此症状时轻时重，颈部酸痛时作，纳呆，寐欠安，二便调。既往有颈椎病、肩周炎病史，否认高血压、糖尿病、冠心病、脑卒中病史。

查体：左侧颈肩部无肌肉萎缩，颈肩部活动无明显受限，颈项部无阳性压痛点，左侧小圆肌起止点、肌腹压痛，冈下窝天宗穴下方可触及条索状的小圆肌，压痛明显，按压小圆肌可加重第 4、5 指的麻木，但可缓解颈项部酸痛。左肩关节抗阻力外旋阳性，左上肢肌力、肌张力未见明显异常，肱二头肌反射、肱三头肌反射、桡骨膜反射正常，臂丛神经牵拉试验阴性。舌质紫黯，苔腻，脉弦涩。

影像学检查：颈椎 X 线摄片示颈椎退行性变，各椎间孔未见明显狭窄。

中医诊断：筋伤（经络瘀滞）。

西医诊断：小圆肌损伤。

治疗：①定点：患者侧卧，患侧向上，左肱骨大结节下份压痛处定点，小圆肌肌腹压痛及条索处定点，做标记。②操作：标记点处皮肤常规消毒，1% 利多卡因局部麻醉。戴无菌手套，左手拇指按压住标记点，右手持汉章牌 I

型 4 号针刀操作。肱骨大结节下份压痛点：患侧上肢搭肩，充分暴露定点，刀口线与上肢纵轴平行，刺入达肱骨大结节骨面，将刀柄向肢体远端倾斜，使刀体与肱骨头骨面平行（约与上肢呈 90° 角），穿过小圆肌腱，行纵行疏通。肌腹压痛及结节处：针刀平行肌纤维刺入，行纵行疏通，刺入结节时转刀柄 90° 切割，横行剥离后出刀。

治疗后，患者诉颈肩部不适明显减轻，左侧第 4、5 指麻木缓解，嘱患者注意颈肩部保暖，施术部位 2 天不沾水，勿过劳，7 天后复诊。

【讨论】本病属中医学"筋伤"范畴，患者 5 天前因劳累，导致左侧颈肩部不适加重，出现左侧 4、5 指麻木，沿前臂尺侧向肘部放射。《灵枢·经筋》记载："手太阳之筋，起于小指之上，结于腕，上循臂内廉，结于肘内锐骨之后，弹之应小指之上，入结于腋下。其支者，后走腋后廉，上绕肩胛，循颈。"根据经筋循行分析，患者 5 天前因过度劳累，加重了手太阳经筋的劳损，经筋功能失调，经络瘀滞。结合患者舌质紫黯，苔薄腻，脉弦涩，四诊合参辨为经络瘀滞证。查体后寻找到相应的筋结点和压痛点，通过针刀松解法加强经筋血液循环，以减轻无名指和小指麻木感。

从西医学角度分析，本例患者致病因素长期存在，且在小圆肌肌腹出现条索状的异常痛点和疼痛性结节。结合影像学检查与查体发现小圆肌止点即肱骨大结节下份压痛明显，以及按压小圆肌可加重第 4、5 指的麻木等临床表现，诊断患者此次发病以小圆肌损伤为主。小圆肌损伤与颈肩部肌肉长期处于紧张收缩状态有关，故患者 1 年前只是感到颈肩部不适，因近日劳累加重劳损，引起尺侧手指麻木，前臂放射痛。针刀治疗可有效松解条索和痛性结块，疏通剥离小圆肌起止点与其周围软组织之间的粘连、挛缩，解除周围神经血管的卡压，恢复其正常功能活动。治疗后患者肩部疼痛减轻、手指麻木缓解，证实了上述诊断和治疗。

案 4：肩胛下肌损伤

江某，女，54 岁。2013 年 5 月初诊。

主诉：右肩疼痛，伴活动不利 1 个月。

患者 1 个月前因过力劳作出现右肩疼痛，伴活动障碍，自行按摩、热敷不效，现疼痛加重，夜寐不安。刻下症见肩胛骨内酸痛不适，伴肩关节前方疼痛及肩部和上臂酸胀。纳可，寐欠安，二便调。既往有肩周炎病史，否认高血压、糖尿病、冠心病、脑卒中病史。

查体：肱骨小结节处压痛，用手指沿肩胛骨脊柱缘向前外侧抠压，肩胛骨肋面可触及压痛。被动后伸患肢疼痛加剧，内旋抗阻试验阳性，余处未及明显压痛。舌黯，苔腻，脉微涩。

中医诊断：筋伤（经络瘀滞）。

西医诊断：肩胛下肌损伤。

治疗：①定点：患者取坐位，患肢尽力背伸上举，使肩胛骨脊柱缘向后突起，根据压痛确定 3 个治疗点，肱骨小结节压痛处定点，将各治疗点做标记。②操作：标记点处皮肤常规消毒，1% 利多卡因局部麻醉。戴无菌手套，左手拇指按压住标记点，右手持汉章牌 I 型 4 号针刀操作。

肩胛骨内缘标记点：医生左手拇指抵于肩胛骨内缝，刀口线与肩胛骨脊柱缘垂直，针体垂直于肩胛骨内缘骨面，约与背部皮肤呈 10° 角刺入达骨面，摸索进针至肩胛下窝，刀口线旋转 90° 角，纵行疏通剥离 3 刀。出针后，外旋患肩，背伸患肢，把没有松开的粘连彻底松开。

肱骨小结节点：在压痛点处进针刀，刀口线与肩胛下肌方向一致，针体垂直于骨面刺入，深达骨面，先纵行剥离，再横行剥离，出针后，屈肘，上肢被动过度外旋。

术后，患者诉诸症明显缓解，嘱患者颈肩部保暖，施术部位 2 天不沾水，勿过劳。7 天后复诊，患者诉肩前酸痛无明显发作，右上肢后伸、内收、内旋无障碍。

【讨论】本病属于中医学"筋伤"范畴，患者为中老年女性，肝肾不足，气血亏虚，1 个月前因过力劳作，损伤肩部经筋，导致局部经络瘀滞，出现右肩疼痛，伴功能障碍，根据经筋循行和分布，肩胛下肌损伤与手厥阴经筋的功能失调密切相关。结合患者舌黯，苔腻，脉微涩，四诊合参辨为经络瘀滞证。

从西医学角度分析，本例患者在肩胛骨内缘、肱骨小结节点即肩胛下肌止点处压痛明显，结合主诉和查体明确诊断为肩胛下肌损伤。肩胛下肌多因上肢突然或反复内收、内旋而损伤，造成其起止点处肌腱纤维轻微撕裂，小血管破裂。上肢不断运动使得患处受牵拉，出血、渗出，形成慢性无菌性炎症，日久造成粘连，导致功能障碍发生，压迫和刺激肩胛下神经血管束，本例患者肩前疼痛且摸背受限，其病因和病变符合上述过程。

肩胛下肌位置未在骨骼表面覆盖，因此患者于肩胛骨上按摩、捶打不能解除肩胛内的酸胀不适感，对该病查体时又不易找到痛点，其多与颈肩背部的各种肌筋膜劳损病变同时出现，造成诊治时极易被含糊地称为颈椎病或肩周炎，于是使得该病因得不到针对性的治疗而迁延难愈。本例患者明确诊断后，通过针刀在损伤的肩胛下肌及其周围组织进行松解剥离，可以有效解除病变部位的压迫症状，吸收炎症，松解粘连，疗效显著。

案 5：肩袖间隙综合征

祁某，男，56 岁。2016 年 8 月初诊。

主诉：右肩疼痛伴功能障碍 6 个月。

患者 6 个月前无明显诱因出现右肩疼痛伴活动障碍，于某医院诊断为肩周炎，予针刺、理疗治疗不效。今日因上述症状加重就诊，刻下症见右肩疼痛，患肩活动受限，阴雨天疼痛无明显加重，否认外伤史。饮食可，睡眠尚可，二便正常。既往有肩周炎病史，否认高血压、糖尿病、冠心病、脑卒中病史。

查体：右肩主动前屈 60°，主动外展 70°时疼痛发作，被动后伸 20°，后伸、内收、内旋均严重受限且感肩前部疼痛似牵拉感，做上述动作可触及同侧髂后上棘。肱骨大结节上份压痛敏感，肩峰下压痛敏感，余处未及明显压痛点，肱骨大结节下份有压痛。颈项部活动无明显受限，臂丛神经牵拉试验阴性。舌淡，苔白，脉细弱。

影像学检查：肩关节 X 线片示肩峰下间隙变窄，盂肱关节间隙狭窄，余未见明显异常。

中医诊断：筋伤（气血亏虚）。

西医诊断：①肩袖间隙综合征；②肩峰下滑囊炎；③肩袖损伤（冈上肌损伤）；④肱二头肌长头肌腱炎。

治疗：①定点：患者健侧卧，于右侧肩髃、肩髎处定点，患肩后伸、内收、内旋位于抬肩穴定点，做标记。②操作：标记点处皮肤常规消毒，1% 利多卡因局部麻醉。戴无菌手套，左手拇指按压住标记点，右手持汉章牌 I 型 4 号针刀操作。于肩髎穴刺入，松解肩峰下囊与肩关节囊之间的粘连，于冈上肌腱处行合谷刺，松解冈上肌腱，出针刀后，患肩可主动外展 120°，且无明显疼痛发作。肩关节外展位，在肩髃穴处压痛点进针刀，松解肩袖间隙处的粘连及肱二头肌长头肌腱在关节囊处的粘连，出针刀后患肩可前屈120°。于后伸、内收、内旋位松解抬肩穴，出针刀后做背手动作时右手可触及L3棘突处。

复诊：5天后，施术同前，术后右肩主动前屈160°，外展170°，做背手动作时右手可触及L1棘突处，患者满意。

【讨论】本病属中医学"筋伤"范畴，患者中老年男性，人体气血阴阳渐衰，《素问·上古天真论》曰："丈夫……四八，筋骨隆盛，肌肉满壮……七八，肝气衰，筋不能动……"以上说明筋是随着人体生长发育而逐渐盛壮，随着年龄的增长，正气渐亏，肝气、天癸渐衰，筋的功能也逐渐衰退，甚至损伤退变，因此本例患者无明显诱因出现右肩疼痛伴功能障碍。从经筋循行和分布来看，手三阳、手三阴的经筋与肩关节密切相关，结合查体和影像学检查分析，患者以手太阴（肱二头肌长头肌腱）、手阳明（冈上肌）、手少阳（肩峰下囊）经筋损伤为主。结合患者舌淡，苔白，脉细弱，四诊合参辨为气血亏虚证。

从西医学角度分析，本例患者就诊时虽然肩关节功能障碍严重，并未诊断为冻结肩或肩周炎粘连期，原因是主要病损部位在肩袖间隙处，肩袖间隙是整个肩袖中结构最薄弱的部位，松解该处后，关节前屈、后伸、背手动作均明显改善，因此以肩袖间隙综合征为第一诊断。

需松解的肩袖间隙处即肩髃穴，古籍中记载该穴在肩关节外展位时才出现，因此治疗的第一步是使肩关节恢复外展功能。该患者结合主诉、病史及查体补充诊断，包括肩峰下滑囊炎、冈上肌腱炎、肱二头肌长头肌腱炎，故依次操作肩髎穴、肩髃穴，待肩关节恢复外展、前屈后，于后伸、内收、内旋位下松解抬肩穴，即进一步松解肱二头肌长头肌粘连处。本患者小结节及小结节嵴处未触及明显压痛，故判断摸背受限原因并非由小圆肌、大圆肌及肩胛下肌病变所致，而为上述补充诊断原因所致。通过针刀松解上述部位后，疗效满意。

（四）斜方肌损伤

杨某，男，48岁。2014年5月初诊。

主诉：左侧颈肩部疼痛 4 天。

患者 4 天前吹空调后出现左侧颈肩部疼痛，自行按摩不效，颈椎 X 线片诊断为颈椎病，予口服颈复康颗粒。未显效。今日因上述症状加重就诊，刻下症见左侧项部及肩胛冈上方疼痛。否认头晕、心慌；否认恶心、呕吐；否认行走不稳。纳可，寐欠安，二便调。既往有颈椎病、肩周炎、高血压病史，否认糖尿病、冠心病、脑卒中病史，否认外伤史，否认药物过敏史，否认家族相关遗传病史。

查体：BP125/70mmHg，心率 75 次/分，律齐。颈椎各方向活动无明显受限，天柱、秉风、肩井穴可触及敏感压痛点。臂丛神经牵拉试验阴性；双侧胸廓上口未触及肿物及压痛，肩胛骨内上角及内侧缘未触及敏感压痛点，颈椎横突前后结节处未触及压痛点。无明显上肢肌肉萎缩，上肢肌力无明显减弱。舌淡，苔白，脉浮紧。

影像学检查：颈椎 X 线片示生理曲度变直，C3 ～ C4、C4 ～ C5 椎间孔变小，颈椎退行性病变。

中医诊断：筋痹（风寒证）。

西医诊断：斜方肌损伤。

治疗：①定点：患者俯卧，于左侧天柱、秉风、肩井穴处定点，做标记。②操作：标记点处皮肤常规消毒，1% 利多卡因局部麻醉。戴无菌手套，左手拇指按压住标记点，右手持汉章牌Ⅰ型 4 号针刀操作。于各标记点处平行于斜方肌纤维刺入，刺入肌层后做纵疏横剥，手下有松动感时出刀。术毕，患者诉项肩部疼痛感消失。

【讨论】本病属于中医学"筋痹"范畴，患者 4 天前因吹空调后出现左侧颈肩部疼痛，即风寒之邪闭阻筋脉，使筋脉拘急，气血运行不畅，筋脉失于濡养而发为本病。结合患者舌淡，苔白，脉浮紧，四诊合参辨为风寒证。在明确诊断之后，于天柱、秉风、肩井穴行针刀治疗。天柱穴即斜方肌起点处穴位，秉风、肩井均为阳经经脉上的穴位。《素问·痿论》有言："宗筋主束骨而利机关也。"经筋为病，筋结必瘀，气血失运，经脉不通，不通则痛，表现为转筋、筋痛、痉挛、疼痛等。手足三阳经筋又结于颈项部，解剖位置位于斜方肌起止点路线上，故以针刀松解该三处穴位可良性刺激颈项部经筋，直达病所，消散筋结，气血通达，通则不痛。

从西医学角度分析，本例患者虽然颈椎 X 线片提示颈椎病，但本次就诊的主要病因并非神经根型颈椎病发作，因此以针刀治疗病损的斜方肌为主，若斜方肌损伤的症状得到有效改善后，颈项部的其他病变凸显出来，可以继续治疗他病，否则在本病未得到应有的治疗时，于他病的治疗容易导致变证丛生，首发疾病迁延难愈。

（五）四边孔综合征

代某，女，79 岁。2015 年 3 月初诊。

主诉：左肩疼痛 2 个月。

患者 2 个月前无明显诱因出现左肩疼痛，劳累后疼痛加剧，自行按摩未显效，于某医院就诊，诊断为肩周炎，未予系统诊治。刻下症见左侧肩胛部不适，伴上臂外侧疼痛，抬肩受限，患者规律服用降压药，目前血压控制平稳。纳可，寐欠安，二便调。既往有高血压病史，否认糖尿病、冠心病、脑卒中病史。

查体：BP120/80mmHg，神清语利，伸舌居中，生理反射存在，病理反射未引出。左侧三角肌未见明显萎缩，左肩外展、上举受限且无力，四边孔压痛，有放射性麻痛感。肱三头肌长头起始部压痛，左肩被动外展、上举、外旋时可加重症状，左肩前屈无明显障碍。舌淡，苔白，脉沉细。

影像学检查：肩部 X 线显示未见明显异常。

中医诊断：肩痹（气血亏虚证）。

西医诊断：四边孔综合征。

治疗：①定点：患者取坐位，四边孔压痛处定位，做标记。②操作：标记点处皮肤常规消毒，1% 利多卡因局部皮下麻醉。戴无菌手套，左手拇指按压住标记点，右手持汉章牌 Ⅰ 型 4 号针刀操作。刀口线与人体纵轴一致，按四步进针刀规程进针刀，经皮肤、皮下组织，刀下有坚韧感时达四边孔，提插法切割 3 次，范围 0.5cm，纵疏横剥 3 刀后出刀，局部压迫止血 3 分钟后贴创可贴覆盖针眼。

术毕，嘱患者做拥抱动作 3 次，以进一步拉开四边孔的粘连。患者诉肩胛后疼痛减轻，左肩外展上举受限好转，嘱患者肩部保暖，施术部位 2 天不沾水，勿过劳，7 天后复诊。

【讨论】本病属中医学"肩痹"范畴，患者老年女性，肝脾肾三脏均不足，气血津液生化乏源，故营血内虚、气血运行不畅，加之劳伤瘀血阻滞经络，不痛则通，筋脉失养不用。结合患者舌淡，苔白，脉沉细，四诊合参辨为气血亏虚证。

从西医学角度分析，本例患者三角肌未见明显萎缩，排除肩胛上神经损伤，四边孔及肱三头肌长头起始部压痛明显，且否认明确外伤史，结合肩部X线检查，考虑为肩部活动如上举外展时，腋神经在肱三头肌长头起始部纤维组织表面摩擦导致损伤粘连，压迫神经血管导致疼痛，可见本病除外伤外还与长期的机械性劳损有直接关系。因此在治疗时，以针刀松解四边孔压痛部位即粘连处为主，改善局部微循环，消除无菌性炎症，使四边孔间隙有效扩大，进而改善腋神经的压迫症状。

（六）三角肌损伤

屠某，男，43岁。2015年11月初诊。

主诉：左肩疼痛，伴活动障碍1周。

患者1周前无明显诱因出现左肩疼痛，伴活动障碍。自行贴敷云南白药膏，疼痛未缓解。刻下症见左肩外展疼痛，伴功能障碍。饮食可，睡眠易醒，小便可，大便溏。既往有肩周炎、颈椎病病史，否认高血压、糖尿病病史。

查体：神清语利，BP125/70mmHg。伸舌居中。双上肢肌力正常且对称。颈部无明显功能障碍及压痛点，臂丛神经牵拉试验阴性。左肩未见明显红肿及畸形，肩关节各向被动运动无障碍。左肩外旋时肩部后方，三角肌与肱三头肌外侧头肌肉交接处疼痛，肩部外展45°～120°时上述部位出现疼痛，导致肩部功能障碍，empty can试验阴性。上臂自然下垂时，该部位有敏感压痛点。肩关节前屈及后伸无明显障碍及疼痛发作。肩峰下无压痛，肱骨大结节上、中、下份无压痛，结节间沟处无压痛。舌暗，苔白腻，脉弦滑。

中医诊断：筋伤（痰瘀阻络）。

西医诊断：①三角肌损伤；②肱三头肌损伤（外侧头）。

治疗：①定点：患者取坐位，三角肌与肱三头肌外侧头肌肉交接压痛处定点，并做标记。②操作：标记点处皮肤常规消毒，1% 利多卡因局部麻醉。戴无菌手套，左手拇指按压住标记点，右手持汉章牌Ⅰ型 4 号针刀操作。于定点处进针刀，于酸痛处行纵疏横剥，再于该处行合谷刺，分别向三角肌及肱三头肌外侧头处进行松解。

治疗后，患者诉右肩外展及外旋时疼痛明显减轻，嘱患者颈肩部保暖。4 天后复诊，治疗同前。6 天后电话随访，患者诉肩部无明显疼痛及功能障碍。

【讨论】本病属中医学"筋伤"范畴，患者无明显诱因出现左肩疼痛伴功能障碍，且口服云南白药无效，排除因气血不畅、瘀阻经络而发病。结合患者舌暗，苔白腻，脉弦滑，四诊合参辨为痰瘀阻络证。痰多与饮食肥甘厚味相合，损伤脾胃，脾虚不能运化水湿，故患者大便溏，睡眠易醒。痰瘀互结，壅滞于手少阳经筋，故出现肩部疼痛伴功能障碍。

从西医学角度分析，患者因肩部疼痛及功能障碍就诊，其不适症状可因上肢特定运动方式随时诱发，并非时发时止，且颈项部无功能障碍及敏感压痛点，因此排除颈项部病变导致的功能障碍，初步判定为肩周软组织损伤。

患肩外展 45°～ 120°时出现临床症状，需要明确是否为疼痛弧，以及是否存在撞击综合征。疼痛弧为肩部外展 60°～ 120°时出现疼痛，该患者外展 45°即出现疼痛，无肩部前、上和外侧的疼痛，empty can 试验阴性，因此认为无明确撞击综合征存在。肩峰下无明显肿胀及压痛，所以肩峰下滑囊炎的诊断暂不予考虑。肩关节前屈无明显障碍，认为不存在肱二头肌损伤。

三角肌的功能为外展肩关节，本例患者肩部外展障碍、疼痛，且有明确压痛点，综合以上分析，三角肌损伤诊断成立。患肩后伸无明显障碍，因此肱三头肌长头损伤的诊断不成立。疼痛及压痛处为臂外侧上皮神经穿出点，该神经走行于三角肌及肱三头肌外侧头处，当肩关节外旋时，该神经被卡压，造成该部位疼痛。上述部位软组织损伤造成局部粘连，致使该神经在特定体位下被卡压，出现疼痛，导致肢体功能障碍。由于上臂下垂时，仍可在此部位触及压痛，由此判断局部软组织损伤存在，而不仅为周围神经卡压所致。予针刀治疗三角肌与肱三头肌外侧头肌肉交接压痛点，有效改善局部软组织损伤、解除周围神经卡压。

（七）肩手综合征

朱某，女，48岁。2014年8月初诊。

主诉：左肩疼痛10个月。

患者10个月前因突发左侧肢体功能障碍就诊，行头颅CT、MRI检查诊断为脑梗死，住院治疗，病情稳定后出院。于某医院服用中成药（具体不详），行针刺、理疗治疗，并经康复训练半年，左侧肢体功能障碍未见明显改善。因左肩疼痛剧烈就诊，刻下症见左侧肢体功能障碍，拄拐行走，左肩疼痛，肩部被动活动障碍，并可加重局部疼痛。左手肿胀、麻木，手部皮肤皱纹消失，呈粉红色。纳可，寐欠安，二便调。既往有脑梗死、高血压病史，否认糖尿病、冠心病病史。

查体：BP135/85mmHg，神清语利，精神弱。左下肢肌力3级，左上肢肌力2级，左肩被动前屈、外展、后伸均受限，呈凝肩状态，左肩被动外展60°可加重局部疼痛。肱骨大结节、小结节、结节间沟、喙突、肩峰下等处可触及广泛压痛点。左手肿胀，呈粉红色。水肿以手背明显，包括掌指关节和手指，水肿处柔软膨隆，向近端止于腕关节。掌指关节屈曲明显受限，手指外展不能。舌暗红，苔白，脉弦细涩。

中医诊断：①中风后遗症（经络瘀滞）；②肩痹（经络瘀滞）；③痿证（经络瘀滞）。

西医诊断：①脑梗死后遗症；②肩手综合征（Ⅰ期）；③冻结肩。

治疗：①定点：患者健侧卧，于盂肱关节周围定点，做标记。②操作：标记点处皮肤常规消毒，1%利多卡因局部麻醉。戴无菌手套，左手拇指按压住标记点，右手持汉章牌Ⅰ型4号针刀操作。医生左手拇指触及肩关节后方有一明显凹陷位置，以此处为进针点，该处位于肩峰后下缘、肩盂后方、肱骨大结节之间形成的间隙中，针刀刺入皮肤，经冈下肌与小圆肌间隙，从肩后方关节囊处进入盂肱关节。针刀刺入该点后向喙突方向探寻刺入，做纵疏横剥。刀下有松动感时出刀，嘱患者注意颈肩部保暖，施术部位2天不沾水，勿过劳。

复诊：3天后，在喙突尖的外下方，尽量靠近肩胛下肌腱上缘处定点，针刀在肱二头肌长头肌腱、肩胛下肌腱、肩盂前上缘组成的区域刺入，刀口线与冈下肌腱走行平行，松解喙肩韧带与盂肱关节囊之间的粘连，刀下有松动感时出刀。

7天后，针刀于肩峰前外角的前方刺入，经肩袖间隙处关节囊进入关节，向肩胛骨方向刺入并切割、剥离。

13天后，本次治疗定点处位于冈上窝，其前方是锁骨后缘，外侧是肩峰内缘。针刀在定点处以向外侧约20°角的方向刺入，刀口线平行冈上肌纤维方向，经斜方肌、冈上肌腹、肩关节上方关节囊进入关节腔。

17天后，经针刀4次治疗，患肩疼痛消失，左肩可被动前屈70°，被动外展120°，被动后伸70°，并可做被动环转运动，且无疼痛感。此次予患者针刀松解颈椎治疗，出针刀后患者即感左手胀痛、麻木感明显减轻。

24天后，于颈部行第二次针刀松解术。出针刀后患者诉患侧上肢麻胀感消失。予患者中草药调理及肢体功能训练指导。

【讨论】本病属中医学"肩痹"范畴，中风后肩手综合征与外风关系甚为密切。患者中老年女性，肝肾不足，气血亏虚，中风后气血愈虚，血瘀愈甚，经脉瘀滞，气血运行不畅，脉道阻滞则气血难达四末，筋脉肌肉失荣，"不荣则痛"，故患者近10个月持续感到肩部疼痛；加之此时寒湿夹风易附关节，骨节失灵，"不通则痛"，故今日出现偏瘫侧肩部疼痛剧烈，甚至肌肉挛缩，被动活动障碍；血瘀水停，故出现偏瘫侧手部肿胀、麻木，活动受限。结合患者舌暗红，苔白，脉弦细涩，四诊合参辨为经络瘀滞证。

本例患者是中风后肢体功能障碍导致的盂肱关节囊内粘连，由于关节活动障碍10个月，肩关节囊内广泛粘连，肩部被动活动为冻结状态，目前通用的C形松解术对于关节囊内粘连针对性不强。

本例患者有高血压病，因此将治疗方案指定为每周2次针刀治疗，每次从一个不同部位及不同角度刺入盂肱关节囊行囊内松解，以期在较短时间使患侧关节囊得到充分松解，治疗时间控制在2周内，这样使得每次治疗后疗效可以产生叠加作用，避免中风后导致的关节活动不利，争取在新的粘连形成之前完成关节囊内多角度、不同入路方式的松解术。

《灵枢·官针》中记载："短刺者，刺骨痹，稍摇而深之，致针骨所，以上下摩骨也。"针刀操作时使用上述方法方可使得关节囊内的粘连得到有效松解。在松解关节囊内粘连时，尽量选择刀口线在1.0mm的针刀操作，每个治疗点可松解 6～8 刀，可做类似合谷刺的扇形松解，强调松解彻底。术后嘱患者家属每日为其进行被动环转运动，以防再次发生粘连。

三、上肢部疾病

（一）屈指肌腱狭窄性腱鞘炎

翟某，女，43 岁。2016 年 3 月初诊。

主诉：左手拇指屈伸障碍 5 个月。

患者 5 个月前因过力劳作出现左手拇指屈伸障碍，伴弹响。手部 X 线片检查排除其他疾病，诊断为屈指肌腱狭窄性腱鞘炎，未接受系统治疗，自行贴敷云南白药膏不效。刻下症见左手拇指屈伸不能，强力屈伸时有弹响。饮食可，睡眠可，大便干。否认高血压、糖尿病等慢性病病史。

查体：左手拇指屈伸障碍，伴有弹响，呈"扳机指"状态。拇指指根横纹正中可扪及硬结样物，压痛明显，屈指压住痛点时手指不能伸直。舌暗红，苔白，脉弦滑。

影像学检查：手部 X 线片示骨质未见明显异常。

中医诊断：筋伤（痰瘀阻滞）。

西医诊断：屈指肌腱狭窄性腱鞘炎。

治疗：①定点：患者仰卧，掌心向上，于拇指掌指关节横纹正中硬结处定点并做标记。②操作：治疗时患指呈被动外展位，对患手进行全手消毒，1% 利多卡因局部麻醉。医生持双刃微镰刀，刀口线与肌腱走行一致，于定点处旋转刀尖进刀。刺入皮肤后继续下压镰刀尖，砰的一声刺穿硬结处的纤维鞘，向远端推切，以刀尖外侧刃切开卡压处的纤维鞘上部；再向近端钩割，以刀尖内侧刃割开卡压处的纤维鞘下部。出镰刀后嘱患者屈伸拇指，掌指关节无弹响和扳机现象，活动自如。治疗点处压迫止血 5 分钟，创可贴覆盖刀口。术毕，嘱患者局部保暖，施术部位 5 天不沾水，右手勿过力劳作，每天患指进行屈伸功能锻炼。10 天后复诊，患者拇指屈伸自如，无疼痛发作，本例患者 1 次治愈。

【讨论】本病属中医学"筋伤"范畴，肌肉腱鞘属于"经筋"的范畴，能调节机体关节活动，本例患者因 5 个月前过力劳作，损伤拇指局部筋脉，根据经筋循行和分布，拇指屈指肌腱与手太阴经筋的功能失调密切相关。筋脉气血不通，日久则导致筋聚、筋结，故患者拇指屈伸不能，伴弹响。结合患者舌暗红，苔白，脉弦滑，四诊合参辨为痰瘀阻滞证。

从西医学角度分析，本例患者因过力劳作引起肌腱和腱鞘过度摩擦，腱鞘狭窄或肌腱本身出血、水肿后出现慢性纤维结缔组织增生、粘连。在疾病早期未接受系统治疗而使病情进展，出现手指屈伸不能，活动弹响，呈"扳机指"状态。

目前针刀疗法是治疗本病的首选方法，操作时以手背掌骨头对应的掌心处定位掌指关节，以腱鞘滑车处硬结的近侧缘作为进针点。用镰刀操作时旋转进刀，尽量缩短切口的长度。操作时沿手指的中线切，不向两侧做剥离，以免损伤指动脉和指神经。做松解时，可将梭形样变的肌腱划开两刀，不可损伤掌板及掌指关节。治疗前应注意器具的消毒、全手的消毒和治疗间的无菌条件，手术协议中应明确记载术后 5 天内不能沾水。术后，患者必须每日做掌指关节屈伸功能锻炼，拇指务必够到小指下方的掌横纹线上；伸指时拇指要形成弓形背伸，否则为无效锻炼。

临床中除"镰刀状"小针刀外，还有一种"V"型针刀常用于治疗屈指肌腱狭窄性腱鞘炎，"V"型针刀刚好将狭窄部分的腱鞘卡在"V"字形凹刃内，使之不能滑脱，纵推顺行切开，有效解除了其对水肿肌腱的卡压，疏通了肌腱和腱鞘的粘连，弹响消除，而不损伤肌腱。

（二）腕管综合征

叶某，女，57 岁。2016 年 5 月初诊。

主诉：左手麻木 6 个月。

患者 6 个月前无明显诱因出现左手拇指、食指、中指麻木且疼痛，于某医院行手部 X 线片及颈椎 X 线片检查，排除其他疾病，诊断为腕管综合征，未接受系统治疗。自行按摩并贴敷白云南药膏不效，今日因上述症状就诊。饮食可，夜间易醒，二便尚可。规律服用降压药，目前血压控制尚可。既往有腕管综合征病史、高血压病史，否认糖尿病、冠心病病史。

查体：颈椎活动度尚可，臂丛神经牵拉试验阴性。肩关节无明显功能障碍，未触及压痛点。左侧屈腕试验阳性，腕管挤压试验阳性。左侧拇指、食指、中指指腹疼痛觉障碍。舌淡，苔白，脉细无力。

影像学检查：左手X线片示骨质未见明显异常。

中医诊断：痹证（气血亏虚）。

西医诊断：腕管综合征。

治疗：①定点：患者仰卧，掌心向上，腕下垫以脉枕，手平放于治疗床上。于腕横韧带远端2/3部位定点，做标记。②操作：标记点处皮肤常规消毒，1%利多卡因局部麻醉。戴无菌手套，左手拇指按压住标记点，右手持双刃微镰刀，刀口线与肌腱走行一致，于定点处旋转进刀。刺入皮肤后继续下压刀尖，刺穿屈肌支持带并向近侧推，以刀尖外侧刃推开腕横韧带近侧部；再向近端钩割，以刀尖内侧刃割开腕横韧带远侧部，将屈肌支持带割开约2/3。出镰刀后患者诉手麻减轻约70%。治疗点处压迫止血5分钟，创可贴覆盖刀口。

术毕，嘱患者局部保暖，施术部位4天不沾水，手勿过力劳作。3周后复诊，患者诉手麻无明显发作。

【讨论】本病属中医学"痹证"范畴，患者因腕关节及周围肌腱等长期劳损起病，风寒湿浸淫留滞筋脉，导致血行不畅，痹阻经脉。血瘀阻滞，故出现手指及腕关节疼痛；三邪痹阻经脉，气血难行，肢末失于荣养，手指出现发麻症状；夜晚本是一日之中阴气壅盛之时，加之夜间机体阳潜阴出，阴血凝滞更加难行，所以麻木疼痛常于夜晚加剧，影响睡眠；结合患者舌淡，苔白，脉细无力，四诊合参辨为气血亏虚证。

从西医学角度分析，本例患者查体发现屈腕试验和腕管挤压试验阳性，明确诊断为腕管综合征。正中神经在靠近腕部走行相对表浅，且形态扁、宽，在针刀松解过程中易被触碰，出现手部麻痛。因此，腕横韧带松解术常选择松解屈肌支持带远侧2/3，如果有必要再考虑松解该韧带近侧部分。本例患者腕横韧带松解术后即感手部麻木明显减轻，说明针刀操作切开了部分腕横韧带及掌腱膜，使腕管容积相对扩大，压力减小，从而解除了正中神经的压迫症状，松解有效，证实了上述观点。但由于病程较长，其余症状仍需通过术后休养恢复，有必要时也可继续将正中神经进行进一步松解。

（三）肱骨外上髁炎

案1

叶某，女，46岁。2014年2月初诊。

主诉：右肘部疼痛1年余，加重4天。

患者1年前无明显诱因出现右肘外侧疼痛，诊断为肱骨外上髁炎，予局部封闭治疗后复发，常因疼痛而致前臂无力而持物掉落，今日就诊，要求针刀治疗。纳可，寐欠安，大便溏。

查体：BP130/85mmHg，右上肢无明显肌肉萎缩，臂丛神经牵拉试验阳性。右肱骨外上髁处压痛点明显，握拳、伸腕及旋转动作可引起肱骨外上髁处疼痛加重，按压手三里穴后疼痛部位感觉舒适，旋臂屈腕试验阳性。舌淡，苔白略腻，脉细弱。

影像学检查：颈椎X线片示颈椎退行性病变，C4～C5、C5～C6、C6～C7椎间孔狭窄。

中医诊断：肘劳（气血亏虚）。

西医诊断：肱骨外上髁炎。

治疗：①定点：患者坐位，将肘关节屈曲90°，平放到治疗桌上。于患侧C4～C6棘突旁1.5cm关节突处可触及压痛点；桡神经点（相当于臂臑）可触及压痛；肱骨外上髁桡侧腕短伸肌腱与指伸肌腱起始处（阿是穴）可触及压痛；手三里穴处定点，标记各治疗点。②操作：标记点处皮肤常规消毒，1%利多卡因局部麻醉。戴无菌手套，左手拇指按压住标记点，右手持汉章牌Ⅰ型4号针刀操作，刺入颈椎关节突处转刀90°，切割2次；针刀刺入臂臑处纵行疏通2次，麻窜感向手部放射时出刀；针刀刺入肱骨外上髁定点处，纵疏横剥2刀，然后向前沿肱骨外上髁前面的骨面紧贴骨面铲剥3刀，范围不超过0.5cm，然后提针刀于皮下，顺前臂肌向前臂方向提插疏通桡侧腕前伸腕肌、指总伸肌、尺侧腕伸肌之间的粘连；手三里处行合谷刺后出刀。术后，患者诉局部疼痛明显减轻，肘关节活动基本正常。握拳，伸腕旋转时轻度不适，旋臂屈腕试验阴性。

【讨论】肱骨外上髁炎属于中医学"肘劳"范畴，患者中老年女性，气血津液渐衰，如《内经》所言"年四十，则阴气自半也，起居衰矣"，肝肾不足,脾气虚弱,风寒湿乘虚侵犯肘部经络,进一步导致肘部气血阻滞不通,不通则痛,发为本病;结合患者舌淡,苔白略腻,脉细弱,四诊合参辨为气血亏虚证。以中医针灸选穴原则为指导,其疼痛多位于肘关节外侧部,其证属手阳明经病变,故多取手阳明经腧穴如手三里、臂臑及阿是穴等穴。

从西医学角度看,肱骨外上髁炎多由前臂旋转用力不当而引起肱骨外上髁桡侧伸肌腱附着处劳损而成。本例患者以肘关节外上部局限性疼痛为主症就诊,并影响伸腕和前臂旋转,结合临床检查诊断为肱骨外上髁炎。从解剖角度看,臂臑是桡神经走行路径的阳性点,阿是穴是肱骨外上髁桡侧腕短伸肌腱与指伸肌腱起始处。针刀一方面可刺激穴位以行气活血、舒筋通络;另一方面可将损伤的肌腱粘连松解,瘢痕刮除,从根本上破坏肱骨外上髁炎的病理构架,恢复人体弓弦力学系统的平衡,从而达到扶正祛邪、疏通经络的作用。

案 2

吴某,男,43 岁。2014 年 3 月初诊。

主诉:右肘部疼痛 4 年,加重 2 周。

患者 4 年前因打网球用力过猛出现右肘疼痛,行 X 线等检查后诊断为肱骨外上髁炎,予针刺治疗未显效,疼痛时有加重。3 年前于笔者处就诊,行火针治疗 3 周后好转。2 周前因打网球致疼痛复发,刻下症见右肘疼痛,肘外侧疼痛尤甚,握拳时疼痛加重,肘外侧有压痛。纳可,寐欠安,二便调。既往有肱骨外上髁炎病史,否认高血压、糖尿病病史。

查体:右上肢无明显肌肉萎缩,臂丛神经牵拉试验阴性。右肱骨外上髁处压痛点明显,局部未触及明显条索状物。前臂伸肌群紧张试验阳性,伸肌群抗阻试验阳性。舌黯有瘀斑,脉弦涩。

中医诊断:肘劳(气滞血瘀)。

西医诊断:肱骨外上髁炎。

治疗:①定点:肱骨外上髁骨突压痛点,即肱骨外上髁骨突上方点(肌间沟点)肱骨外上髁上方 10 ~ 20mm 处,即肱三头肌与肱桡肌之肌间凹陷处的压痛点。肱骨外上髁骨突前内侧点,即肱骨外上髁前内侧,近肘横纹外侧端的凹陷处,即桡侧腕长、短伸肌起始部的压痛点。肱骨外上髁骨突后外侧点(肱桡关节囊点),即肱骨外上髁骨突与鹰嘴骨突间的凹陷处。肱骨外上髁骨突下方点（骨突下方 25mm 的凹陷处），即位于桡骨小头与尺骨鹰嘴两骨突连线的中点，屈肘时为一凹陷，此为肘肌起始部覆盖桡骨小头和环状韧带的部位。②操作：患者仰卧，前臂置于胸前。标记点处皮肤常规消毒后，戴无菌手套，右手持汉章牌 I 型 4 号针刀，每个治疗点均按照针刀四步法操作。肱骨外上髁骨突点：刀口线与前臂纵轴平行，刀体与肱骨外上髁皮面垂直刺入，直达骨面，做纵疏横剥，刀下有松动感后出刀。肱骨外上髁上方点（肌间沟凹陷点）、肱骨外上髁骨突前内侧点、肱骨外上髁骨突后近鹰嘴侧凹陷点、肱骨外上髁后外下点操作如上述。

起刀后，患者端坐，医生站其对面，患者和医生以同侧的手互相握住，患者屈腕，前臂旋前，医生之手与之对抗，反复两三次，然后对抗屈肘几次，以进一步松解患处。术毕，刀口处敷创可贴，患者诉局部疼痛明显减轻，可做握拳伸腕动作。嘱患者患肘休息 1 周，勿过劳。

【讨论】本病属中医学"肘劳"范畴，患者 4 年前因打网球用力过猛出现右肘疼痛，外伤后，气血不通，不通则痛，正如《医宗金鉴·正骨心法要旨》中言"跌打损伤之症，专从血论……或有瘀血停积，或为亡血过多"，瘀血内积致脉道瘀塞不通，血运不畅则筋骨失于濡养，故出现右肘及肘外侧疼痛；形伤则经脉筋骨受损，导致关节活动受限，故出现握拳时疼痛加重。本例患者损伤治疗好转后，因打网球致疼痛复发，病情反复，积劳受损，经脉之气不及贯穿，气血俱病，未能根治，日久又加劳伤，气壅血凝更重，结合患者舌黯有瘀斑，脉弦涩，四诊合参辨为气滞血瘀证。

从西医学角度分析，本例患者因运动损伤，肘部压痛点范围大、数目多，其久治不愈的原因除了反复运动导致损伤外，还有一个很重要的原因是医生在做治疗时将治疗点集中在肱骨外上髁，忽视了肱骨下段外侧缘的桡侧腕长伸肌起点处的损伤。积累性劳损引起机体在自我修复过程中产生瘢痕、粘连，挤压病变处的血管神经束，引起疼痛。通过准确定点，松解切开，使肌组织不再受到牵拉，恢复肌组织运动的动态平衡，疗效显著。

（四）肱二头肌短头肌腱炎

李某，女，41 岁。2017 年 6 月初诊。

主诉：右肩疼痛，伴功能障碍 2 周。

患者 2 周前无明显诱因出现右肩疼痛，未予系统诊治，疼痛阴雨天加重。刻下症见右手搭左肩时肩部酸痛，右上肢后伸受限，纳可，寐欠安，大便溏。既往有肩周炎病史，否认高血压、糖尿病、冠心病、脑卒中病史。

查体：右肩未见红肿及畸形，右肩后伸、内收、内旋时喙突处及其下方肌腱疼痛并可触及压痛；右手搭肩时肱骨大结节下份疼痛并可触及压痛。右肩前屈、外展无明显疼痛及功能障碍，颈项部未触及明显压痛，臂丛神经牵拉试验阴性。舌红，苔白略腻，脉弦滑。

中医诊断：筋痹（湿痹证）。

西医诊断：①肱二头肌短头肌腱炎；②小圆肌损伤。

治疗：①定点：患者取坐位，右肩喙突疼痛处及其下方肌腱压痛处定点，右肱骨大结节下份压痛处定点，做标记。②操作：标记点处皮肤常规消毒，1% 利多卡因局部麻醉。戴无菌手套，左手拇指按压住标记点，右手持汉章牌Ⅰ型 4 号针刀操作。喙突疼痛处定点：左手拇指按住定点，刀口线与短头肌腱纤维方向一致，针体垂直喙突外侧边缘骨面，刀刃沿拇指指甲边缘刺入，直达喙突骨面外下缘，纵行疏通。肱骨大结节下份压痛点：患侧上肢搭肩，充分暴露定点，刀口线与上肢纵轴平行，刺入达肱骨大结节骨面，将刀柄向肢体远端倾斜，使刀体与肱骨头骨面平行（约与上肢呈 90°），穿过小圆肌腱，行纵行疏通。喙突下方定点处：上肢后伸、内收、内旋位，刀口线与肱二头肌短头肌腱平行，横行剥离后出刀。

治疗后，患者诉右肩功能障碍及疼痛明显减轻，嘱患者颈肩部保暖，施术部位 2 天不沾水，勿过劳。7 天后复诊，患者诉初诊症状明显减轻，治疗同前，治疗 2 次而愈。

【讨论】本病属中医学"筋痹"范畴，患者 2 周前无明显诱因出现右肩疼痛，阴雨天加重，《素问·痹论》曰"风寒湿三气杂至，合而为痹……湿气重者为着痹"。外湿虽为重要的致病因素，患者发病与内湿也是分不开的，《素问·至真要大论》曰"诸湿肿满，皆属于脾"，脾气虚衰，津液输布异常，故患者出现大便溏；内湿素盛，每易感受湿邪，内外合邪而致痹。根据经筋循行和分布，湿邪困阻于手太阴（肱二头肌短头）、手太阳（小圆肌）经筋，故出现肌肉酸痛等症状。结合患者舌红，苔白略腻，脉弦滑，四诊合参辨为湿痹证。

从西医学角度分析，本例患者患肩后伸时于喙突及其下方发生疼痛，说明喙突稍下方至肱骨小结节嵴之间有粘连。由于该病灶位于三角肌与胸大肌交界处之深层，有头静脉行经其间，故针刀在喙突上操作时不能离开骨面，应顺着肌腱走向，纵行切割摆动。在喙突下方操作时，重点是松解肱二头肌短头肌腱与肱骨小结节嵴之间的粘连，同时铲除小结节嵴骨面上增生肥厚的瘢痕组织。

本例患者再次证实了小圆肌在损伤后受到搭肩动作牵拉时更易发生疼痛，且疼痛部位较深，由于正常体位下小圆肌止点不易被触及，因此在疼痛诱发体位下找准压痛点并进行针刀松解，松解充分是治疗的关键点。

（五）肱二头肌长头肌腱炎

信某，女，70 岁。2013 年 11 月初诊。

主诉：右肩疼痛 2 天。

患者 2 天前因过力劳作出现右肩疼痛，伴活动障碍，自行贴敷活血止痛膏不效。刻下症见肱骨大、小结节之间疼痛，肩关节活动受限，肩部前屈引起疼痛加剧。纳可，寐欠安，二便调。既往有肩周炎病史，否认高血压、糖尿病、冠心病、脑卒中病史。

查体：右肩前屈及外展受限，主动外旋引起疼痛加剧。结节间沟处有明显压痛，压痛点局限。右上肢摸背试验阳性。舌淡，苔薄白，脉沉细数。

中医诊断：筋伤（肝肾亏虚）。

西医诊断：肱二头肌长头肌腱炎。

治疗：①定点：患者健侧卧，患肢在上并紧贴在身体侧方。在肱骨大、小结节之间的压痛处定 2 点，于定点处做标记。②操作：标记点处皮肤常规消毒，1% 利多卡因局部麻醉。戴无菌手套，左手拇指按压住标记点，右手持汉章牌 I 型 4 号针刀操作。刀口线与肱骨干长轴平行，即与肱二头肌长头肌腱纤维走向平行，刀体与皮面垂直。快速刺入皮肤、皮下组织、三角肌，达结节间沟上的肱横韧带，此时针刀下有阻力感。进入肱二头肌长头肌腱并穿过长头肌腱，深入达骨面。纵行切开肱横韧带 3 刀，再行纵疏横剥，剥离幅度达结节间沟两侧的骨面。遇韧性结节，纵行切开剥离，有松动感出刀。术后，医生双手握住患者屈曲的前臂，让患者用力屈曲肘关节，患者与医生做对抗牵拉 3 次，进一步松解肱横韧带。

治疗后，患者诉肩部疼痛明显减轻，主动外旋肩关节无剧痛出现，肩部前屈及外展障碍有所改善。嘱患者颈肩部保暖，施术部位 2 天不沾水，勿过劳。2 周后复诊，患肩前屈障碍较初诊有明显改善，治疗同前，治疗 2 次而愈。

【讨论】本病属中医学"筋伤"范畴，患者老年女性，肝脾肾三脏均不足，气血亏虚，筋骨失养，2 天前因过力劳作诱发右肩疼痛，根据经筋循行和分布，肱二头肌长头肌腱炎与手太阴经筋功能失调密切相关。结合患者舌淡，苔薄白，脉沉细数，辨为肝肾亏虚证，肝肾阴血本虚，阴阳不和，阴不敛阳，阳不入阴，心神浮越，故寐欠安。

从西医学角度分析，本例患者因过力劳作诱发本病，于结节间沟处触及明确压痛点，诊断明确。治疗时，刀口线应始终与肱二头肌长头肌腱走行保持一致，应注意避免切断长头肌腱，或防止横行或斜行切伤肌腱。进刀点可多选几个，松解、剥离彻底治疗方能有效。如果感到松解不够，针刀可以继续深入，穿过肌腱，到达骨面，行纵横剥离，以彻底松解。

值得注意的是，在对该患者进行专科检查时，触诊时最初未能在相应位置明确触及肱二头肌长头肌腱，重新观察后发现，按压肩部时不可避免地会触及患者疼痛点，此时患肢因疼痛刺激发生内旋，使得该肌腱向尺侧移位，且移位幅度较大，因此在确定病位、治疗点及进行治疗时，应在条件允许情况下固定患肢，便于准确触诊及操作。如果治疗后疼痛消失，但在某种体位下仍诱发疼痛，说明病灶处的粘连并未被充分松解，应在特定体位下确定治疗点，再次进行针刀操作，以彻底松解病变处的粘连。

（六）桡骨茎突狭窄性腱鞘炎

张某，女，49 岁。2014 年 4 月初诊。

主诉：右手腕疼痛 3 周。

患者 3 周前因频繁使用剪刀出现右手腕疼痛，行腕部 X 线检查排除其他疾病，诊断为桡骨茎突狭窄性腱鞘炎。予针刺及理疗治疗未显效，自喷云南白药气雾剂不效，疼痛阴雨天加重。今日因上述症状就诊，患者规律服用降压药、降糖药，目前血压、血糖控制理想。纳可，寐欠安，大便干稀不调。

既往有桡骨茎突狭窄性腱鞘炎病史、高血压病史、糖尿病病史，否认冠心病、脑卒中病史。

查体：BP130/85mmHg，神清语利，伸舌居中，双下肢无水肿，双侧足背动脉可触及。右腕活动无力，疼痛放射至前臂，桡骨茎突处微肿；局部压痛明显，腕尺屈试验阳性。舌淡红，苔薄腻，脉弦。

影像学检查：右腕X线片示未见明显异常。

中医诊断：筋伤（肝脾不调）。

西医诊断：桡骨茎突狭窄性腱鞘炎。

治疗：①定点：患者仰卧，在定点前让患者紧握拳（拇指握于四指之内）并尽量尺偏，令桡骨茎突和肌腱突出，便于定点，在肌腱通过的桡骨茎突处取最敏感的压痛点做标记。②操作：标记点处皮肤常规消毒，戴无菌手套，左手拇指按压住标记点，以固定进针点并协助控制针刀刺入皮肤后的方向，右手持汉章牌Ⅰ型4号针刀，刀口线与肌腱走行一致，严格按照四步进针规程从标记点处进刀，刀锋达浅表层腱鞘处后，先行纵行切开3刀，再行纵疏横剥，手下有松动感时出刀。治疗点处压迫止血3分钟，创可贴覆盖刀口。

术毕，让患者将患侧拇指握于四指之内，即握拳的姿势，做腕过度尺侧屈曲的动作，反复3次，患者诉疼痛明显减轻，右腕尺偏无明显障碍。嘱患者局部保暖，施术部位3天不沾水，右手勿过力劳作。3天后，每天患腕做尺屈锻炼2次，每次10遍，7天后复诊，治疗同前，治疗两次而愈。

【讨论】本病属中医学"筋伤"范畴，患者中老年女性，肝血不足，脾失健运，劳伤损及经筋，气血不能濡养经脉。肝主筋，《素问·六节藏象论》云"肝者，其充在筋"，肝血不足，筋失濡养；脾失健运，水谷精微失于输布，筋脉失荣；根据经筋循行和分布，桡骨茎突狭窄性腱鞘炎与手阳明经筋的功能失调密切相关。结合患者舌淡红，苔薄腻，脉弦，四诊合参辨为肝脾不调证，故患者出现大便干稀不调。

从西医学角度分析，本例患者因过度使用剪刀导致持续的拇指内收用力，右侧拇长展肌腱和拇短伸肌腱与骨性纤维管壁长期摩擦，反复机械性刺激使腱鞘水肿、增厚，逐渐变狭窄，腱鞘内肌腱受挤压而逐渐变细、粘连，但上下两端可增粗，因而患者出现桡骨茎突处局限性疼痛、弹响、活动障碍，结合查体握拳尺偏阳性，桡骨茎突狭窄性腱鞘炎诊断明确。操作时应注意，医生左手拇指按压住标记点，以固定进针点并协助控制针刀刺入皮肤后的方向，勿使针刀在切割时发生位置偏移，从而保证对病灶处进行充分切割，与此同时，对切割部位以外的神经、血管等软组织起到有效的保护作用。

四、腰臀部疾病

（一）臀上皮神经卡压综合征

陈某，男，53 岁。2014 年 1 月初诊。

主诉：左侧腰臀部疼痛伴活动受限 4 天。

患者 4 天前晨起时感左侧腰臀部疼痛，翻身受限，坐起困难，行走不便，自行按摩、热敷不效，今日因上述症状加重，被他人搀扶就诊，刻下症见左侧腰臀部疼痛，弯腰明显受限。纳可，寐欠安，二便调。既往有腰椎间盘突出症病史，否认高血压、糖尿病、冠心病、脑卒中病史。

查体：BP135/80mmHg，神清语利，心率 75 次/分，律齐，病理反射未引出。左侧 L3 横突处压痛，左侧髂嵴中点下方约 3cm 处及其周围可触及明显压痛处 3 点。拾物试验阴性，直腿抬高试验（±），梨状肌紧张试验阴性。舌淡，苔薄白，脉细弱。

影像学检查：腰椎 CT 示 L4 ～ L5 椎间盘突出。

中医诊断：痹证（气血亏虚）。

西医诊断：臀上皮神经卡压综合征。

治疗：①定点：患者俯卧，在 L3 横突压痛处定点，髂嵴中点下方约 3cm 及其周围明显压痛处定点，做标记。②操作：标记点处皮肤常规消毒，用 1% 利多卡因局部麻醉，持汉章牌 3 号针刀操作。刀口线与臀上皮神经走向平行，与髂嵴成 90° 角，针刀入皮肤后缓慢进刀，当手下有韧感时达臀肌筋膜，针刀向两侧缓慢移动，当患者有放射感时，针刀稍向里滑动 0.2cm 进筋膜，纵向切割约 1cm，刀口线不变再横向剥离，以彻底松解狭窄的深筋膜出口，解除卡压。

术后患者诉腰臀部疼痛明显好转，弯腰受限缓解。嘱患者施术部位 2 天不沾水，以免感染。10 天后电话随访，患者诉腰臀部无明显不适，腰椎活动无明显受限。

【讨论】本病属中医学之"痹证""筋出槽"范畴，患者中老年男性，素体亏虚，夜间易感风寒湿邪，加之睡眠姿势不当等使足太阳和足少阳筋脉挫伤，故晨起时感左侧腰臀部疼痛，翻身受限。结合患者舌淡，苔薄白，脉细弱，四诊合参辨为气血亏虚证。

从西医学角度分析，本例患者腰椎椎体旁未见明显压痛及放射痛，直腿抬高试验未见明显阳性，故考虑本次腰臀痛发作与突出的椎间盘关系不大；梨状肌紧张试验阴性可排除梨状肌综合征所致的臀部疼痛；但在 L3 横突、髂嵴中点下方约 3cm 处压痛明显，L3 位于腰部中段，较其他腰椎横突长，运动中受的力相应也是最大的，故臀上皮神经在此处易受牵拉发生损伤，另外，臀上皮神经在穿出跨越髂嵴入臀筋膜处形成的骨纤维管道也是一个薄弱点，臀肌强力收缩可引起神经嵌顿和卡压。综合分析后明确诊断该患者此次发病为臀上皮神经卡压所致。通过针刀疗法剥离粘连，切割松解组织的方法，既可松解粘连挛缩的软组织，又能松解被卡压的血管神经束，消退炎性反应，以疏通经络，促进气血运行，体现中医学"痛则不通，通则不痛"的理论及整体观的动态平衡学说。

(二) 腰背部肌筋膜炎

李某，男，43 岁。2014 年 8 月初诊。

主诉：腰背部疼痛 5 天。

患者 5 天前因出汗后吹空调出现腰背部疼痛，行腰椎 X 线检查诊断为腰椎间盘病变、腰背部肌筋膜炎，予按摩及红外线照射治疗未显效。今日因上述症状就诊，刻下症见患者以手扶腰部，呈鸭步状态步入诊室。诉腰背部疼痛，腰部僵硬，弯腰受限，久坐、久站疼痛加重，否认胸腰部外伤史。纳可，寐欠安，二便调。既往有腰椎间盘突出症病史、高血压病史，否认糖尿病、冠心病、脑卒中病史。

查体：BP135/70mmHg，心率 82 次/分，律齐。腰部僵硬，活动受限，于第 12 肋下缘、L2 ～ L4 横突外侧缘、髂嵴处扪及压痛，拾物试验阳性。无明显椎旁压痛及放射痛，直腿抬高试验及加强试验（±）。舌黯，苔白，脉虚数。

影像学检查：腰椎 X 线片示腰椎生理曲度变直，腰椎骨质增生，L5 ～ S1 椎间隙变窄。

中医诊断：痹证（肝肾不足）。

西医诊断：腰背部肌筋膜炎。

治疗：①定点：患者俯卧，于第 12 肋下缘、L2 ～ L4 横突外侧缘、髂嵴压痛处定点，做标记。②操作：标记点处皮肤常规消毒，1% 利多卡因局部麻醉。戴无菌手套，左手拇指按压住标记点，右手持汉章牌Ⅰ型 4 号针刀操作。第 12 肋下缘：刀口线与腰肋韧带纤维平行，于第 12 肋下缘处刺入直达肋骨面，将针刀刀锋移至肋下缘，纵行切开剥离 3 刀。髂嵴压痛处：刀口线与脊柱纵轴线呈 15°角刺入达髂骨骨面，逐层深入纵疏横剥，刺入髂骨嵴上缘，再深入约 5mm，纵行切开剥离 3 下。腰椎横突尖压痛处：刀口线与身体纵轴平行，刺入达横突背面，调整刀锋至横突尖，切开剥离 2 刀，将刀锋转向下缘外侧切开 2 刀。术毕，患者诉腰背部疼痛及僵硬感明显减轻。

【讨论】本病属中医学"痹证""腰痛"范畴，本例患者 5 天前因出汗后吹空调出现腰背部疼痛，从中医学角度分析，患者平素体虚，肾气虚弱，肝血不足，外感风寒湿邪易留滞肌肉筋脉，以致筋膜不和，肌肉拘挛，经络阻闭，气血运行障碍而发为本病。结合患者舌黯，苔白，脉虚数，四诊合参辨为肝肾不足证。

从西医学角度分析，湿冷可使腰背部肌肉血管收缩、缺血、水肿，引起局部纤维浆液渗出，最终形成纤维织炎，好发于腰背筋膜、棘上和棘间韧带、骶部及髂后上棘旁等肌筋膜附着处。在明确形态学结构的基础上准确判断本病机理是确定治疗点的依据。

本例患者以腰背部疼痛就诊，疼痛面积较大，行走时常用手扶腰部，呈鸭步状态等体征，结合临床检查、查体可诊断为腰背部肌筋膜炎。针刀将紧张、挛缩、增厚的肌筋膜松解开，解除因结缔组织化和发炎等对腰背部神经血管的卡压，在定点准确的基础上予患处到位的刺激量，症状即可减轻或消除。

（三）竖脊肌损伤

田某，女，45 岁。2017 年 6 月初诊。

主诉：腰痛 3 天。

患者 3 天前因搬重物致腰部扭伤，腰部疼痛，诊断为急性腰扭伤，予按摩治疗，未显效。刻下症见腰部疼痛，腰椎活动受限，以弯腰障碍为甚，夜间平卧困难，腰痛加重，翻身障碍，疼痛 VAS 评分为 8 分。纳呆，寐欠安，二便调。既往有腰痛病史、腰部扭伤史，否认高血压、糖尿病、冠心病病史。

查体：神清，精神可。腰部未见明显红肿，左下肢无明显肌萎缩，腰椎活动受限，腰椎前屈 20°，后伸 10°，左右侧弯 20°，旋转 20°。双侧 L5 棘突下旁开约 3cm 处可触及敏感压痛点，L3 横突处可触及压痛。直腿抬高试验（±）。舌黯红，苔白，脉弦涩。

影像学检查：腰椎 X 线片示腰椎生理曲度变直，L5 ～ S1 椎间隙略狭窄，腰椎骨质增生。

中医诊断：筋伤（经络瘀滞）。

西医诊断：①竖脊肌损伤；②腰椎间盘病变。

治疗：①定点：患者俯卧，于 L3 横突处、L5 ～ S1 棘突间隙及 L5 棘突下旁开 0.5cm、旁开 1.5cm、旁开 3cm 处定点，做标记。②操作：标记点处皮肤常规消毒，1% 利多卡因局部麻醉。戴无菌手套，左手拇指按压住标记点，右手持汉章牌 I 型 4 号针刀操作。刀口线与脊柱纵轴平行，刀体与皮面垂直快速刺入，针刀刺入棘突间隙后，操作手法同松解棘间韧带方法，然后突破棘间韧带达黄韧带外缘，患者有酸胀感后出针刀；于棘旁进针刀后，将针刀逐渐移到下关节突内缘贴骨面向深处铲切 3 次，有突破感即可；关节囊进针点：针刀到达关节突骨面前的最后一个突破感为切割关节囊的刀感，进行"十"字切割关节囊，然后将针刀斜向外侧，在关节突的外侧缘铲切 3 次，出针刀；横突进针点：针刀达到横突骨面后，在横突外上缘贴骨面向内铲切至横突根部，当横突间韧带被松解后将针刀转至横突外缘铲切 4 次松解肌肉，出针刀。术后，患者诉腰部疼痛明显好转，可顺利平卧，翻身困难好转，腰椎可前屈 40°，后伸 20°，左右侧弯 25°，旋转 30°，疼痛 VAS 评分为

4 分，嘱患者施术部位 2 天不沾水。

5 天后复诊，患者诉腰痛明显减轻，夜间睡眠无障碍，施术如前法。术后，患者腰椎前屈 75°，后伸 30°，左右侧弯 30°，旋转 30°，疼痛 VAS 评分为 1 分。1 周后电话随访，患者诉腰部无明显疼痛，腰椎活动无明显障碍。

【讨论】本病属中医学"筋伤"范畴，患者因搬重物致腰部筋脉受损，根据经筋循行和分布，竖脊肌损伤与足太阳经筋的功能失调有关，因此治疗时选择膀胱经第一侧线（关节突）和膀胱经第二侧线（横突）上的筋结点；患者在夜间平卧困难，疼痛加重，因夜间阳气内藏，阴气旺盛，气血推动无力较白天更加明显，血行不畅，不通则痛，督脉为阳脉之海，总督一身之阳气，因此治疗时选择督脉（棘突间隙）上的筋结点，以疏通经络，调整阴阳，促进气血运行。结合患者舌黯红，苔白，脉弦涩，四诊合参辨为经络瘀滞证。

本例患者依据症状和体格检查诊断为竖脊肌损伤，以双侧腰髂肋肌和最长肌损伤为主。内因为下腰部椎间盘病变，外因为急性腰扭伤致腰部肌肉、腰骶部肌腱、筋膜受损。在腰椎间盘病变的基础上，搬重物造成的扭伤病变范围广，受损的形态学结构种类多且层次深，病变的椎间盘位于病灶处，因此虽然腰椎旁的压痛无明显放射痛，且直腿抬高试验无明显阳性，仍要对病变椎间盘进行针刀治疗，且治疗层次要达到病灶深处，针刀操作时彻底松解才可有效改善临床症状。

（四）腰神经后外支卡压综合征

杨某，女，68 岁。2014 年 2 月初诊。

主诉：腰部疼痛 7 天。

患者 7 天前无明显诱因出现右侧腰部疼痛，劳累时疼痛加剧伴疼痛窜向臀部，于某医院针灸科针刺治疗 5 天不效。今日因右侧腰臀部疼痛就诊，要求针刀治疗。患者规律服用降压药，目前血压控制平稳。纳可，寐欠安，二便调。既往有高血压病史，否认糖尿病、冠心病、脑卒中病史。

查体：BP125/80mmHg，神清语利，伸舌居中，生理反射存在，病理反射未引出。腰椎前屈受限，直腿抬高试验阴性，右侧 L2～L3 横突处压痛明显，并向右侧臀部放射。舌暗红，苔白略腻，脉弦滑。

影像学检查：腰椎 X 线示腰椎生理弯曲变直，L3 横突较长，骨质增生，腰椎退变。

中医诊断：腰痛（痰瘀阻络）。

西医诊断：腰神经后外支卡压综合征。

治疗：①定点：患者俯卧，于 L2、L3 棘突旁压痛点处定位，做标记。②操作：标记点处皮肤常规消毒，1% 利多卡因局部皮下麻醉。戴无菌手套，左手拇指按压住标记点，右手持汉章牌 Ⅰ 型 4 号针刀操作。刀口线顺腰神经后外支骨纤维管长轴（向外下方，与后中线夹角约 50°），垂直进刀约 40mm 深，抵腰椎横突背面的后外支骨纤维管，患者有明确针感后，针刀沿骨纤维管长轴走向纵切 3 次，刀口线不变，与骨纤维管垂直方向横剥 3 次以扩大狭窄的骨纤维管。

术毕，患者腰痛明显减轻，腰椎前屈受限好转，嘱患者腰部保暖，施术部位 2 天不沾水，勿过劳，7 天后复诊。7 天后患者未复诊，电话随访腰痛未明显发作。

【讨论】本病属中医学"痹证""腰痛"范畴，患者老年女性，肝肾精血亏虚导致筋骨失养是本，风寒湿等外邪侵袭、痰凝阻络、气滞血瘀为标，继发性及积累性劳损是发病之因。结合患者舌暗红，苔白略腻，脉弦滑四诊合参辨为痰瘀阻络证。根据经筋循行和分布，本病与足太阳经筋的功能失调密切相关。

从西医学角度分析，本例患者 L2～L3 横突处压痛明显，因第 2、3 腰椎处于腰椎生理前凸顶部，是腰椎屈伸、侧屈、旋转等活动的枢纽，其两侧横突所受应力最大，因此附着其上的软组织损伤机会较多。受损后缩窄的横突背骨纤维管易卡压管内的后外支及其伴行的血管、神经而引起腰腿痛，故本例患者在受压横突点可有臀部放射痛。针刀松解局部受损的软组织，解除对神经血管的卡压，可明显地改善症状。

（五）梨状肌综合征

姜某，男，58 岁。2014 年 1 月初诊。

主诉：右侧臀部疼痛 3 个月。

患者 3 个月前因搬重物致坐位时不能站起，行腰椎 CT 检查示腰椎间盘突出。未予系统诊治，自服镇痛西药（具体不详）后诸症好转，近日感臀部疼痛加重。刻下症见右臀部疼痛，低头时臀部疼痛加重，自述洗脸时需双腿分开站立，否认间歇性跛行症状。纳可，寐欠安，二便调。既往有腰椎间盘突出症病史、高血压病史，否认糖尿病、冠心病、脑卒中病史。

查体：腰椎未触及明显压痛，臀部梨状肌部位压痛明显，可触及梨状肌成条索状隆起。直腿抬高在60°以内疼痛明显，超过60°后疼痛减轻，梨状肌紧张试验阳性。臀部肌肉无明显松软及萎缩，髋关节活动时无弹响，坐骨结节处未触及压痛。舌暗红，苔白略腻，脉弦涩。

影像学检查：腰部CT示L4～L5、L5～S1椎间盘突出，椎管狭窄。

中医诊断：筋伤（经络瘀滞）。

西医诊断：梨状肌综合征。

治疗：①定点：患者俯卧，髂后上棘与尾骨尖连线的中点与股骨大转子连线的中内1/3的交点处附近定一压痛点，做标记。②操作：标记点处皮肤常规消毒，1%利多卡因局部麻醉。戴无菌手套，左手拇指按压住标记点，右手持汉章牌3号针刀操作。刀口线与坐骨神经走行一致，刀体与皮面垂直刺入皮肤达皮下组织层，当针刀通过臀大肌达到梨状肌时，患者酸胀感增强，麻窜感强烈并沿坐骨神经下传，提起针刀，向外侧移动少许，再进针刀，此时只有酸胀感，判断针刀已刺入病变处，行纵疏横剥后出刀。

术后，嘱患者腰臀部保暖，施术部位48小时内保持局部清洁干燥，勿过劳。7天后复诊，患者诉臀部疼痛明显减轻，治疗同前，治疗2次而愈。

【讨论】本病属中医学"筋伤"范畴，患者3个月前因搬重物致坐位时不能站起，根据经筋循行和分布，梨状肌损伤与足太阳经筋的功能失调密切相关。《杂病源流犀烛·跌仆闪挫源流》指出跌仆闪挫等外力伤害虽然只停留在浅表的皮肤和肌肉，但是也会损伤气血导致气血运行失常，气血停滞表现为局部的经筋肿痛。患者虽服用镇痛药物缓解症状，但并未解决足太阳经筋的根本问题，损伤的经筋长期处于瘀血停滞状态，失去气血濡养则导致筋脉拘挛、活动不利，故患者出现弯腰受限。结合患者舌暗红，苔白略腻，脉弦涩，四诊合参辨为经络瘀滞证。

从西医学角度分析，患者臀部梨状肌部位压痛明显，可触及条索状隆起，故考虑患者因髋部的扭闪使梨状肌受到猛力牵拉而致撕裂损伤发为梨状肌综合征。针刺治疗本病，取穴以环跳、秩边、阿是穴、承扶、殷门、委中等膀胱经腧穴为主，即时止痛有一定效果，但症状常在半日之内复发，患者常因夜间受凉而在晨起时复发或加重症状，究其原因是卡压坐骨神经的梨状肌未能得到有效松解。针刀松解疗法可有效解决损伤后的充血、肿胀、挛缩和瘢痕粘连，是目前治疗本病的首选方法。

（六）臀中肌损伤

王某，女，46岁。2014年5月初诊。

主诉：左侧腰臀部酸痛1个月，加重2天。

患者1个月前无明显诱因出现左侧腰臀部酸痛、不适，劳累后加重，自行按摩、热敷不效，近2日因症状加重就诊，纳可，寐欠安，二便调。否认高血压、糖尿病、冠心病、脑卒中病史。

查体：腰部前屈受限，未触及明显压痛点和下肢放射痛。左侧髂骨翼外侧臀中肌起始部可触及压痛点，并可触及痛性条索状物，左侧大腿用力外展时疼痛加重，左下肢直腿抬高试验（±），梨状肌紧张试验可诱发臀中肌疼痛。舌黯，苔白腻，脉沉滑。

中医诊断：筋伤（痰湿瘀滞）。

西医诊断：臀中肌损伤。

治疗：①定点：患者侧卧，患侧在上，屈髋屈膝；健侧下肢伸直。压痛处定点，做标记。②操作：标记点处皮肤常规消毒，1%利多卡因局部麻醉。戴无菌手套，左手拇指按压住标记点，右手持汉章牌Ⅰ型4号针刀操作。左手拇指下压治疗点，向治疗处周边挤压臀部脂肪，使皮肤贴近臀中肌肌肉层，沿拇指指甲缘进针刀。刀口线与肌纤维走行方向平行，针体与髂骨面垂直刺入，深度达骨面，先纵行剥离，后横行剥离。针体刺入条索、结节内，针下稍有阻力感，做纵疏横剥，针体与组织间有松动感后出刀。

针刀操作后，患者患肢外展时疼痛明显减轻，嘱患者腰臀部保暖，施术部位2天不沾水，勿过劳。7天后复诊，首诊症状明显减轻，患侧臀中肌起点处可触及一压痛点，未触及条索状物，于压痛点处行针刀治疗如前法，5天后电话随访，患者诉无明显不适。

【讨论】本病属中医学"筋伤"范畴，患者中老年女性，肝肾不足，气血渐衰，或因蹲起动作不协调等慢性积累性劳损导致局部筋脉拘挛，感寒夹湿，湿邪困阻于筋脉故腰臀部出现酸痛，劳累后加重。根据经筋循行和分布，臀中肌损伤与足少阳经筋的功能失调密切相关，结合患者舌黯，苔白腻，脉沉滑，四诊合参辨为痰湿瘀滞证。

从西医学角度分析，臀中肌损伤可分单纯型和臀中肌梨状肌综合型。本例患者经查体后确定属于单纯型，治疗时仅需将臀中肌附着区的疼痛点做切割松解术，有效解除软组织的粘连、消除临床症状即可。值得注意的是：针刀治疗本病时，应摸索式进针，当针刀刺过皮肤后，注意刀口线与肌纤维的方向一致，如患者有电击、麻木、刺痛感，立即稍提针体，调整刀锋方向，继续进针，待患者有酸、胀感时，再进行相应针刀手法操作，要避免损伤坐骨神经及其他神经。此外，由于针刀治疗本病时刺入较深，纵疏横剥后肌肉深层常常出血，不易排出，为避免血肿肌化或造成粘连，应嘱患者在针刀术后 1 周内少走路或做各种运动，每日仰卧位练习直腿抬高或侧卧位练习下肢外展活动。

（七）腰椎间盘突出症

案 1

王某，男，69 岁。2015 年 12 月初诊。

主诉：腰痛伴双下肢疼痛 10 年，加重 2 周。

患者 10 年前因腰痛就诊于某医院，行腰椎影像学检查诊断为腰椎间盘突出症，予针刺、按摩、理疗治疗，疼痛有所减轻。10 年来症状反复发作，伴下肢疼痛、麻木。2 周前症状加重，刻下症见腰痛伴臀部及下肢疼痛。规律服用降压药、降糖药，目前血压、血糖控制尚可。饮食可，睡眠易醒，二便尚可。既往有腰椎间盘突出症病史、高血压病史、糖尿病病史，否认冠心病、脑卒中病史。

查体：腰椎前屈、后伸障碍，右侧直腿抬高试验阳性，腰椎 L4～L5、L5～S1 棘间、棘突旁叩击痛明显，疼痛可放射至下肢。双侧承山穴可触及压痛点。挺腹试验阳性。舌淡，苔薄白，脉沉细弱。

影像学检查：腰椎 X 线片示腰椎生理曲度变直，L4～L5、L5～S1 椎间隙狭窄。腰椎 MRI 检查示 L3～L4、L4～L5、L5～S1 椎间盘突出，硬膜囊受压。

中医诊断：痹证（肝肾亏虚）。

西医诊断：腰椎间盘突出症。

治疗：①定点：患者俯卧，于 L4～L5、L5～S1 督脉，华佗夹脊穴，膀胱经第二侧线，委中、承山处定点，标记各定点。②操作：标记点处皮肤常规消毒，1% 利多卡因局部麻醉。戴无菌手套，左手拇指按压住标记点，右手持汉章牌 I 型 4 号针刀操作。刀口线与身体纵轴走行一致，刀体与皮面垂直刺入，逐层松解各治疗点。针刀操作华佗夹脊穴和环跳穴时，行神经触激术，麻窜感下传至足部，摆动针柄数次后出针刀。

4 天后复诊，患者诉下肢疼痛略好转，腰部后伸时仍感疼痛，针刀松解 L4～L5、L5～S1 膀胱经第一侧线，秩边穴。3 天后复诊，患者诉腰部及下肢疼痛明显好转，腰部后伸无明显疼痛。每周治疗 2 次，治疗 6 次后，患者腰腿部无明显疼痛，腰椎活动无明显受限。

【讨论】本病属中医学"痹证"范畴。患者老年男性，肝肾亏虚，腰痛病史 10 年，病程日久，气血不荣于经脉、筋骨失养。《素问·至真要大论》曰"腰脊头项痛……病本于肾"，明确指出腰部病变，其本在肾。且患者舌淡，苔薄白，脉沉细弱，四诊合参辨为肝肾亏虚型。而督脉循行于背部正中，"贯脊属肾"，夹脊穴沟通太阳经和督脉气血。故本例患者针刀所选治疗点在 L4～L5、L5～S1 督脉，华佗夹脊穴，以及膀胱经第二侧线上。

从西医学角度分析，本例患者腰椎各项活动受限，且腰臀部及下肢广泛疼痛，造成直腿抬高试验检查受阻，结合影像学检查结果表明患者的不适症状为椎间盘突出卡压神经所致。患者年老体虚，病程日久，易反复发作，故治疗选择两侧夹脊穴，相当于椎间孔、脊神经后根通路，以及膀胱经第二侧线等位置，以改善局部血液循环、消除炎性水肿，解除局部肌肉痉挛，缓解神经卡压，促进致痛化学物质的消除及神经功能的恢复。

患者复诊时，以腰椎后伸障碍伴疼痛为主要表现之一，考虑同时存在腰椎关节突关节综合征。故针刀松解膀胱经第一侧线，以改善相关临床症状。经两次治疗后，腰部及下肢疼痛明显缓解。本例患者的诊疗过程提示，患者因腰部及下肢放射痛就诊时，应充分考虑椎管内外的致病因素，以及椎间盘因素及非椎间盘因素的鉴别，予患者准确、到位的治疗方法可有效缓解症状，并巩固疗效。

案 2

姜某，男，71 岁。2016 年 3 月初诊。

主诉：左下肢麻木 20 年，加重 1 周。

患者 20 年前因腰痛伴左下肢疼痛就诊，行腰椎影像学检查诊断为腰椎间盘突出症，予针刺、按摩治疗，疼痛有所减轻。20 年来症状反复发作。7 天前症状加重，刻下症见左侧小腿外侧麻木，否认明显腰部疼痛。规律服用降压药、降糖药，目前血压、血糖控制尚可。饮食可，睡眠易醒，二便尚可。既往有腰椎间盘突出症病史、高血压病史、糖尿病病史，否认冠心病、脑卒中病史。

查体：腰椎前屈、后伸无明显障碍，左侧直腿抬高试验阳性，腰椎 L4 ～ L5、L5 ～ S1 棘间、棘突旁有叩击痛，疼痛可放射至下肢。双侧承山、阳陵泉穴可触及压痛点。舌淡，苔白，脉沉缓。

影像学检查：腰椎 X 线片示腰椎生理曲度变直，L3 ～ L4、L4 ～ L5、L5 ～ S1 椎间隙狭窄。腰椎 MRI 检查示 L3 ～ L4、L4 ～ L5、L5 ～ S1 椎间盘突出，硬膜囊受压。

中医诊断：痹证（气血亏虚）。

西医诊断：腰椎间盘突出症。

治疗：①定点：患者俯卧，于 L4 ～ L5、L5 ～ S1 华佗夹脊穴、横突边缘、椎间孔处，以及环跳、承山、阳陵泉穴处定点，标记各定点。②操作：标记点处皮肤常规消毒，1% 利多卡因局部麻醉。戴无菌手套，左手拇指按压住标记点，右手持汉章牌Ⅰ型 4 号针刀操作。刀口线与身体纵轴走行一致，刀体与皮面垂直刺入，刺入皮下后向下逐层探查至下位椎体横突，提针刀至皮下，针体向后外侧倾斜 45°，刀刃斜向内下方刺至上位椎体的横突根部，刺至骨面后，向上、内、下方轻轻摆动针柄，探查横突下缘、椎弓根下缘，以及椎间孔边缘。在探查的同时，缓慢、小幅度切割松解上述骨性结构周围的粘连组织及纤维隔。松解完毕后，沿横突边缘，转针刀 45°，轻摆针柄，行神经触激术，麻窜感下传至足部，摆动针柄数次后出针刀。

1 天后复诊，患者诉下肢麻木感明显好转。3 天后行第 2 次针刀治疗，操作同前。本例患者治疗 3 次而愈。

【讨论】本病属中医学"痹证"范畴。患者老年男性，肝肾不足，因下肢麻木20年，加重1周就诊，从中医学角度分析，麻木为气血难以濡养筋脉所致，气血亏虚，气血运行不畅，郁而成瘀，阻滞脉络，使肌肉、筋骨不得气血濡润而产生麻木。气虚则卫气不能温养肌肉、皮肤，卫表不固，加之患者肝肾不足，易受风寒湿邪侵袭，因此病程日久，反复发作。且患者舌淡，苔白，脉沉缓，四诊合参辨为气血亏虚型。

从西医学角度分析，患者虽然腰椎活动无明显受限，依据其病史、影像学检查结果及查体结果，仍判断为腰椎间盘突出症卡压神经所致。因患者病程长达20余年，一方面无菌性炎症引起机械性压迫产生麻木，另一方面长期压迫使神经根处发生粘连、变性和萎缩，从而产生麻木。治疗方案为松解局部受卡压组织及慢性炎症导致的粘连，并行神经触激术。

治疗分析如下：松解黄韧带及侧隐窝，位于同侧棘突间旁开0.5cm处，即患处腰部夹脊穴；松解横突及椎间孔外口，即膀胱经第二侧线治疗点；在横突边缘、椎间孔处行神经触激术时，针刀勿刺入横突下缘1cm以上区域，避免发生腹膜后血肿。针刀松解横突周围及椎间孔处软组织的目的除松解粘连外，还可以松解横突间肌、横突间韧带，松解了关节突外缘的乳-副突韧带，解除了脊神经后支、后内侧支的卡压。本例患者的治疗效果证实，改善腰椎间盘突出症所致的下肢麻木，松解术和神经触激术同等重要。

案3

刘某，女，65岁。2016年6月初诊。

主诉：腰痛伴右下肢外侧疼痛4年，加重5天。

患者4年前因腰痛就诊，行腰椎影像学检查诊断为腰椎间盘突出症，予按摩、理疗治疗，疼痛有所减轻。4年来症状反复发作，自行按摩捶打腰部，并贴敷麝香壮骨膏，疼痛有所缓解。因腰痛加重5天就诊，刻下症见腰痛伴右侧小腿外侧疼痛。规律服用降压药，目前血压控制尚可。饮食可，夜寐欠安，二便尚可。既往有腰椎间盘突出症病史、高血压病史。否认糖尿病、冠心病、脑卒中病史。

查体：腰椎前屈、后伸障碍，直腿抬高试验阳性，腰椎L4～L5、L5～S1棘间、棘突旁叩击痛明显，疼痛可放射至下肢。右侧臀部可触及压痛。舌黯红，有瘀斑，脉弦涩。

影像学检查：腰椎 X 线片示腰椎生理曲度变直，L4 ～ L5、L5 ～ S1 椎间隙狭窄。腰椎 MRI 检查示 L4 ～ L5 椎间盘突出，L3 ～ L4、L5 ～ S1 椎间盘膨出，相应水平黄韧带肥厚，压迫硬膜囊。

中医诊断：痹证（气滞血瘀）。

西医诊断：腰椎间盘突出症。

治疗：①定点：患者俯卧，于 L4 ～ L5 棘间定点，于 L5 ～ S1 棘间旁开 1.5cm 处定点，环跳穴、阳陵泉穴定点，标记各定点。②操作：标记点处皮肤常规消毒，1% 利多卡因局部麻醉。戴无菌手套，左手拇指按压住标记点，右手持汉章牌 I 型 4 号针刀操作。刀口线与身体纵轴走行一致，刀体与皮面垂直刺入，逐层松解各定点，并行神经触激术，臀部定点处逐层松解至骨面，摆动针柄数次后出针刀。

术后，患者诉腰部及下肢疼痛明显好转。5 天后复诊，治疗同前。治疗 4 次后，患者诉初诊症状无发作。

【讨论】本病属中医学"痹证"范畴，患者中老年女性，腰部疼痛，痛有定处，且夜间加重，影响睡眠，结合舌黯红，有瘀斑，脉弦涩。四诊合参辨为气滞血瘀型腰痛。患者贴敷麝香壮骨膏，主要是对于局部的镇痛消炎作用，但是并未从根本上解决腰椎间盘突出症所致的卡压，因此症状只是暂时缓解。环跳穴为足太阳与足少阳两经之会，在此穴行针刀治疗可疏通经络，调理两经之气血；阳陵泉为筋会，有舒筋镇痉、通络止痛的功效，治疗腰椎间盘突出症常将两穴相配，疗效显著。

从西医学角度分析，患者就诊时腰痛及下肢疼痛，直腿抬高试验阳性，拟诊为腰椎间盘突出症。其小腿外侧疼痛，考虑为 L4 ～ L5 椎间盘突出卡压神经所致，腰椎 MRI 检查结果支持上述诊断，卡压 L5 神经为主。针刀治疗时以松解 L4 ～ L5 处神经根内口和 L5 ～ S1 神经外出口为主。若患者小腿后侧疼痛则以松解 L5 ～ S1 段神经外出口为主。

腰椎间盘突出症急性发作的患者多伴有臀上皮神经卡压症状，以及腰背部肌筋膜炎的症状，治疗时依据主要诊断，先治疗原发病灶，复诊时再治疗皮神经卡压及筋膜炎等导致的症状。这样治疗分清主次先后，避免一次治疗取点过度给患者造成不必要的疼痛。临床观察证实，上述治疗思路取得的疗效较为理想。

（八）髂腰韧带损伤

问某，男，65岁。2015年2月初诊。

主诉：腰部疼痛，伴左侧屈髋障碍2周。

患者2周前因搬重物致腰痛，腰椎各向活动障碍，休息后诸症缓解，仍感左侧腰部疼痛。自行按摩、热敷不效。刻下症见腰部疼痛，伴左侧屈髋障碍。无明显下肢放射痛及麻木。规律服用降压药，目前血压控制尚可。饮食可，睡眠可，二便尚可。既往有腰椎间盘突出症病史、高血压病史，否认糖尿病、冠心病、脑卒中病史。

查体：腰椎前屈略受限，后伸及旋转无明显受限。左侧屈髋障碍，伴左侧下腰部疼痛，左侧L5与髂骨之间的肋腰角处有深压痛。腰椎L1～L4棘突两侧无明显压痛及放射痛，直腿抬高试验（±）。坐骨结节处未及压痛。舌暗红，苔白略腻，脉弦涩。

影像学检查：腰椎X线示生理曲度变直，L4～L5椎间隙狭窄，退行性病变。腰部CT示L4～L5椎间盘突出，相应节段椎管狭窄，椎体骨质增生。

中医诊断：筋伤（经络瘀滞）。

西医诊断：髂腰韧带损伤。

治疗：①定点：患者俯卧，于左侧关元俞处定点，做标记。②操作：标记点处皮肤常规消毒，1%利多卡因局部麻醉。戴无菌手套，左手拇指按压住标记点，右手持汉章牌Ⅰ型4号针刀操作。刀口线与身体纵轴走行一致，刀体与皮面垂直，于该穴处靠近髂骨边缘进针刀。到达骨面后，刀锋移至髂嵴边缘，针体向第5腰椎横突方向倾斜，行纵疏横剥数次，有松动感后，转刀口线90°，刺切3刀后出针刀。患者腰椎前屈障碍明显减轻，屈髋无障碍和疼痛发作，本例患者一次治愈。

术后，嘱患者腰臀部及下肢保暖，施术部位48小时内保持局部清洁干燥，勿过劳。

【讨论】本病属中医学"筋伤"范畴，为跌仆闪挫，经脉阻滞而发为本病，本病痛点可偏横突侧或髂嵴侧，本例患者痛点偏髂嵴侧，故于关元俞处定点治疗，关元俞为足太阳膀胱经穴位，经行髂腰韧带，可疏通足太阳经气，通经止痛。结合患者舌暗红，苔白略腻，脉弦涩，四诊合参辨为经络瘀滞证。

　　从西医学角度分析，本例患者虽有腰椎间盘突出症病史，但本次就诊结合体格检查排除上述疾病发作的可能。患者因屈髋障碍就诊，经问诊得知有搬重物损伤史，且损伤前腰部及下肢无异常症状。直腿抬高试验未见明显异常，其余各节腰椎未触及明显压痛、放射痛，左侧 L5 椎体旁可触及深在性压痛，痛点明确，故诊断为左侧髂腰韧带损伤。

　　本例患者在治疗时应选用刀口线 1.0mm×50mm 针刀操作。髂腰韧带肥厚而强韧，窄刃针刀即使定点准确也很难给予到位的刺激量，即不能有效松解病灶处的粘连。于定点处刺入过深有可能损伤重要神经、血管和内脏，因此使用针身为 50mm 针刀有助于控制进针深度，以免损伤其他组织。

五、下肢部疾病

（一）膝关节骨性关节炎

案 1

蔡某，女，58 岁。2016 年 3 月初诊。

主诉：右膝疼痛伴功能障碍 12 年。

　　患者 12 年前因受寒致右膝疼痛，膝关节屈伸受限，行膝关节 X 线片检查，诊断为膝关节骨性关节炎，予针灸治疗，症状有所好转。12 年间上述症状反复发作，自行贴敷膏药（具体不详）未显效。近 1 个月来关节持续性疼痛，疼痛阴雨天加重。刻下症见右侧膝关节疼痛、肿胀，行走不便，晨起后膝关节屈伸不利，VAS 评分：9 分。纳可，寐欠安，小便清长，大便溏。既往有膝关节骨性关节炎病史、高血压病史，否认糖尿病、冠心病、脑卒中病史。

　　查体：右下肢肌肉萎缩，右侧髌上囊肿胀，膝关节活动不利，股骨外上髁、胫骨内侧髁、内膝眼等处可触及明显压痛，浮髌试验阳性。舌胖大有齿痕，苔白略腻，脉弦滑。

　　影像学检查：膝关节 X 线片示关节退行性病变，髁间隆起变尖，内侧间隙变窄，骨质增生。

中医诊断：膝痹（脾肾阳虚）。

西医诊断：膝关节骨性关节炎。

治疗：①定点：患者仰卧，将患膝略微垫起，以舒适为佳。于梁丘穴下方的硬结处、鹤顶、内侧副韧带关节间隙处、内膝眼、外膝眼穴定点，做标记。②操作：标记点处皮肤常规消毒，1%利多卡因局部麻醉。戴无菌手套，左手拇指按压住标记点，右手持汉章牌Ⅰ型4号针刀操作。以10mL注射器刺入梁丘穴，抽吸出深黄色积液约20mL。用针刀刺入梁丘穴，刺入皮下后调整针刀方向，于该穴下方约1.5cm刺入肌层，松解股外侧肌在髌骨上附着处的硬结。于鹤顶穴刺入，针刀向髌骨下方刺入进行松解，有松动感后出针刀。针刀于内侧副韧带关节间隙处刺入并松解。于内、外膝眼处松解髌下脂肪垫，以扇形松解加摆动手法为主。术后针孔外敷创可贴。

治疗后，右膝疼痛及肿胀明显减轻，予解毒除湿、通经活络中草药调理。

复诊：8天后，患者诉诸症明显好转。针刀及草药治疗方法同前，本次于梁丘穴及髌骨内侧缘各抽吸积液约8mL。

10天后，患者诉患膝无明显肿胀、疼痛，腘窝后肿胀感消失，仰卧时患膝可基本伸直，腘窝后上方有些许不适感，查体股二头肌腱内侧有压痛。针刀治疗同前，针刀松解浮郄穴，抽吸髌上囊积液约5mL，草药治疗思路同前。

14天后，患者诉初诊症状基本消失，夜间患膝无明显不适，睡眠良好，阴雨天患膝无明显不适。继续以草药解毒除湿、通利关节为主，少佐活血化瘀草药治疗4周。在此期间，患者诉患膝无明显不适，停用中草药后，嘱患者前往康复科就诊，进行患膝功能训练，以改善下肢肌肉萎缩。

【讨论】本病属中医学"膝痹"范畴，"骨为干""筋为刚""宗筋主束骨利机关也"，患者中老年女性，肝肾精血不足，12年前风寒湿邪乘虚而入，滞于筋脉骨节，诱发右膝疼痛，故初起辨为风寒湿痹证。随着患者年龄增长，反复发病，病程迁延，肾虚与血瘀等致病因素逐渐加重，结合患者舌胖大有齿痕，苔白略腻，脉弦，四诊合参辨为脾肾阳虚证。脾肾阳虚，不能运化水湿，故膝关节积液严重，小便清长，水湿停于胃肠则大便溏。

从西医学角度分析，本例患者的主要治疗目的是消肿和通络。抽吸积液有助于祛瘀生新，松解膝周肌腱附着点的目的主要是恢复局部微循环，使得关节液恢复正常循环，消除关节外周炎症，减轻或消除神经末梢所受到的压迫和牵拉，从而缓解疼痛。另外，通过松解狭窄侧的侧副韧带和膝周肌肉，微微调整关节间隙，降低骨内压。药物辅助疗法有助于患者术后恢复和减轻疼痛。需要明确的是任何治疗都有其侧重点，因此针刀闭合术后建议该患者进行患肢康复训练，促进其在短期内建立新的、相对理想的力学平衡，可有效减少或避免该症状的复发。

案 2

丁某，女，62 岁。2015 年 8 月初诊。

主诉：右膝疼痛 4 年。

患者 4 年前无明显诱因出现右膝疼痛，伴活动障碍，多方就诊，诊断为膝关节骨性关节炎，予针刺、中药外敷等治疗（具体不详）未显效，1 年前右膝关节出现屈伸障碍。今日因上述症状加重就诊，刻下症见右膝屈伸不能，拄拐步入诊室。患者诉右膝疼痛，关节肿胀。纳可，寐欠安，二便调。既往有膝关节骨性关节炎病史，否认高血压、糖尿病、冠心病、脑卒中病史。

查体：右膝肿胀，膝关节处于屈曲约 20° 体位，关节主动、被动伸直均不能。髌下缘至胫骨结节上 1/2 范围压痛明显，收肌结节、胫骨内上髁、关节内侧间隙、股二头肌腱尺侧压痛明显。浮髌试验阳性。舌红，苔黄腻，脉濡数。

影像学检查：膝关节 MRI 检查示右膝关节内侧半月板后角退变，腓侧副韧带损伤，右膝关节积液，右膝关节周围软组织水肿。

中医诊断：膝痹（经络瘀滞，湿热内蕴）。

西医诊断：①内侧半月板后角退变；②腓侧副韧带损伤；③关节积液。

治疗：①定点：患者仰卧，于内膝眼、外膝眼、鹤顶、委中、浮郄、关节内侧间隙及收肌结节压痛处定点，做标记。②操作：标记点处皮肤常规消毒，1% 利多卡因局部麻醉。戴无菌手套，左手拇指按压住标记点，右手持汉章牌 I 型 4 号针刀操作。于膝眼处进针刀，脂肪垫通透剥离，深入针刀达髌骨下极，将脂肪垫与髌骨下极的粘连彻底松解，针刀进入关节腔行纵疏横剥，有松动感后出针刀。膝眼及鹤顶穴出针刀后流出暗红色液体约 15mL，任其流净后自止，不予按压针孔。针刀垂直下肢纵轴，于关节内侧间隙处进针刀，到达关节内侧间隙后转刀柄90°铲切3次出刀。于收肌结节处行纵疏横剥，充分松解该处。委中行合谷刺，浮郄行纵行疏通。术后患者诉右膝胀痛明显好转，嘱患者下肢注意保暖，施术部位2天不沾水。

复诊：7天后，于膝眼、膝关、曲泉及内侧支持带、股骨内上髁、腓侧副韧带压痛处定点，行针刀治疗。术后，患者取坐位，小腿垂直于地面，可主动伸膝达80°。

14天后，于委阳和内侧副韧带、关节间隙、收肌结节压痛处行针刀治疗，术后，可主动伸膝接近90°。10天后复诊，患者缓慢步入诊室，自述不用拐杖，自行从家步行20分钟前来就诊。诉患侧膝关节无力，检查内外膝眼略肿胀，有轻微压痛，浮髌试验阴性。予草药调理，以清热利湿、通经活络为治疗原则。

【讨论】本例患者属中医学"骨痹"范畴，患者老年女性，肝肾亏虚，气血不足，复感风寒湿之气，可诱发痹证。寒邪致病具有寒凝、收引的特性，可使筋脉挛急不利，牵引致痛，从而引起关节筋脉等屈伸不利，拘挛疼痛，故结合患者初起症状分析以感寒为主。随着病情反复，寒邪入里化热，湿性趋下，重浊黏腻，阻滞膝部经络，湿热互结，经络瘀滞，故膝关节积液瘀积，肿胀疼痛。结合患者舌红，苔黄腻，脉濡数，四诊合参辨患者当下病情为经络瘀滞，湿热内蕴证。

从西医学角度分析，患者因疼痛在步行周期中出现膝关节屈伸障碍，角度减小，随着病情反复，膝周软组织出现不同程度的粘连、挛缩，膝周力学平衡失调，关节积液，肿胀疼痛。因此，以缓解或消除关节肿胀、恢复膝关节力学平衡为主要治疗目的，以此为治疗思路确定治疗点，在内外膝眼、鹤顶穴出针刀后流出暗红色液体为瘀血和关节内炎性液体的混合液，任其自行流出，既有效松解了病变处的粘连，又给邪以出路。

以往在治疗胫侧副韧带、腓侧副韧带损伤时，针刀操作尽量不入关节腔，此原则适用于关节腔内无明显病变或无关节腔内病变的患者；本例患者MRI检查显示关节腔内有病变且有关节积液，以致影响关节屈伸运动，因此针刀治疗过程中，应松解各治疗点并在必要时刺入关节腔内操作，可使病灶处得到适宜的治疗量。针刀疗法对半月板的退变损伤无修复作用，但可通过治疗膝周软组织损伤有效缓解疼痛及症状，功能活动度较治疗前明显提高。

（二）髌下滑囊炎

刘某，男，42岁。2017年2月初诊。

主诉：左膝疼痛，伴功能障碍2天。

患者2天前因大量运动致左膝疼痛，未予系统诊治。刻下症见髌下及胫骨粗隆稍上处疼痛，膝关节屈伸不利，下楼疼痛明显，VAS评分：7分。纳可，寐欠安，大便干。否认高血压、糖尿病、冠心病、脑卒中病史。

查体：左下肢肌肉未见明显萎缩，左膝关节屈伸不利，髌韧带下方有囊样高起，该处有压痛，浮髌试验阴性。舌黯，苔白，脉弦略数。

中医诊断：膝痹（经络瘀滞）。

西医诊断：髌下滑囊炎。

治疗：①定点：患者取坐位，膝关节屈曲70°～80°，在髌骨下缘压痛点定1点，在髌下深囊点、胫骨粗隆腱下囊点压痛处分别定点，将上述定点做标记。②操作：标记点处皮肤常规消毒，1%利多卡因局部麻醉。戴无菌手套，左手拇指按压住标记点，右手持汉章牌Ⅰ型4号针刀操作。髌骨下缘压痛点：刀口线与髌韧带平行，刀体与皮面垂直。刺入皮肤、皮下组织，穿过髌韧带后有明显的落空感，切开剥离2刀。髌下深囊点：刀口线与髌韧带平行，穿过髌韧带后，提起刀锋到髌韧带的深面，再向深处切开剥离2刀。胫骨粗隆腱下囊点：刀口线与髌韧带平行，刺入达骨面，做囊壁切开，纵横疏通、剥离3刀。

针刀术毕，让患者仰卧，先按揉局部以放松各治疗点，然后医生握住患者膝关节上方和小腿上部，充分屈伸膝关节，扩大活动范围，助手固定患者大腿，医生握住踝关节，持续牵拉3分钟，进一步松解膝关节周围软组织粘连。

治疗后，髌骨下缘疼痛减轻，行走及上下楼局部疼痛减轻，VAS评分：4分。嘱患者注意膝部保暖，施术部位2天不沾水，勿过劳。

【讨论】本病属中医学"膝痹"范畴，膝为筋之府，它的功能状态反映了人体筋的功能状态。患者因大量运动而发病，有明显的外源性损伤史，《杂病源流犀烛·跌仆闪挫源流》载："跌仆闪挫，卒然身受，由外及内，气血俱伤也。"筋脉受损，经络气血瘀滞，不能濡养筋脉，故患者膝部疼痛，屈伸不能。结合患者舌黯，苔白，脉弦略数，四诊合参辨为经络瘀滞证。

从西医学角度分析，患者大量运动，反复频繁地伸、屈膝关节，使髌韧带与胫骨上端发生反复撞击、摩擦，导致滑囊急性损伤，出现滑液增多、囊壁增厚或纤维化等改变。尤其是在膝关节半屈曲位时，滑液囊承受压力最大，故患者诉膝关节屈伸不利，下楼时疼痛明显。通过针刀操作，通透剥离，有效改善滑囊血液循环，修复受损组织，减轻炎症反应。在一次治疗后关节活动度及疼痛指数均改善近50%，疗效较为理想。理疗及针刺难以在短期内改善关节力学平衡和关节活动度，因此认为针刀是目前治疗本病的首选方法。

（三）髌周支持带损伤

闫某，女，49岁。2016年7月初诊。

主诉：双膝疼痛1年，加重4天。

患者1年前因膝关节疼痛就诊，行X线等检查，诊断为膝关节骨性关节炎，予针刺、理疗等治疗，症状好转。此后，膝关节不适反复发作，未予系统治疗。6个月前左膝肿胀，屈伸障碍，自行贴敷通络祛痛膏，症状无改善。症状加重4天，刻下症见左膝髌上囊外侧肿胀，双膝屈伸障碍。饮食可，睡眠可，大便溏。既往有膝关节骨性关节炎病史，否认高血压、糖尿病、冠心病、脑卒中病史。

查体：左膝髌上囊外侧肿胀，双侧膝关节屈伸障碍。下蹲时双侧髌骨周围酸胀、疼痛，以致不能下蹲。膝关节内侧关节间隙处、内侧髌下脂肪垫、收肌结节、胫骨内上髁存在广泛压痛点，浮髌试验（±）。舌暗红，苔白略腻，脉滑数。

影像学检查：膝关节X线示内侧间隙狭窄，髁间隆起变尖，骨质增生。

中医诊断：筋伤（湿热内蕴，经络瘀滞）。

西医诊断：髌周支持带损伤。

治疗：①定点：患者仰卧，于双侧鹤顶、鹤顶两旁1.5寸处、内膝眼处定点，做标记。②操作：标记点处皮肤常规消毒，1%利多卡因局部麻醉。戴无菌手套，左手拇指按压住标记点，右手持汉章牌Ⅰ型4号针刀操作。于鹤顶穴处进针刀，松解髌上囊；于鹤顶两旁1.5寸处进针刀，以松解髌周支持带为主；于内膝眼处进针刀，脂肪垫通透剥离，深入针刀达髌骨下极，将脂肪垫与髌骨下极的粘连彻底松解，有松动感后出针刀。

术后嘱患者做下蹲动作，患者诉双膝胀痛明显好转，可较为自如地下蹲3次。嘱患者下肢注意保暖，施术部位2天不沾水。

2周后电话随访，患者诉下蹲无明显障碍，膝关节无明显酸胀、疼痛。本例患者治疗1次而愈，有效改善了生活质量。

【讨论】本病属中医学"筋伤"范畴，患者中老年女性，肝肾不足，气血亏虚，筋骨失于濡养，加之积年劳损，疾病迁延难愈。结合患者舌暗红，苔白略腻，脉滑数，四诊合参辨为湿热内蕴，经络瘀滞证。湿热在内，搏结于肠道，故大便溏。

从西医学角度分析，本例患者就诊时膝关节髌上囊外侧肿胀，有压痛点；内侧副韧带区存在广泛压痛点，但压痛并不十分敏感。反复询问患者此次就诊的主要原因为下蹲障碍，且下蹲时髌周酸痛，因此不对髌上囊和内侧副韧带压痛处定点，本次治疗以松解髌周支持带为主。

患者有膝关节骨性关节炎病史，查体显示髌上囊肿胀、内侧副韧带损伤，这些都是膝关节周围软组织常年、反复损伤的结果。许多陈旧性的损伤已被人体以不同方式进行了修复，修复后的软组织建立了新的力学平衡，也许不是最理想的力学平衡，但是可以帮助人体维持最基本的生活质量。因此，治疗前应将复杂的病理改变作为相对无效信息处理。本例患者的治疗再次提示了主诉的重要性，依据主诉和体格检查综合判断来确定治疗点。但是，如果二者提示的信息不一致，而患者病史较长，有陈旧性的损伤，则以主诉的内容为有效信息来确定本次的治疗点。

（四）髌下脂肪垫损伤

朱某，女，58岁。2015年9月初诊。

主诉：右膝疼痛，伴功能障碍7年。

患者7年前因过力劳作致右膝疼痛，伴关节屈伸不利。行膝关节X线检查，诊断为膝关节骨性关节炎，予针刺、理疗等治疗未显效，今日因上述症状加重就诊，刻下症见右侧膝眼肿痛，膝关节屈伸不利，纳可，寐欠安，二便调。既往有膝关节骨性关节炎病史，否认高血压、糖尿病、冠心病、脑卒中病史。

查体：两膝眼膨隆，膝关节屈伸不利，不能伸直，伸膝时疼痛加重，蹲下后站起困难。浮髌试验阴性，髌腱松弛试验阳性，髌韧带后及其两侧有压痛。舌淡，苔白，脉沉细。

中医诊断：膝痹（肾精不足）。

西医诊断：髌下脂肪垫损伤。

治疗：①定点：患者仰卧，屈曲膝关节70°～80°，使足平稳放于治疗床上。髌韧带中点处（髌骨下缘和胫骨粗隆之间的中点上）定1点，髌骨下极（深触髌尖下有压痛处）定1点，做标记。②操作：标记点处皮肤常规消毒，1%利多卡因局部麻醉。戴无菌手套，左手拇指按压住标记点，右手持汉章牌Ⅰ型4号针刀操作。

髌韧带中点：刀口线与髌韧带纵轴平行，刀体和髌韧带皮面垂直。快速刺入皮肤，通过皮下组织、髌韧带，达髌韧带下与脂肪垫之间。先在脂肪垫的正中线上，由上而下纵行切开剥离脂肪垫3刀，不穿透脂肪垫。将刀锋提至髌韧带内侧面与脂肪垫的外面之间，刀口线方向不变，将刀体向内或向外倾斜与髌韧带内侧面平行，在髌韧带和脂肪垫之间深入，刀锋达髌韧带边缘，进行通透剥离。即刀体沿刀口线方向呈扇形大幅度移动，将髌韧带和脂肪垫分剥开来。

髌尖下点：刀口线与髌韧带纤维走向平行，刀体与皮面垂直，快速刺入皮肤，皮下组织。将刀柄向尾端稍倾斜，刀锋指向髌尖，匀速推进达髌骨下极内侧骨面，调转刀口线90°，与髌内侧面平行，调整刀锋到髌尖的内侧面，紧贴髌骨内侧面骨面（粗糙面），切开脂肪垫3～5刀再行通透剥离，松动感明显时出刀。

术后，膝关节伸直位，助手由髌骨上方向下推挤，医生以双手拇指压于髌韧带两侧，向内后上方深压，促使脂肪垫与髌韧带、髌尖的粘连进一步松解剥离，被动过屈、过伸膝关节5次。然后，让患者自己最大限度地伸、屈膝关节5次。治疗后，右膝疼痛及功能障碍好转。嘱患者膝部保暖，施术部位2天不沾水，勿过劳。

【讨论】本病属中医学"膝痹"范畴，患者7年前因过力劳作损伤膝关节局部经筋致右膝疼痛，加之患者为老年女性，肾精亏损，膝周筋骨失养，经络闭阻，故关节屈伸不利，疾病积年难愈。结合患者舌淡，苔白，脉沉细，四诊合参辨为肾精不足证。

从西医学角度分析，本例患者因劳力急性损伤后未取得有效治疗，病程日久，脂肪垫表面滑膜增生，继而与髌韧带及周围软组织粘连，因附着区疼痛日久可继发股四头肌功能不全和影响脂肪垫在膝关节屈伸运动中的伸缩运动，故出现膝关节屈伸不利、伸直困难。针刀通过松解脂肪垫髌骨粗糙面附着区病变组织及脂肪垫与韧带的粘连，改善局部血液循环，消除无菌性炎症，恢复脂肪垫的正常动态运动。术后嘱患者配合肌力训练，增强股四头肌和关节周围肌肉、韧带、肌腱的力量，动静结合，疗效显著。

（五）股直肌腱损伤

苑某，女，59岁。2014年7月初诊。

主诉：蹲下后起立不能2周。

患者2周前无明显诱因出现蹲下后起立不能，行髋关节 MRI 检查，未见明显异常，予局部理疗治疗，未显效。今日因上述症状加重就诊，刻下症见蹲下后起立不能，伴左大腿内侧疼痛，腰部疼痛时作，否认腰部及下肢外伤史。纳可，寐安，二便调。既往有腰椎间盘突出症病史，否认高血压、糖尿病、冠心病病史。

查体：神清，精神可。腰椎活动无明显受限，左侧 L2～L4 棘旁 0.5cm 处可触及压痛点，按压该处无明显放射痛，直腿抬高试验（±）。左下肢无明显肌萎缩，左髋部未见红肿，双侧髋关节未及明显压痛。左侧髂前下棘处触及压痛点，患者蹲下起立时可于该处隆起的肌腱处触及敏感压痛点，髌韧带无压痛。卧位髋关节前屈、内旋、外旋无明显功能障碍。股骨小转子处未触及敏感压痛点，髂前上棘及胫骨上端内侧面均未触及压痛点；患者诉夜间髋关节前屈、外旋时，左侧腹股沟韧带中点下方外侧处偶有疼痛。舌淡，苔白，脉细弱。

影像学检查：髋关节 MRI 检查示双侧髋关节少量积液，余未见明显异常。

中医诊断：筋伤（经络瘀滞）。

西医诊断：股直肌腱损伤。

治疗：①定点：患者仰卧，左髋前屈，于髂前下棘股直肌起点压痛处定2点，做标记。②操作：标记点处皮肤常规消毒，1% 利多卡因局部麻醉。戴无菌手套,左手拇指按压住标记点,右手持汉章牌Ⅰ型4号针刀操作。刀口线与大腿纵轴平行,刀体与皮面垂直快速刺入,针刀刺入股直肌腱后行纵疏横剥,刀下有松动感后出刀。术毕,患者诉蹲下起立时患处疼痛减轻,起立难好转,嘱患者施术部位2天不沾水,1周后复诊。

【讨论】本病属中医学"筋伤"范畴,根据经筋循行和分布,股直肌腱损伤与足阳明经筋的功能失调密切相关。足阳明胃经为多气多血之经,患者老年女性,阳明脉衰则血少,不能濡养所属经脉的经筋,故出现经筋功能失调。结合患者舌淡,苔白,脉细弱,四诊合参辨为气血亏虚证。

从西医学角度分析,本例患者髋关节前屈、外旋无明显障碍,股骨小转子处未触及明显压痛,可初步排除髂肌损伤;患者髂前上棘、胫骨上端内侧面未触及压痛,屈髋、屈膝,并使已屈的膝关节旋内无障碍,可基本排除缝匠肌损伤;耻骨肌、长收肌、短收肌、大收肌、股薄肌的作用是内收、外旋髋关节,无屈髋作用;股四头肌中股直肌有屈髋的作用,患者髂前下棘处附着的肌腱有压痛,且该处在屈髋位时压痛敏感,因此本例患者诊断为股直肌损伤。本例患者治疗的关键在于准确定位病变部位,找出临床表现的根本原因,精准治疗。

(六) 胫侧副韧带损伤

魏某,女,53岁。2015年8月初诊。

主诉:右膝内侧疼痛,伴功能障碍2天。

患者2天前骑车时遇突发事件急刹车,致右膝关节半屈曲位时,小腿突然外展外旋,而后发作膝关节内侧疼痛。疼痛较剧,部位局限,外用云南白药气雾剂不效,刻下症见患腿不能完全伸直,走路跛行,下蹲困难,右膝内侧压痛明显。VAS评分:7.5分。纳可,寐欠安,大便干稀不调。既往有内侧副韧带损伤病史,否认高血压、糖尿病、冠心病、脑卒中病史。

查体:右膝无红肿,外观无畸形。股骨内上髁和胫骨内侧髁有明确压痛点。内侧副韧带分离试验阳性,右膝其他部位未触及明显压痛。舌暗红,苔略黄腻,脉弦滑略数。

中医诊断:膝痹(经络瘀滞)。

西医诊断:胫侧副韧带损伤。

治疗：①定点：患者仰卧，膝部屈曲90°，足平稳放于治疗床上。膝内侧副韧带起点处压痛处定1点；关节间隙压痛点定1点；膝内侧副韧带滑囊点，即胫骨结节内侧面压痛点有轻微肿胀，定1点。②操作：标记点处皮肤常规消毒，1%利多卡因局部麻醉。戴无菌手套，左手拇指按压住标记点，右手持汉章牌Ⅰ型4号针刀操作。内侧副韧带起点：刀口线与膝关节内侧副韧带的走行方向平行，刀体与皮面垂直，快速刺入皮肤，通过皮下脂肪组织、膝内侧副韧带达骨面，行纵疏横剥。关节间隙压痛点：刀锋到达关节间隙上的骨面上，行纵疏横剥，然后将刀锋移向关节间隙，切割2刀。内侧副韧带滑液囊点：纵行切割3次出刀。患者仰卧，伸直膝关节。医生站于患侧床旁，一手握于踝上小腿处，另一手由膝外侧向膝内侧方向推弹3下，以进一步松解挛缩的膝内侧副韧带。

术后，患者膝关节屈曲45°，小腿外展外旋时，内侧副韧带处疼痛减轻，VAS评分：3分。嘱患者膝部保暖，施术部位2天不沾水，每日进行股四头肌收缩锻炼，勿过劳，7天后复诊。

【讨论】本例患者是膝关节内侧副韧带急性损伤，没有完全断裂，外伤性粘连是重要病理因素，因此，治疗时针刀松解通过纵行疏通加速局部气血流通，促进炎症吸收；横行铲剥法将韧带粘连处从骨髁上游离、松解，从而消除各种病理因素对末梢神经的刺激而达到止痛的目的。对内侧副韧带关节间隙处的针刀切开处理，可以达到消除内侧副韧带异常高应力，并起到降低关节腔内压力的作用。

由于内侧副韧带与外侧副韧带生理结构不同，其紧贴关节面，因此针刀操作时，注意进刀方向，避免进入关节腔内损伤关节面。为了达到治疗效果的同时避免过多损伤正常组织，刀口线方向与内侧副韧带组织纤维的走向要一致。针刀治疗后应注意功能锻炼，以股四头肌收缩锻炼为主，如股四头肌静力性收缩、直腿抬高等。

（七）鹅足滑囊炎

陈某，女，51岁。2015年4月初诊。

主诉：右膝疼痛，伴功能障碍1年。

患者1年前因反复劳作致右膝内侧疼痛，膝关节屈伸受限，行膝关节X

线检查，诊断为膝关节骨性关节炎，针刺治疗未显效。近 1 周来关节持续性疼痛，疼痛阴雨天加重，自行热敷不效。刻下症见右侧膝关节痛，跛行，VAS 评分：7 分。饮食可，入睡难，大便干。既往有膝关节骨性关节炎病史、高血压病史，否认糖尿病、冠心病、脑卒中病史。

查体：双下肢无明显肌肉萎缩，膝关节未见明显红肿及畸形，膝关节活动不利，胫骨上端内侧面可触及敏感压痛。舌红，苔黄腻，脉滑数。

影像学检查：膝部 X 线片示退行性病变，髁间隆起变尖，内侧间隙变窄，骨质增生。

中医诊断：筋伤（湿热郁结）。

西医诊断：鹅足滑囊及肌腱炎。

治疗：①定点：患者仰卧，将患膝略微垫起。胫骨上端内侧面处定点，沿该点向头侧顺缝匠肌、股薄肌、半腱肌腱压痛处定点，共定 7 个治疗点，标记各定点。②操作：标记点处皮肤常规消毒，1% 利多卡因局部麻醉。戴无菌手套，左手拇指按压住标记点，右手持汉章牌 I 型 4 号针刀操作。在各定点处顺肌腱走行方向纵行疏通，有松动感后出针刀。治疗后，患者诉右膝疼痛明显减轻，VAS 评分：4 分。嘱患者膝部保暖，施术部位 48 小时内保持局部清洁干燥。勿过劳，7 天后复诊，针刀治疗同前。此患者治疗 3 次后，VAS 评分：0.5 分。后期指导其进行膝关节功能锻炼，患者恢复良好。

【讨论】本病属中医学"筋伤"范畴，患者中老年女性，精血亏虚，肝肾不足，筋脉失养，1 年前因反复劳作导致膝周筋脉积累性损伤，根据经筋循行和分布，鹅足滑囊与足太阴经筋的功能失调密切相关。患者疼痛阴雨天加重，阴雨天气，易滋生湿邪，阻遏气机，脾脏喜燥恶湿，易被湿困，湿邪蕴结于足太阴经筋使疼痛加重。结合患者舌红，苔黄腻，脉滑数，四诊合参辨为湿热郁结证。

从西医学角度分析，本例患者依据病史及影像学检查不排除膝关节骨性关节炎的可能，但根据主诉及查体认为本次发病为反复劳作使膝关节受力过重，将部分力量转移到髋关节，为了维持这个外翻角的正常位置，鹅足囊及缝匠肌、股薄肌、半腱肌各肌共同肌腱的止点处形成强大的应力集中点，在膝部反复摩擦的劳损作用下因应力性损伤引起鹅足滑囊及肌腱炎。

针刀治疗本例患者时，结合触诊检查结果，不可单纯地治疗鹅足囊，应同时将因炎症发生粘连的三条肌腱一并进行针刀松解，方能起到理想效果。因此，将缝匠肌、股薄肌、半腱肌腱压痛处定点。本病应与内侧半月板囊肿相鉴别，必要时应做膝关节 MRI 检查以明确诊断。

（八）滑膜皱襞综合征

汪某，女，65 岁。2016 年 5 月初诊。

主诉：右膝肿痛，伴功能障碍 4 年。

患者 4 年前无明显诱因出现右膝肿痛，行走时感关节无力，未予系统诊治。刻下症见右膝肿痛，由蹲位骤然站起时疼痛加重，蹲下后不能起立，需借助外力，膝部屈伸时有低弱的弹响声，稍活动后好转，膝关节屈伸活动时有摩擦感，纳可，寐欠安，二便调。否认高血压、糖尿病、冠心病、脑卒中病史。

查体：股四头肌轻度萎缩。膝关节屈曲 20°～60° 时，两膝眼处明显疼痛，伸、屈膝关节时有弹响。髌骨内侧压痛明显，在膝关节活动时髌骨内侧可扪及条索状物，并可在股骨内上髁上滑动。膝关节伸直，肌肉放松，由外向内推髌骨能诱发膝关节内侧疼痛，轻轻下压髌骨可出现疼痛。舌暗红，苔白略腻，脉弦滑。

中医诊断：筋伤（痰瘀阻滞）。

西医诊断：膝关节滑膜皱襞综合征。

治疗：①定点：患者仰卧，膝关节屈曲约 80°，足平稳地放于治疗台上。在以下部位压痛点处定点：髌内侧缘、内侧膝关节间隙、股骨内上髁上、内膝眼点，将上述定点做标记。②操作：标记点处皮肤常规消毒，1% 利多卡因局部麻醉。戴无菌手套，左手拇指按压住标记点，右手持汉章牌 I 型 4 号针刀操作。膝关节内侧关节间隙点：刀口线与肢体纵轴平行，刀体与皮面垂直。快速刺入皮肤与皮下组织，进入关节腔有落空感，退出关节囊后，纵行切开 3 刀，疏通剥离，再提起刀锋出关节囊，调转刀口线 90°，切开关节囊 3 刀，出刀。股骨内上髁上点：刀口线与肢体纵轴平行，快速刺入皮肤、皮下组织，直达骨面。纵行切开 5 刀，再予疏通、剥离，刀下有松动感后出刀。内膝眼点：刀口线与肢体纵轴平行，快速刺入，调整刀体与上外侧皮面呈锐角约 60°，匀速推进至关节腔内，遇到的软组织为翼状皱襞，将其切开 4 刀。

针刀术后，医生手持患肢踝上，将患肢尽量屈膝屈髋至最大限度，反复3次。治疗后，患者诉右膝肿痛感好转。嘱患者膝部保暖，施术部位2天不沾水，勿过劳，7天后复诊。

【讨论】本病属中医学"筋伤"范畴。本例患者年老体弱，肝肾亏虚，筋骨失养，结合患者舌暗红，苔白略腻，脉弦滑，辨为痰湿阻滞证。痰湿流注于筋脉，加之外伤劳损等因素致气血闭阻，故患者表现为局部筋脉肿胀、疼痛，病程日久渐致肌肉、关节肿胀，屈伸不利。

从西医学角度分析，针对滑膜皱襞的病理解剖特点，针刀可松解增生肥厚的纤维化束带，解除皱襞在髌股关节的卡压和嵌顿，减轻纤维化束带随膝关节屈伸而在股骨内髁上滑动所产生的弹跳和疼痛，使增生肥厚的滑膜皱襞在失应力状态下自然软化萎缩，恢复膝关节软组织力学动态平衡。手法治疗可进一步解除粘连，增强肌力。结合本例患者的病情及年龄等因素，后期治疗可内服中药以滋补肝肾，强壮筋骨，通络止痛。因滑膜韧带位于前交叉韧带前面，操作时勿深捣刺，以免损伤前交叉韧带及关节面软骨。

（九）踝关节软组织挫伤

刘某，女，42岁。2016年1月初诊。

主诉：右踝功能障碍8个月。

患者8个月前因右侧踝关节扭伤就诊，行踝关节X线诊断为软组织挫伤，予针刺治疗后疼痛有所减轻。右踝关节处疼痛伴功能障碍持续存在，自行贴敷云南白药膏，不效，未予系统诊治。刻下症见右足踝内翻障碍，上下楼时右侧踝关节疼痛。规律服用降压药，目前血压控制尚可。饮食可，睡眠可，二便尚可。既往有踝关节扭伤病史、高血压病史，否认糖尿病、冠心病、脑卒中病史。

查体：右侧踝关节主动及被动内翻障碍。足外踝前下方，趾长伸肌腱外侧凹陷中压痛敏感。舌暗红，苔白，脉弦涩。

影像学检查：足部X线示未见明显异常。

中医诊断：筋伤（经络瘀滞）。

西医诊断：踝关节软组织挫伤。

治疗：①定点：患者仰卧，在丘墟、申脉、照海处定点，于上述各定点做标记。②操作：标记点处皮肤常规消毒，1%利多卡因局部麻醉。戴无菌手套，注射器于丘墟穴处刺入，抽吸踝关节积液2mL。左手拇指按压住标记点，右手持汉章牌Ⅰ型4号针刀操作。刀口线与身体纵轴走行一致，刀体与皮面垂直刺入皮肤达皮下组织层。于丘墟穴进针刀，松解距腓前部的外侧韧带，继续刺入达距腓关节，转刀口线90°松解距腓关节处的粘连6次，出针刀。于申脉穴处刺入，松解外侧韧带跟腓部，继续进针刀，松解距腓关节处的粘连组织。于昆仑穴处刺入，向距腓间隙方向推进，松解外侧韧带距腓后部，继续推进针刀，换角度松解距腓关节处的粘连组织。于照海穴刺入，松解三角韧带，再斜向上刺入胫距关节间隙，松解该处的粘连。术后，患者踝关节运动障碍好转，治疗2次后，患者上下楼时右踝无明显疼痛及功能障碍，嘱其进行踝关节功能锻炼。

【讨论】本病属中医学"筋伤"范畴，患者踝关节扭伤8个月尚未痊愈仍感疼痛，因病程日久，踝关节软组织粘连导致功能障碍持续存在，中医学理论认为是跌仆闪挫，导致经脉阻滞而发病。结合患者舌暗红，苔白，脉弦涩，辨为经络瘀滞证。

从西医学角度分析，本例患者结合踝关节功能障碍和查体结果，以丘墟穴为重点进行刺入切割，以松解粘连。选择丘墟、申脉、昆仑穴，以松解外踝部韧带及外踝关节处的粘连；选择照海穴松解内踝部韧带及内踝关节处的粘连，疗效理想。松解踝关节时应避开重要的神经、血管、肌腱等组织。

本例患者既往治疗效果不理想，原因分析如下：长期炎性刺激导致患侧踝关节内有积液，影响关节运动功能，且针刺不具备松解软组织粘连的功能。因此，抽出适量关节积液，为关节减张、减压；行针刀松解术，以解除关节粘连，从而有效改善关节疼痛和功能障碍。

（十）髂胫束损伤

李某，男，41岁。2016年6月初诊。

主诉：右膝前外侧疼痛2周，加重3天。

患者2周前无明显诱因出现右膝前外侧疼痛，踩刹车和上楼时疼痛加重。行膝关节影像学检查诊断为膝关节骨性关节炎，予针刺治疗，并口服活血化瘀中成药治疗（具体不详），局部疼痛无减轻。近3日疼痛加重。规律服用降压药，目前血压控制尚可。饮食可，睡眠可，二便尚可。既往有腰椎间盘突出症病史、膝关节骨性关节炎病史、高血压病史，否认糖尿病、冠心病、脑卒中病史。

查体：膝关节未见明显红肿，屈伸膝关节时，股骨外髁附近疼痛。髂前上棘下缘压痛，胫骨外侧髁压痛，阔筋膜张肌压痛，臀肌粗隆压痛；髌下脂肪垫处未触及压痛。右侧直腿抬高试验阴性，腰椎 L4～L5、L5～S1 棘间、棘突旁无明显压痛、叩击痛，挺腹试验阴性。舌红，苔白腻，脉弦滑。

影像学检查：膝关节 X 线片示内侧间隙变窄，关节退行性病变。

中医诊断：筋伤（痰瘀阻滞）。

西医诊断：①髂胫束损伤；②阔筋膜张肌损伤。

治疗：①定点：患者侧卧，于髂前上棘下缘压痛处、胫骨外侧髁压痛处、阔筋膜张肌压痛处、臀肌粗隆压痛处各定 3 点，并做标记。②操作：标记点处皮肤常规消毒，1% 利多卡因局部麻醉，右手持汉章牌 I 型 4 号针刀操作。刀口线与身体纵轴走行一致，刀体与皮面垂直刺入，逐层松解各定点。先松解髂前上棘下缘压痛处和胫骨外侧髁压痛处的定点，松解完毕后嘱患者活动下肢，诉无疼痛发作，且阔筋膜张肌和臀肌粗隆处的压痛点消失。本例患者 1 次治愈。

【讨论】本病属中医学"筋伤"范畴，依据经筋循行和分布，阔筋膜张肌损伤及髂胫束损伤与足少阳经筋的功能失调密切相关，因此治疗时沿足少阳经筋循行路线寻找阳性反应点。结合患者舌红，苔白腻，脉弦滑，四诊合参辨为痰瘀阻滞证。

从西医学角度分析，本例患者因右膝前外侧疼痛就诊，需与膝关节骨性关节炎和腰椎间盘突出症导致的下肢疼痛等疾病进行鉴别。该患者素有腰椎间盘突出症病史，但就诊时进行相关体格检查并不支持上述诊断；其膝关节 X 线片检查结果提示存在膝关节骨性关节炎，因此极易诊断为膝痹。但是，其疼痛的部位恰为髂胫束止点位置，体格检查发现髂前上棘下缘、阔筋膜张肌及臀肌粗隆处均存在明显压痛，结合其功能障碍的诱发因素，认为阔筋膜张肌损伤及髂胫束损伤的诊断成立。

在治疗时，选择先松解阔筋膜张肌和髂胫束的起止点，即髂前上棘下缘压痛处和胫骨外侧髁压痛处的定点，上述定点得以充分松解后，患处疼痛消失，且他处痛点也随之消失，可见，其余痛点处并非原发病灶处。充分松解病灶处的粘连和挛缩后，病理状态下的软组织力学结构被改变，正常的生物力学结构得到恢复，临床症状得到有效改善。

（十一）跖腱膜炎

齐某，男，54 岁。2015 年 3 月初诊。

主诉：足跟疼痛 2 年，加重 10 天。

患者 2 年前因频繁运动出现左侧足跟疼痛，行足部 X 线检查，诊断为跟骨骨刺，予针刺治疗半个月未显效。多方就诊，予理疗、局部药物熏洗及封闭等治疗，不效。近 10 日症状加重，蹒跚步入诊室，刻下症见左侧足跟疼痛，疼痛行走加重，休息缓解，夜间无明显疼痛。规律服用降压药，目前血压控制尚可。饮食可，睡眠可，二便尚可。既往有跟骨骨刺病史、高血压病史，否认糖尿病、冠心病、脑卒中病史。

查体：足跟部跖腱膜起点处压痛，第 1 跖骨头跖侧压痛，被动牵引跖腱膜疼痛加重。跟骨底浅层未触及明显压痛。腰椎活动无明显受限，腰椎两侧未触及明显压痛、放射痛，直腿抬高试验阴性。舌黯，苔白略腻，脉弦涩。

影像学检查：足部 X 线示双侧跟骨骨刺。

中医诊断：跟痛症（经络瘀滞）。

西医诊断：跖腱膜炎。

治疗：①定点：患者俯卧，于跟骨底前方压痛处定点 2 点，第 1 跖骨头跖侧压痛处定 2 点，标记各定点。②操作：标记点处皮肤常规消毒，1% 利多卡因局部麻醉。戴无菌手套，左手拇指按压住标记点，右手持汉章牌 I 型 4 号针刀操作。刀口线与身体纵轴走行一致，刀体与皮面垂直刺入皮肤达皮下组织层，针刀穿过跖腱膜层，在跖腱膜与足底肌肉之间行松解手法，有松动感时，转刀口线 90° 纵行切割，有松动感时出针刀。针孔压迫止血，并外敷创可贴。术后，嘱患者局部保暖，勿热敷，施术部位 72 小时内保持局部清洁干燥，勿过劳。

7 天后复诊，患者诉足跟疼痛明显好转，治疗及操作同前。10 天后电话随访，患者诉初诊症状无明显发作，本例患者治疗两次而愈。

【讨论】本病属中医学"跟痛症"范畴，患者 2 年前因频繁运动损伤足跟经筋，造成局部气血运行受阻，经络瘀滞，不通而痛。多番诊治不效后，疾病迁延，加之患者为中老年男性，肝肾气血渐衰，筋脉失于濡养，瘀结日久，故近日疼痛加重，结合患者舌黯，苔白略腻，脉弦涩，四诊合参辨为经络瘀滞证。

从西医学角度分析，本例患者虽有跟骨骨刺，但查体时敏感压痛点在跖腱膜的起始部。嘱患者做前足蹬地等紧张跖腱膜的运动时，即使足跟尚未着地，也会出现跟骨部位附着点疼痛及压痛，压痛的具体部位在距骨负重点微前方的跖腱膜上，第 1 跖骨头跖侧也可同时出现疼痛及压痛。故诊断本例患者为跖腱膜炎引起的跟痛症。治疗方法为针刀松解跖腱膜处的粘连，自跟骨底前方压痛处进针刀，穿过跖腱膜层，刺到跖腱膜与足底肌肉之间，行相应手法。不可在足底肌肉内操作，以免损伤该处神经、血管，也不可用针刀铲切骨刺。

（十二）跖管综合征

张某，女，53 岁。2014 年 6 月初诊。

主诉：左足跖面疼痛 1 个月。

患者 1 个月前无明显诱因出现左足跖面针刺样疼痛，行走后疼痛加重，自行贴敷活血止痛膏不效，行左足正侧位 X 线片示未见明显异常，行针刺治疗未显效，今日因上述症状加重就诊，休息后症状缓解，夜间无明显疼痛发作，伴心烦易怒，纳呆，寐欠安，大便干稀不调。否认高血压、糖尿病、冠心病病史；否认外伤、输血史。

查体：神清，精神可。腰椎活动无明显受限，腰部未触及明显压痛，直腿抬高试验（±）。左下肢无明显肌萎缩，左足跖面无明显红肿热痛，局部皮肤未见发亮、发紫及溃疡。左侧内踝后下方有固定性压痛，压之有窜麻感。足背外翻、背屈时足跖面出现疼痛和麻木感；足跟内侧的感觉减退，局部两点分辨觉降低；内踝后下方的胫神经处 Tinel 征阳性。舌红，苔黄腻，脉弦滑。

影像学检查：足部 X 线正侧位片示未见明显异常。

中医诊断：痹证（肝脾不调）。

西医诊断：跖管综合征。

治疗：①定点：患者侧卧，患侧在下，患足的内踝朝上，并以薄枕垫于外踝下，以稳定并开阔术野。在内踝后斜线的上缘与跟骨最后缘之间画一直线，再在内踝尖端与跟骨底内侧的前缘画一直线，两线间所夹部位即为分裂韧带的所在。应定点于韧带附着点的两侧，即将韧带的前后径分成四等份，其点应定于前、后1/4段的近中缘上。于内踝尖下稍后的部位定内踝尖下后点，于分裂韧带后缘附着点的稍前处定内踝后缘上点，于分裂韧带附着处两侧稍上处前、后各定1点，即跟骨结节前、后点。②操作：标记点处皮肤常规消毒，1%利多卡因局部麻醉。戴无菌手套，左手拇指按压住标记点，右手持汉章牌Ⅰ型4号针刀操作。刀口线与分裂韧带纤维走行方向垂直，与小腿纵轴线前下方呈30°角，刀体与皮面垂直快速刺入直达骨面，稍提起刀锋至分裂韧带之上，沿神经斜向走行的方向切开分裂韧带4刀，再予纵疏横剥，刀下有松动感后出刀，其他点的操作方法基本同上。

术毕，嘱患者施术部位2天不沾水，7天后复诊，症状减轻，治疗如前法，治疗3次后电话随访，患者诉左足跗面无明显疼痛，行走无酸胀不适，无麻木感。

【讨论】 本病属中医学"痹证"范畴，经问诊得知患者有每日慢跑3km的习惯，长期慢性劳损，致使局部筋脉经络受损，气血瘀滞发为本病。肝主疏泄，脾主运化水谷精微，情志过极使肝气郁结，失于疏泄，克木伐土，致肝脾不调，津液输布不利，故患者心烦易怒，大便干稀不调。结合患者舌红，苔黄腻，脉弦滑，四诊合参辨为肝脾不调证。

从西医学角度分析，本病易与腰椎间盘突出症等疾病混淆，因此应注意鉴别诊断。本例患者通过查体排除腰椎间盘突出症的诊断，足部X线排除了骨关节病变，明确病因为软组织损伤，又通过相应专科查体确诊为本病。操作时应注意不宜定点于韧带前后的边缘，而应定点于距韧带边缘5～10mm的位置上。这样，针刀可以向韧带的边缘方向也可以向韧带的中线做切开操作，使韧带切开更彻底，松解效果更好；操作时刀口线必须与肌腱走向平行，只切开韧带组织，而不损伤血管和神经。通过针刀松解粘连、切开瘢痕，切断造成管壁狭窄的韧带，起到对跗管管腔减压的作用，从而解除对胫后神经的卡压，使内踝关节的动态平衡得到恢复，有效治疗患者足跗面针刺样疼痛，缓解行走时麻木感，疗效显著。

六、其他疾病

（一）耳鸣

曹某，女，69 岁。2015 年 7 月初诊。

主诉：耳鸣 20 年，加重 4 天。

患者 20 年前无明显诱因出现耳鸣，于某医院耳鼻喉科就诊，行相关检查，予针刺及营养神经药物（具体不详）治疗 3 个月，未显效，4 天前无诱因耳鸣加重。刻下症见双侧耳鸣如蝉，右耳为甚，伴耳内堵闷感，头晕时作，患者 25 年前曾发作中耳炎，否认头颈部外伤史。否认胸闷、心慌、恶心、呕吐；否认肢体麻木及行走不稳。规律服用降压药、降脂药，目前血压、血脂控制平稳。饮食可，睡眠易醒，二便尚可。既往有耳鸣病史、颈椎病病史、高血压病史、高脂血症病史。否认糖尿病、冠心病、脑卒中病史。

查体：BP135/75mmHg，神清语利，伸舌居中，脑膜刺激征阴性，病理反射未引出。外耳无红肿，无脓性渗出物。右侧乳突略有压痛，右耳听力下降。颈部未见明显肿大，甲状腺触诊未及异常。颈项部肌紧张，C2 棘突下、C1 横突、枕大凹处、C4 关节突可触及敏感压痛点。颈椎屈伸、侧屈、旋转功能无明显异常。双上肢肌力无明显异常，臂丛神经牵拉试验阴性。舌红，苔黄，脉虚数。

影像学检查：颈椎 X 线片示颈椎退行性病变，棘突偏歪，生理曲度变直，上段颈椎略反弓。自述颈动脉彩超发现双侧颈动脉斑块形成。查甲状腺功能无异常。

中医诊断：耳鸣（肝肾阴虚）。

西医诊断：耳鸣。

治疗：①定点：患者俯卧，双手相叠，额头放在手背上。于风池、右侧乳突下 1/3 处、C2 棘突下、C4 关节突处、右侧听宫穴处定点，做标记。②操作：标记点处皮肤常规消毒，医生戴无菌手套，左手按压住标记处横突，右手持汉章牌 4 号针刀操作。松解头夹肌、头半棘肌、头后大直肌、头下斜肌及头后大直肌在枢椎上的附着处。嘱患者张口松解听宫穴。于右侧乳突定点处行针刀骨减压术，针刀刺入乳突约 1cm，出针刀后流出暗红色血液约 2mL，不予按压，待血液流净后自止。术后，患者自觉耳鸣减轻，耳堵闷感消失。7 天后电话随访，患者诉耳堵感未发作，耳鸣减轻，夜间可安静入睡，因去外地旅游，暂时中断治疗。

【讨论】从中医学角度分析，耳鸣当辨虚实，患者为老年女性，肝肾不足，气血亏虚，疾病迁延数年，《景岳全书·卷二十七》中说："人于中年之后，每多耳鸣，如风雨，如蝉鸣，如潮声者，是皆阴衰肾亏而然。"患者耳鸣如蝉，头晕时作，结合患者舌红，苔黄，脉虚数，辨为肝肾阴虚证。

从西医学角度分析，本例患者多年前曾患中耳炎，查体发现乳突部有压痛，疑似为中耳炎遗留炎症所致。乳突骨减压术可促进局部瘀血排出，加速炎症吸收，促进耳周淋巴回流。本例患者符合局部骨内压增高征，因此考虑对其进行骨减压术。出针刀后局部有瘀血流出，且耳堵闷感消失、耳鸣减轻，证实此法疗效确切。操作时，限制刺入乳突部的深度不超过 1cm 可确保操作安全。但是，乳突骨减压术不针对药源性耳鸣患者使用。

由于椎动脉于寰枢椎处受到卡压，颈椎侧屈、旋转等动作可影响大脑血流量，因此，针刀术后予颈椎后伸斜扳法，以纠正棘突偏歪并矫正反弓的颈椎。通过松解项部软组织，改善颈椎曲度，改善头部供血。诸法合用，以达到缓解耳鸣、头晕等症状并保持疗效的作用。

（二）湿疹

王某，男，61 岁。2014 年 8 月初诊。

主诉：全身丘疹样皮疹伴瘙痒 1 个月，加重 3 天。

患者 1 个月前无明显诱因全身出现丘疹样皮损，诊断为湿疹，予抗过敏药物及外用药膏（具体不详）治疗不效。3 天前皮疹增多，刻下症见全身丘疹样皮损，乳突部及四肢皮疹融合成片状，皮疹色红，伴瘙痒，头部胀痛，心烦易怒。纳可，寐欠安，大便干。既往有头痛病史、湿疹病史、高血压病史，否认糖尿病、冠心病、脑卒中病史；否认手术、外伤、输血史；否认肝炎、结核等传染病病史；否认药物过敏史；否认家族相关疾病史。

查体：BP125/70mmHg，神清语利，伸舌居中，脑膜刺激征阴性，生理反射存在，病理反射未引出。皮疹色红，皮损及其周围可见抓痕和血痂，有渗出。颈项部肌肉紧张，转头受限，臂丛神经牵拉试验阴性。天柱穴、完骨穴、风池穴、C4 棘突旁开约 2.5cm 处、心俞穴可触及压痛。舌暗红，苔黄略腻，脉弦滑略数。

影像学检查：颈椎 X 线片示颈椎退行性病变，C2～C3、C3～C4 椎间孔狭窄。

中医诊断：①湿疮（湿热并重，毒瘀经络）；②头痛（湿热阻络）。

西医诊断：①湿疹；②头痛。

治疗：①定点。天柱穴：枕外隆凸至乳突尖连线的中、上 1/3 交界点处；风池穴：C2 棘突与乳突连线之中点处；C4 关节突：C4 棘突下旁开约 2.5cm，各定点处做标记。②操作。患者俯卧，胸下垫薄枕，令头呈前屈位并探出床头。标记点处皮肤常规消毒，戴无菌手套。右手持汉章牌 I 型 4 号针刀操作，左手拇指按压住天柱穴，针刀贴拇指指甲面，刀口线与枕大神经走行方向一致，垂直于枕部颅骨骨面刺入，刺入达骨面纵行疏通后出针刀；完骨穴操作方法同天柱穴；风池穴处刀口线与耳郭根部下段基线平行，与中轴线下段呈 30°角快速刺入，切开浅、深筋膜及其由该处经过的肌组织，然后纵疏横剥，刀下有松动感后出针刀；C4 关节突处以松解头夹肌为主，不必追求刀下有松动感；心俞穴行合谷刺。出针刀后压迫针孔止血，在针孔处贴创可贴。患者术后头部胀痛及颈部僵硬感消失，转头自如，乳突后及上肢皮疹瘙痒明显减轻。

中草药治疗：予羌活胜湿汤合消风散加夏枯草、紫草。

1 周后患者复诊，上肢无明显新发皮疹，瘙痒较治疗前明显减轻，上肢皮疹颜色变淡，头部胀痛未发作，乳突后瘙痒时作，便秘消失。下肢时有新发皮疹，皮疹色暗红，小腿外侧及后部皮疹呈片状，瘙痒阵作，有血痂及抓痕，大腿皮疹零星分布。舌暗红，苔白略腻，脉弦滑。证治同前，中草药在上方基础上加川牛膝。针刀治疗穴位如下：L3～L5 夹脊穴、上髎、次髎、大肠俞、委中，其中，L4 夹脊穴、大肠俞、委中穴出针刀后流出暗红色血液约 20mL，待血液自行止住后以创可贴外敷针孔，患者诉下肢瘙痒消失。

【讨论】本病属中医学"湿疮"范畴，本例患者皮疹色红，伴瘙痒，头部胀痛，结合舌暗红，苔黄略腻，脉弦滑略数，四诊合参辨为湿热浸淫证。

因患者舌苔脉有肝郁之象，加上患者自述心烦易怒，因此在清利湿热的基础上加用清肝热、散瘀结的草药。结合患者皮损分布、舌苔、脉象判断为毒邪瘀滞型头痛，为太阳、少阳两经受邪。因此，针刀风池、完骨、天柱、C4颈夹脊穴，以祛除瘀滞于头颈部太阳少阳两经的风热毒邪，使头部胀痛得以速解。针刀腰椎华佗夹脊穴，暗红血液流出，使瘀滞于腰椎神经根的毒邪得以清泄，湿热毒邪已清，瘙痒自止。

（三）周围性面神经麻痹

李某，女，43岁。2014年4月初诊。

主诉：口角歪向右侧2天。

患者2天前晨起后自觉面部不适，发现口角歪向右侧，左眼闭合不能，行头颅CT等检查，诊断为周围性面神经麻痹、中枢性面神经麻痹不除外。予输液、营养神经药物（具体不详）治疗，未显效。今日因上述症状就诊，伴见神疲乏力，言语不清，伸舌障碍，漱口外溢、饮水外流。心烦易怒，头晕、头痛、耳后疼痛时作，否认耳鸣及味觉障碍。纳呆，寐欠安，大便干。既往有面神经麻痹病史、颈椎病病史。否认高血压、糖尿病、冠心病病史。

查体：神清，精神弱，言语不清，心率72次/分，律齐。伸舌障碍，口角歪向右侧，左眼闭合不能，左侧额纹及鼻唇沟消失，患侧不能扬眉、皱额、鼓腮吹气及示齿，患侧面颊水肿海绵样增厚。外耳道及颜面部未见皮疹，无明显面肌痉挛抽搐、味觉障碍、听力减退等症状。脑膜刺激征阴性，四肢肌力、肌张力未见明显异常，病理反射未引出。颈椎活动不利，颈项部僵硬，耳后乳突无明显压痛，双侧风池、天柱及第2颈椎棘突附近可触及明显压痛点，双侧关节突处可触及条索和结节。舌暗红，苔黄腻，脉弦细略数。

影像学检查：头颅CT示未见明显异常。颈椎X线片示颈椎生理曲度变直，颈4、5、6钩突关节增生。

中医诊断：①口僻（风邪中络）；②眩晕；③项痹。

西医诊断：①周围性面神经麻痹；②中枢性面神经麻痹不除外；③混合型颈椎病（椎动脉型合颈型）。

治疗：①定点：患者俯卧，胸下垫薄枕，双手背重叠垫额头下。于左侧风池、天柱定点，颈椎 C2、C5、C6 棘突旁 1.5cm 压痛及条索处定点，左侧 C4 棘突旁 2.5cm 结节处定点，做标记。②操作：标记点处皮肤常规消毒，1% 利多卡因局部麻醉。戴无菌手套，左手拇指按压住标记点，右手持汉章牌 I 型 4 号针刀，刀口线与身体纵轴走行一致，刀体与皮肤垂直，于棘突旁点严格按照四步进针规程从定位处进刀，快速刺入皮肤，逐层深入做纵行疏通和横行剥离，施术同时注意观察患者有无异常反应，手下有落空感时停止操作并出刀。于 C4 关节突点逐层深入做纵行疏通和横行剥离，当刀刃触及关节突时转刀口线 90°铲切 3 次出刀。天柱穴于骨面上纵行疏通 4 次，风池穴处刀下有松动感时出刀。术毕，患者诉头晕、头痛、颈项僵硬感消失，左眼可缓慢闭合，口角歪斜好转约 25%，伸舌长度增加一倍。嘱患者颈肩部及面部保暖，施术部位 2 天不沾水。

复诊：2 天后，患者诉无明显诱因出现双侧耳鸣，耳部堵胀感。查体后，定点与首诊一致，再次行上述针刀操作治疗。出刀后患者耳鸣、耳堵感消失。嘱患者仰卧，于左侧面部用三棱针点刺头临泣、眉冲、印堂、头维、阳白、太阳、颧髎、迎香、下关、颊车、地仓，以消毒干棉球擦拭血液。操作完毕，患侧面颊水肿海绵样增厚好转，患者诉左侧面部感觉轻松舒适。

4 天后，患者颈项部活动自如，无头晕、头痛及耳鸣发作，予常规毫针刺治疗，每周治疗 4 次，15 天后首诊症状基本恢复，微笑时口角略向右侧倾斜，患者因工作繁忙，予化瘀散结中草药调理。

【讨论】本病属中医学"口僻""喎斜"范畴，本例患者初诊时伴见神疲乏力，经询问得知其工作性质紧张而疲劳，发病前乘车时有面部受风史，其舌苔脉象虽为实证，考虑其发病为体虚受风所致，综合辨证为风邪中络证。面瘫患者就诊时病情多寒热错杂，本例患者亦如此，患侧面颊水肿海绵样增厚说明局部有热像，因此以三棱针点刺诸穴，出血后该症好转。

从西医学角度分析，患者头颅 CT 虽未见明显异常，但因其就诊时言语不清，伸舌受限仍不排除伴有中枢神经病变，其病情不排除在几日之内有恶化的可能，加上其于某医院常规治疗 2 天不效，故考虑非常规针刺取穴所能从速控制病情。该患者素有颈椎病，经检查其颈项部发现敏感阳性反应点，因此对于该患者，考虑从针刀治疗颈项部入手，用通经络、散瘀结方法以平衡阴阳、疏通气血。治疗后诸症即刻好转，体现了针刀对重症、顽症可从速起效的独特优势。第二次诊疗时，针刀对本患者耳鸣的一次性消除作用再次体现了上述观点，其治疗思路及依据同上。

（四）三叉神经痛

夏某，女，38岁。2015年11月初诊。

主诉：右侧面部疼痛3周。

患者3周前无明显诱因出现右侧面部疼痛，行头颅CT、MRI等相关检查，排除脑血管疾病及肿瘤，诊断为三叉神经痛，予卡马西平、维生素B$_{12}$肌内注射治疗，未显效。刻下症见右侧面部触电样跳痛阵作，张口困难，吐字不清，食用半流质饮食可导致疼痛发作。否认头晕、耳鸣。自发病以来喝水及进食困难，睡眠易醒，大便干。既往有三叉神经痛病史。否认高血压、糖尿病、冠心病病史。

查体：BP120/75mmHg，神清，精神弱，伸舌居中。面部未见红肿及异常运动，头面部及耳郭未见皮疹。肌力及肌张力无异常，脑膜刺激征阴性，病理反射未引出。右侧唇周及下颌部可触及扳机点，颈椎颈枕部、C2、C5横突处可触及压痛。舌红，苔黄腻，脉滑数。

影像学检查：头颅CT、MRI检查示未见明显异常。

中医诊断：偏头风（痰火互结）。

西医诊断：三叉神经痛。

治疗：①定点：患者侧卧，于完骨穴，C2、C5横突处，太阳穴，唇周扳机点，下关穴处定点，做标记。②操作：标记点处皮肤常规消毒，医生戴无菌手套，左手按压住标记处，右手持汉章牌4号针刀操作，松解各定点软组织。颈椎在颈枕部、C2、C5的棘间横突处往外剥离松解。扳机点、太阳穴处刀刃与疼痛放射线垂直松解。下关穴处松解时，右手拇、食指捏住针柄，其余三指托住针体，逐渐加压到有一种坚硬感而不刺破皮肤时，进针点处形成凹陷，再稍一加压，即可穿过皮肤。进针后先行纵行切割剥离，再行横行切割剥离，逐层深入，以达到骨面和不穿透口腔为度。

出刀后患者诉疼痛减轻，每周治疗2次，治疗4次而愈。2周后电话随访，患者诉初诊症状无发作。

【讨论】本病属中医学"偏头风""首风"的范畴，患者中年女性，思虑烦劳过度，虚火内生，易耗伤肝阴，肝阴伤则其条达疏泄之功受损，郁而化火，肝火上扰，炼液成痰，痰火相结，闭阻于经脉而发为本病。"头为诸阳之会"，患者阳经经脉之气受阻，瘀而不通，发为面痛，结合患者舌红，苔黄腻，脉滑数，四诊合参辨为痰火互结证。治疗时选择足少阳胆经之完骨、足阳明胃经之下关等穴位，疏通阳经经脉气血，通经止痛。

从西医学角度分析，本例患者以针刀剥离松解颈椎及扳机点为主要治疗方法，通过剥离松解颈椎病变的软组织，以改善颈椎血运及椎动脉供养，从而改善三叉神经营养。针刀施术部位在颈部及三叉神经的分支或其附近，用针端上的刀刃实施三叉神经周围支的剥离松解术，从而促病理产物代谢，有效阻断疼痛传导。临床观察证实，本法疗效优于药物、封闭和外科手术治疗。

（五）过敏性鼻炎

张某，男，45岁。2015年12月初诊。

主诉：鼻塞、喷嚏、流涕反复发作7个月。

患者7个月前无明显诱因出现鼻塞、喷嚏、流涕，于某医院耳鼻喉科就诊，诊断为过敏性鼻炎，予针刺、中成药（具体不详）治疗，未显效，近日上述症状加重，刻下症见喷嚏阵作，大量水样清涕流出，鼻塞致以口呼吸，无明显头晕、头痛，心烦易怒，无发热。否认鼻窦炎病史、哮喘病史及头颈部外伤史。饮食，睡眠易醒，大便稀。既往有过敏性鼻炎病史、颈椎病病史、高血压病史。否认糖尿病、冠心病、脑卒中病史。

查体：BP115/70mmHg，神清语利，伸舌居中，病理反射未引出。鼻准红肿，鼻中隔偏曲，鼻黏膜充血、水肿，鼻腔内有较多水样分泌物；右侧上颌窦有压痛、其余各鼻窦未触及明显压痛。双侧球结膜略充血，外耳无红肿，无脓性渗出物。双侧乳突无压痛，听力无明显下降。颈项部肌紧张，颈椎前屈及侧弯受限，C1横突、C2棘突可触及敏感压痛点。双上肢肌力无明显异常，臂丛神经牵拉试验阴性。舌淡，边有齿痕，苔薄白，脉沉细。

影像学检查：颈椎X线片示颈椎退行性病变，生理曲度变直，C1～C4椎体略反弓，C5～C6椎间隙狭窄。

中医诊断：鼻鼽（肺脾气虚证）。

西医诊断：过敏性鼻炎。

治疗：①定点：患者俯卧，双手相叠，额头放在手背上。于翳风、颧髎、鼻通处定点，做标记。②操作：标记点处皮肤常规消毒，医生戴无菌手套，左手按压住标记处，右手持汉章牌4号针刀操作。于翳风穴处松解的同时做面神经触激术。于颧髎穴处做翼腭神经节触激术。于鼻通穴处松解，任瘀血流净后自止。

术后，患者诉鼻塞好转，4天后复诊，患者诉鼻塞、喷嚏发作次数较治疗前明显减少，治疗同前，本例患者共治疗3次。1个月后电话随访，患者诉鼻塞、喷嚏受凉后偶有发作，发作程度不致影响正常生活，夜寐安，余无不适。

【讨论】本病属中医学"鼻鼽"范畴，正如《医学入门》所指出："鼻乃清气出入之道，清气者，胃中生发之气也。"肺主气，脾为气血生化之源，患者脾气虚弱，运化无权，致肺气不足，肺失宣降，则津液聚，水湿犯鼻，发为鼻鼽。结合患者舌淡，边有齿痕，苔薄白，脉沉细，大便稀，四诊合参辨为肺脾气虚证。

从西医学角度分析，针刀治疗本病多从蝶腭神经节及颈椎两个角度考虑，本例患者治疗选用的是从蝶腭神经节的治疗角度，即对相应神经走行路径中所有的卡压点进行松解。其中，翳风穴为茎突前后缘的第一卡压点，颧髎穴为蝶腭神经节的第二卡压点，鼻通穴为中鼻甲与下鼻甲神经纤维的第三卡压点。通过针刀松解祛除瘢痕、粘连造成的神经卡压，流出瘀血缓解鼻塞，缓解炎症刺激造成的局部增生、肥厚。此是临床治疗过敏性鼻炎的有效途径之一。